Markus Neuberger
OBtsm u. SanMeister
Doz.i.d. Notfallmedizin u. RA
Med.Ass für Hyberbar u. Tauchmedizin

D1751495

Checkliste Tauchtauglichkeit

Untersuchungsstandards und Empfehlungen der Gesellschaft für Tauch- und Überdruckmedizin (GTÜM) und der Österreichischen Gesellschaft für Tauch- und Hyperbarmedizin (ÖGTH)

Checkliste
Tauchtauglichkeit

Untersuchungsstandards und Empfehlungen der
Gesellschaft für Tauch- und Überdruckmedizin (GTÜM)
und der Österreichischen Gesellschaft für Tauch- und
Hyperbarmedizin (ÖGTH)

Herausgegeben von

Kay Tetzlaff
Christoph Klingmann
Claus-Martin Muth
Tim Piepho
Wilhelm Welslau

Herausgegeben für

Gesellschaft für Tauch- und Überdruckmedizin (GTÜM) e. V.
Österreichische Gesellschaft für Tauch- und Hyperbarmedizin (ÖGTH)

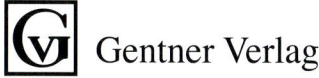 Gentner Verlag

Herausgegeben von
Priv.-Doz. Dr. med. **Kay Tetzlaff**, Universitätsklinikum Tübingen, Abteilung Sportmedizin, Tübingen; Leiter des Ausschusses Tauchtauglichkeit der GTÜM
Priv.-Doz. Dr. med. **Christoph Klingmann**, Universitäts-Hals-Nasen-Ohrenklinik, Heidelberg; Mitglied des Vorstands der GTÜM
Priv.-Doz. Dr. med. **Claus-Martin Muth**, Universitätsklinikum Ulm, Klinik für Anästhesiologie, Sektion spezielle Anästhesiologie, Ulm; Leiter des Ausschusses Tauchmedizin der GTÜM
Dr. med. **Tim Piepho**, Johannes-Gutenberg-Universität Mainz, Klinik für Anästhesiologie, Mainz; Mitglied des Vorstands der GTÜM
Dr. med. **Wilhelm Welslau**, BG-Unfallklinik, Murnau am Staffelsee; Präsident der GTÜM

Herausgegeben für
Gesellschaft für Tauch- und Überdruckmedizin (GTÜM) e. V.
Österreichische Gesellschaft für Tauch- und Hyperbarmedizin (ÖGTH)

Konzeption
Anlass für die Herausgabe dieses Werks sind die Weiterentwicklung der Standards und Richtlinien für Tauchtauglichkeitsuntersuchungen, die aktuellen Erkenntnisse der tauchmedizinischen Forschung und die Fortentwicklung der einschlägigen Rechtsprechung.

Bibliografische Information Der Deutschen Bibliothek
Die Deutsche Bibliothek verzeichnet diese Publikation in der Deutschen Nationalbibliografie; detaillierte bibliografische Daten sind im Internet über http://dnb.ddb.de abrufbar.

ISBN 978-3-87247-681-4
© 1. Auflage, Gentner Verlag, Stuttgart 2009

Umschlaggrafik: GreenTomato Süd GmbH, Stuttgart
Satz und Layout: Hilger VerlagsService, Heidelberg
Herstellung: Druckerei Marquart GmbH, Aulendorf
Printed in Germany

Alle Rechte vorbehalten

Vorwort des GTÜM-Präsidenten

Sehr geehrte Leserinnen und Leser,

Tauchtauglichkeit ist ein sehr spezielles Thema – und es erfordert gleichzeitig fundierte Fachkenntnis aus unterschiedlichsten medizinischen Disziplinen. Herausgeber, Autoren und Verlag der vorliegenden Checkliste haben insgesamt über drei Jahre daran gearbeitet, um Ihnen mit diesem Buch eine bestmögliche Hilfe für Untersucher und Untersuchte zu bieten.

Allein der Umfang dieser Checkliste zeigt dabei die Komplexität des Themas weit entfernt von simplem Schwarz-Weiß-Denken. Sporttaucher mit den verschiedensten medizinischen Einschränkungen haben in den letzten Jahren dazu beigetragen, die tauchmedizinischen Empfehlungen in zahlreichen Bereichen zu verändern.

Die Checkliste versucht, all diese Erfahrungen angemessen zu berücksichtigen. Im Einzelfall gingen den Empfehlungen dabei intensive Fachdiskussionen voraus. Da nicht zu jeder Fragestellung eindeutige Studienergebnisse vorliegen, das Ziel der Checkliste aber eine eindeutige Empfehlung zu möglichst allen Fragen zur Tauchtauglichkeit ist, werden Sie verschiedentlich Experteneinschätzungen vorfinden, die nicht in jeder Weise den Forderungen der „Evidence-based Medicine" entsprechen. Dabei versucht die Checkliste, die Empfehlungen so gut wie in diesem Rahmen möglich zu begründen.

Das Ergebnis dieser Bemühungen unter Beteiligung zahlreicher Experten aus Deutschland, Österreich und der Schweiz kann sich sehen lassen. Die Checkliste entstand jedoch nicht als Selbstzweck, sondern als offizielle Empfehlung der deutschen und österreichischen medizinischen Fachgesellschaften für Tauchmedizin, GTÜM und ÖGTH. Unterstützt wurden die beiden Gesellschaften von Experten der schweizerischen Gesellschaft für Tauch- und Hyperbarmedizin, SUHMS.

Die Checkliste stellt dennoch nur eine Momentaufnahme des derzeitigen Kenntnisstandes dar. Die Zukunft wird sicher in verschiedenen Bereichen weitere Veränderungen bringen. Bis dahin wird sie hoffentlich für viele Fragen der Tauchtauglichkeit ein fundierter und hilfreicher Ratgeber sein.

Dr. Wilhelm Welslau
Präsident der GTÜM e.V.

Vorwort der ÖGTH-Präsidentin

Sehr geehrte Leserinnen und Leser!

Empfehlungen der tauchmedizinischen Fachgesellschaften zur Tauchtauglichkeitsuntersuchung werden immer wieder nachgefragt. Grund dafür ist der Wunsch, eine bestmögliche Beurteilung und Einschätzung der Sporttaucher zu erreichen. Sporttauchen wird zunehmend als Breitensport ausgeübt. Der untersuchende Arzt muss daher immer öfter den Einfluss von chronischen Krankheitsbildern auf den Tauchsport beurteilen oder über Einschränkungen aufklären.

Mit der Checkliste Tauchtauglichkeit wurden von den beiden Fachgesellschaften GTÜM und ÖGTH die aktuellen Empfehlungen unter Einbeziehung wichtiger Leit- und Richtlinien verfasst. Basierend auf dem aktuellen Stand der medizinischen Fachkenntnisse erfolgte dies soweit wie möglich „evidence-based". Zu wissenschaftlich noch nicht ausreichend belegten Themen wurden jedenfalls Experten mit großer praktisch klinischer Erfahrung eingebunden und ebenso die tauchmedizinische Erfahrung aus den Fachgesellschaften miteinbezogen.

Diese Empfehlungen sollen sich ausdrücklich auf medizinische Probleme und Risiken, z. B. bei bestimmten Tauchverfahren, beziehen. Die Fachgesellschaften sehen sich nicht als Verfasser von Tauchverfahren oder Tauchausbildungsprogrammen, z. B. zum Kindertauchen. Jedoch ist die Diskussion der tauchmedizinischen Fachgesellschaften mit Tauchsportverbänden, Tauchindustrie und Tauchern der einzige Weg, um Tauchen zu einem sicheren Sport zu machen.

Wir hoffen, dass unsere Kollegen mit diesem Buch aktuelle Informationen rasch zur Hand haben. Medizinisch interessierte Sporttaucher können in der Checkliste wichtige Hintergrundinformationen zu Tauchtauglichkeitsentscheidungen finden. Wir bitten jedoch auch um Feedback und Kommentare, damit wir laufend Verbesserungen vornehmen können.

Dr. Roswitha Prohaska
Präsidentin der ÖGTH

Inhalt

Teil I Allgemeine Kapitel

1 Einleitung 21
1.1 Tauchmedizinische Grundlagen 21
1.2 Praktische Durchführung der Untersuchung
    aus allgemeinmedizinischer Sicht 23
1.3 Bescheinigung der Tauchtauglichkeit 26

2 Apnoetauchen 31
2.1 Medizinische Grundlagen 31
2.2 Spezielle Krankheitsbilder 32
2.3 Besonderheiten bei der praktischen Durchführung der Untersuchung 35

3 Kinder und Jugendliche 38
3.1 Allgemeines 38
3.2 Spezielle Erkrankungen 41
3.3 Tauchtauglichkeitsuntersuchung 45
3.4 Tauchausbildung und Tauchgangsplanung 45

4 Höheres Lebensalter 48
4.1 Allgemeines 48
4.2 Physiologische Beanspruchungen des Tauchsports im Alter 49
4.3 Empfehlungen zum Tauchverhalten im höheren Lebensalter 53

5 Leistungsfähigkeit 55
5.1 Leistungstest und zu messende Parameter 55
5.2 Allgemeine Leistungsfähigkeit 56
5.3 Leistung und Tauchen 57
5.4 Zusammenfassende Hinweise zur Beurteilung 61

6 Behinderungen 63
6.1 Allgemeines 63
6.2 Tauchtauglichkeitskriterien 64
6.3 Untersuchungsstrategie 67
6.4 Besonderheiten 69

7	**Organtransplantation**	77
7.1	Allgemeines	77
7.2	Nierentransplantation	79
7.3	Herztransplantation	80
7.4	Lungentransplantation	81
7.5	Herz-Lungen-Transplantation	81
7.6	Lebertransplantation	82
7.7	Hornhauttransplantation (Keratoplastik)	83
7.8	Knochenmarktransplantation	84
8	**Tumorerkrankungen**	87
8.1	Tumoren nach anatomischer Zuordnung	88
8.2	Metastasen	95
8.3	Tauchtauglichkeit nach Chemotherapie	96
8.4	Zusammenfassung	97
9	**Tauchunfall**	99
9.1	Definition des Tauchunfalls	99
9.2	Basisuntersuchung	100
9.3	Weitergehende Untersuchungen	100
9.4	Dekompressionserkrankung (DCI) mit Symptomen der Haut, der Gelenke und des Lymphsystems	101
9.5	Dekompressionserkrankung mit neurologischen Symptomen	101
9.6	Dekompressionserkrankung des Innenohrs	103
9.7	Psychische Traumatisierung	104
9.8	Bewusstlosigkeit unter Wasser	104
9.9	Zusammenfassung	104

Teil II Spezialkapitel

10	**Augen**	109
10.1	Allgemeines	109
10.2	Optische Korrektur unter Wasser	110
10.3	Grauer Star (Katarakt)	112
10.4	Grüner Star (Glaukom)	113
10.5	Netzhautriss, Netzhautablösung (Amotio retinae)	115
10.6	Refraktive Chirurgie	116
10.7	Gefäßveränderungen der Netzhaut (Gefäßverschlüsse, diabetische Retinopathie u. a.)	117
10.8	Verletzungen	118

10.9	Augenprothese	118
10.10	Weitere augenärztliche Kontraindikationen	119

11	**Dermatologie**	**121**
11.1	Allgemeines	122
11.2	Urtikaria	122
11.3	(Natur)Latexallergie/Gummiallergie	127
11.4	Mastozytose/Urticaria pigmentosa	129
11.5	Hautinfektionen und Irritationen	130
11.6	Erythrodermie	131
11.7	Exantheme	132
11.8	Kollagenosen (diffuse Bindegewebskrankheiten)	133
11.9	Wegener-Granulomatose	135
11.10	Lues/Syphilis	136
11.11	Lyme-Borreliose	137
11.12	Varikosis/Chronisch venöse Insuffizienz (CVI)/Thrombophlebitis	138

12	**Endokrinologie und Stoffwechsel**	**141**
12.1	Diabetes mellitus	141
12.2	Erkrankungen der Schilddrüse	147
12.3	Erkrankungen der Nebenschilddrüse	152
12.4	Erkrankungen der Nebenniere	154
12.5	Hyperlipoproteinämie (HLP)	158
12.6	Hyperurikämie (Gicht)	159

13	**Gastroenterologie**	**162**
13.1	Allgemeines	163
13.2	Störungen des Magen-Darm-Trakts	163
13.3	Vermehrte Gasbildung im Magen-Darm-Trakt	168
13.4	Leber- und Tumorerkrankungen, Operationen	168

14	**Gynäkologie**	**171**
14.1	Allgemeines	171
14.2	Tauchen in der Schwangerschaft	172
14.3	Erkrankungen der Brust	173
14.4	Erkrankungen der weiblichen Geschlechtsorgane	176

15	**Hämatologie**	**184**
15.1	Allgemeines	184
15.2	Anämien	185
15.3	Hämochromatose	190

15.4	Myeloproliferative Erkrankungen	191
15.5	Morbus Hodgkin	191
15.6	Non-Hodgkin-Lymphome	192
15.7	Akute Leukämie (AML und ALL)	196
15.8	Chronische Leukämie	196
15.9	Gerinnungsstörungen	198
16	**HNO-Heilkunde**	**202**
16.1	Allgemeines	202
16.2	Erkrankungen des äußeren Ohres	203
16.3	Mittelohr	205
16.4	Innenohr	215
16.5	Nase und Nasennebenhöhlen und vordere Schädelbasis	220
16.6	Mundhöhle	224
16.7	Kehlkopf	225
17	**Herz und Kreislauf**	**229**
17.1	Einflüsse des Tauchens auf kardiovaskuläre Funktionen	230
17.2	Abklärung	230
17.3	Herzinsuffizienz	231
17.4	Arterielle Hypertonie	232
17.5	Koronare Herzkrankheit (KHK)	233
17.6	Herzrhythmusstörungen	236
17.7	Shuntvitien (Vorhof- und Ventrikelseptumdefekt)	242
17.8	Persistierendes Foramen ovale (PFO)	243
17.9	Klappenvitien	244
17.10	Endokarditis, Myokarditis, Perikarditis	246
17.11	Kardiomyopathie	246
17.12	Zustand nach Lungenembolie	247
17.13	Pulmonalarterielle Hypertonie	248
17.14	Orthostatische Hypotonie	248
17.15	Arterielle Verschlusskrankheit (AVK)	249
17.16	Phlebothrombose	250
17.17	Varikosis, chronisch-venöse Insuffizienz (CVI)	251
18	**Lungen- und Atemwegserkrankungen**	**253**
18.1	Allgemeines	253
18.2	Obstruktive Lungenerkrankungen	254
18.3	Infektiöse Lungenerkrankungen	260
18.4	Restriktive Lungenerkrankungen	262
18.5	Verletzungen/Anomalien der Lunge	264

19 Nephrologie ... 268
19.1 Niereninsuffizienz ... 268

20 Neurochirurgie ... 274
20.1 Allgemeines ... 274
20.2 Tumoren des Nervensystems ... 275
20.3 Gefäßerkrankungen ... 276
20.4 Traumata des ZNS ... 280
20.5 Infektionen des Nervensystems ... 283
20.6 Liquorzirkulationsstörungen ... 284

21 Neurologie ... 287
21.1 Allgemeines ... 287
21.2 Erkrankungen des Gehirns ... 288
21.3 Spinale Erkrankungen ... 298
21.4 Periphere Neuropathien, neuromuskuläre Erkrankungen ... 300

22 Orthopädie ... 303
22.1 Allgemeines ... 304
22.2 Verletzungen, Knochenerkrankungen und Operationen ... 305
22.3 Degenerative Gelenkerkrankungen ... 309
22.4 Wirbelsäulenerkrankungen ... 311
22.5 Rheumatische und entzündliche Erkrankungen, Überlastungssyndrome ... 314

23 Psychiatrie und Psychosomatik ... 319
23.1 Allgemeines ... 319
23.2 Schizophrenie und schizoaffektive Störungen ... 321
23.3 Affektive Störungen ... 322
23.4 Persönlichkeitsstörungen ... 323
23.5 Neurotische, Belastungs- und somatoforme Störungen ... 324
23.6 Alkohol-, Medikamenten- und Drogenmissbrauch, Sucht ... 327
23.7 Essstörungen ... 328
23.8 Hyperventilationssyndrom ... 329

24 Urologie ... 331
24.1 Allgemeines ... 331
24.2 Harnsteinerkrankung (Urolithiasis) ... 332
24.3 Benigne Prostatahyperplasie (BPH) ... 334
24.4 Entzündliche Erkrankungen des Urogenitaltrakts ... 335
24.5 Funktionelle Abflussstörungen des oberen Harntrakts ... 336

25	**Zahnheilkunde**	338
25.1	Allgemeines	338
25.2	Erkrankungen	338

Teil III Anhang

Medizinische Vorsorgeuntersuchung von Sporttauchern 347

Tauchtauglichkeitszertifikat 351

Empfehlung der GTÜM zur Abrechnung der Tauchtauglichkeitsuntersuchung 352

Leistungsfähigkeit 353

„5-Minuten-Neurocheck" (DAN Europe) 356

Neurostatus 359

15 Regeln des „low bubble diving": Empfehlungen 2007 der SUHMS . 367

Tauchsport und Malariaprophylaxe/-therapie mit Lariam® 368

Verzeichnis der Autoren und Reviewer 372

Register 375

Die nachfolgenden Symbole werden in diesem Buch zur Kennzeichnung von wichtigen Textpassagen verwendet.

  Erklärung eines Begriffs oder Sachverhalts

  Gefahren!

  Empfehlung

Abkürzungsverzeichnis

ACE	Angiotensin converting enzyme
ACS	Akutes Koronarsyndrom
ACTH	Adrenokortikotropes Hormon
ADHS	Aufmerksamkeitsdefizithyperaktivitätssyndrom
AGE	Arterielle Gasembolie
AML	Akute myeloische Leukämie
AON	Aseptische Osteonekrose
ARDS	Acute respiratory distress syndrome
ASD	Vorhofseptumdefekt
ASS	Acetylsalicylsäure (= Aspirin)
AV	Atrioventrikular
AVK	Arterielle Verschlusskrankheit
BAHA	Bone anchored hearing aids
BMI	Body-Mass-Index
BPH	Benigne Prostatahyperplasie
BZ	Blutzucker
CI	Cochlea-Implantat
CLL	Chronisch lymphatische Leukämie
CO_2	Kohlendioxid
COPD	Chronisch obstruktive Lungenerkrankung (chronic obstructive pulmonary disease)
CT	Computertomogramm
CTX	Chemotherapie
CVI	Chronisch venöse Insuffizienz
DAN	Divers Alert Network
DCI	Dekompressionsunfall (decompression illness)
DCS	Dekompressionskrankheit (decompression sickness)
DGSP	Deutsche Gesellschaft für Sportmedizin und Prävention
DXA	Dual-X-ray-Absorptiometrie
EEG	Elektroenzephalogramm
EKG	Electrokardiogramm
EMG	Elektromyogramm
ERV	Exspiratorisches Reservevolumen
FDA	Food Drug Agency (amerikanische Gesundheitsbehörde)

FEV_1	Forciertes Volumen, das in einer Sekunde ausgeatmet warden kann
FVC	Forcierte (ausgeatmete) Vitalkapazität
GFR	Glomeruläre Filtrationsrate
GI	Gastrointestinal
GOÄ	Gebührenordnung für Ärzte
GTÜM	Gesellschaft für Tauch-und Überdruckmedizin
GvHD	Graft-versus-host disease
Hb	Hämoglobin
HBO	Hyperbare Sauerstofftherapie
HDL	High density lipoprotein
HIV	Human immunodeficiency virus
HLP	Hyperlipoproteinämie
HNO	Hals-Nasen-Ohren
HPT	Hyperparathyreoidismus
HR-CT	Hochauflösendes CT (high resolution)
HVP	Hypophysenvorderlappen
HWS	Halswirbelsäule
HWZ	Halbwertszeit
ICB	Intrazerebrale Blutung
ICD	Implantierbarer Cardioverter-Defibrillator
IDDM	Insulinabhängiger Diabetes mellitus (insuline-dependent diabetes mellitus)
ITP	Idiopathische thrombozytopenische Purpura
KO	Körperoberfläche
KHK	Koronare Herzkrankheit
LAH	Linksanteriorer Hemiblock
LASIK	Laser-in-situ-Keratomileusis
LDL	Low-density lipoprotein
LE	Lupus erythematodes
LMC	Loss of motor control
LPH	Linksposteriorer Hemiblock
LWS	Lendenwirbelsäule
LZ-EKG	Langzeit-EKG
MALT	Mukosa-assoziiertes lymphatisches Gewebe
MDS	Myelodysplastisches Syndrom
MRI	Magnetic resonance imaging (= Kernspintomographie)
MRT	Magnetresonanztomographie (= Kernspintomographie)
MPS	Myeloproliferatives Syndrom
MS	Multiple Sklerose
MTX	Methotrexat
N_2	Stickstoff

Abkürzungsverzeichnis

NIDDM	insulinunabhängiger Diabetes mellitus (non-insuline-dependent diabetes mellitus)
NHL	Non-Hodgkin Lymphom
NNH	Nasennebenhöhlen
NSAR	Nichtsteroidale antientzündliche Medikamente
NSCLC	Nichtkleinzelliges Bronchialkarzinom (non small cell lung cancer)
O_2	Sauerstoff
OD	Osteochondrosis dissecans
ÖGTH	Österreichische Gesellschaft für Tauch- und Hyperbarmedizin
OM	Osteomyelitis
OP	Operation
OSG	Oberes Sprunggelenk
PEEP	Positive end-expiratory pressure
PCA	Prostatakarzinom
PCI	Perkutane Koronarintervention
PEF	exspiratorischer Spitzenfluss (peak expiratory flow)
PFO	Funktionell offenes Foramen ovale (patent foramen ovale)
PORP	Partial ossicular replacement prothesis
PRK	Photorefraktäre Keratotomie
PTSD	Posttraumatisches Stresssyndrom
RSB	Rechtschenkelblock
RTX	Bestrahlung
RV	Residualvolumen
SAB	Subarachnoidalblutung
SCLC	Kleinzelliges Bronchialkarzinom (small cell loung cancer)
SCLE	Subakut-kutaner Lupus erythematodes
SD	Standardabweichung (standard deviation)
SHT	Schädel-Hirn-Trauma
SLE	Systemischer Lupus erythematodes
SUHMS	Schweizerische Gesellschaft für Unterwasser und Hyperbarmedizin
TEE	Transösophageale Echokardiographie
TIA	Transitorische ischämische Attacke
TLC	Totale Lungenkapazität
TORP	Total ossicular replacement prothesis
TSH	Thyroidstimulierendes Hormon
UPPP	Uvulopalatopharyngoplastik
UV	Ultraviolett
VC	Vitalkapazität
VSD	Kammerseptumdefekt
WHO	World Health Organization
ZNS	Zentrales Nervensystem

Teil I

Allgemeine Kapitel

1 Einleitung

1.1 Tauchmedizinische Grundlagen

Im Gegensatz zu anderen Sportarten und den meisten anderen Freizeitaktivitäten ist der Körper beim Tauchen physikalischen Veränderungen ausgesetzt, die zum Teil erhebliche Auswirkungen auf die Physiologie haben. Zum Verständnis der tauchspezifischen Besonderheiten ist daher die Kenntnis der wichtigsten Faktoren zwingend erforderlich.

1.1.1 Immersion

Beim Eintauchen in Wasser (Immersion) kommt es zu einer Umverteilung von Blut aus der Peripherie (Arme, Beine, Haut) in die thorakalen Gefäße. Dieser Effekt verstärkt sich in kaltem Wasser durch die kälteinduzierte Engstellung der Gefäße. Es folgt eine vermehrte Blutfüllung des Herzens und der Lungengefäße mit einer bei vorgeschädigtem Herzen relevanten Volumenbelastung des Herzens.

1.1.2 Veränderung des Umgebungsdrucks

Der Umgebungsdruck an der Wasseroberfläche beträgt auf Meereshöhe etwa 1 bar. Pro 10 m Wassertiefe nimmt der Umgebungsdruck jeweils um ca. 1 bar zu, so dass in 10 m Tauchtiefe ein Druck von 2 bar, in 30 m Tauchtiefe ein Druck von 4 bar (30 m Wasser = 3 bar + Luftdruck = 1 bar = Gesamtdruck von 4 bar) herrscht. Achtung: Der Druck steigt mit zunehmender Tauchtiefe zwar linear an, hat sich aber bereits auf den ersten 10 m verdoppelt (von 1 auf 2 bar). Diese hohe relative Druckänderung ist von großer Bedeutung hinsichtlich ihrer physiologischen Konsequenzen! Aus diesem Grund stellt der Bereich zwischen der Oberfläche und den ersten 10 m den größten Gefahrenbereich für Barotraumata dar. Sämtliche Erkrankungen, die dem Gesetz von Boyle-Mariotte folgen, können auch schon im Schwimmbad auftreten, so dass bereits in diesen Tiefen tödliche Tauchunfälle oder schwere neurologische Schäden aufgetreten sind.

1.1.3 Gase im Überdruck

Eines der Hauptproblemfelder beim Tauchen ist das Verhalten der Atemgase und der Gase in gasgefüllten Hohlräumen des Körpers (z. B. Mittelohr, Nasennebenhöhlen etc.) bei Druckänderungen.

1.1.4 Atemgase

Beim Tauchen werden die Atemgase dem Taucher von seinem Tauchgerät dem jeweiligen Umgebungsdruck entsprechend zur Verfügung gestellt. Daraus resultiert zum einen, dass wegen der höheren Dichte der Atemgase in größerer Tauchtiefe die Atemarbeit erhöht ist, wobei gleichzeitig wegen der Trockenheit und der Kälte des Atemgases eine Reizung der Atemwege erfolgt. Zudem sind die Partialdrücke der Atemgase erhöht, so dass sich z. B. Stickstoff vermehrt im Körper aufsättigt. Diese Aufsättigung kann bei zu raschem Auftauchen in einer Gasblasenbildung mit nachfolgender gesundheitlicher Störung resultieren (Dekompressionsunfall).

1.1.5 Luftgefüllte Hohlräume

Gase lassen sich durch Druck komprimieren: Bei Verdoppelung des Umgebungsdrucks reduziert sich das Volumen eines Gases auf die Hälfte. In Bezug auf den Körper heißt das, dass z. B. die Luft in der Paukenhöhle des Mittelohrs oder in den Nasennebenhöhlen beim Abtauchen komprimiert wird, so dass ein relativer Unterdruck entsteht, der ausgeglichen werden muss. Geschieht das nicht, kommt es zum Barotrauma, zur druckbedingten Schädigung. Im Bereich der Lunge liegt das Risiko in der Abnahme des Umgebungsdrucks: Wird in der Tiefe geatmet und kommt es durch das Auftauchen zur Druckreduktion, so dehnt sich das Gas in den Alveolen der Lunge aus. Unterbleibt hier die Ausatmung oder ist bei der Ausatmung das Entweichen des Gases behindert, so kommt es zur Überdehnung der Lunge und ggf. zum Lungenriss.

1.1.6 Mindestanforderungen an den Taucher

Neben der sicheren Schwimmfähigkeit ist ein Mindestmaß kardiozirkulatorischer Belastbarkeit unabdingbar, um Strömung oder längere Schwimmstrecken zu bewältigen und auch bei einer Unterwasserrettung die erwartete

Hilfe leisten zu können. Eine adäquate Sehfähigkeit (mit oder ohne Korrekturgläser) ist sowohl für die Orientierung über wie unter Wasser, das Erkennen von Gefahrensituationen und das Ablesen der Instrumente von erheblicher Bedeutung. Außerdem dürfen keine psychischen Erkrankungen oder Einschränkungen vorliegen.

1.2 Praktische Durchführung der Untersuchung aus allgemeinmedizinischer Sicht

1.2.1 Ausführliche Anamnese

Schon bei der Terminvereinbarung können Vorerkrankungen oder chronische Erkrankungen erfragt werden. Bestehen solche, sollte der Proband die medizinischen Unterlagen dazu und aktuelle Kontrollbefunde zum Untersuchungstermin mitbringen.

Die ausführliche Anamnese zur Tauchtauglichkeit sollte auf jeden Fall alle Vorerkrankungen und Krankenhausaufenthalte umfassen. Oft werden von den Probanden nur die Angaben gemacht, die sie selbst für das Tauchen für wichtig halten. Es werden z. B. Frakturen mit Osteosynthese, lokale Gefühlsstörungen an der Haut nach Schnittverletzungen oder Asthma als Kind für unwichtig erachtet.

Eine doppelte Erhebung (Ausfüllen des Anamnesebogens durch den Probanden und anschließend mündliche Fragen des Arztes zu den Krankheitsbildern) bringt oft tauchspezifisch wichtige zusätzliche Informationen. Sportliche Betätigung und Berufsanamnese lassen einen Rückschluss auf die Leistungsfähigkeit zu.

1.2.2 Einnahme von Medikamenten

Für die Tauchtauglichkeit ist besonders zu beachten, ob regelmäßig Medikamente eingenommen werden. Einerseits weisen Medikamente auf chronische Erkrankungen hin, die für die Eignungsbeurteilung zum Tauchen wichtig sein können. Andererseits kann die Einnahme bestimmter Medikamente an sich eine Kontraindikation für das Tauchen darstellen. Fallweise kann mit dem behandelnden Arzt eine Umstellung auf ein anderes, weniger kritisches Medikament erwogen werden.

Viele Medikamente haben nicht vorhersagbare Effekte oder Nebenwirkungen unter Hyperbarbedingungen. Prinzipiell führen alle Medikamente zu einem Tauchverbot, die zu einer verminderten Aufmerksamkeit oder zu einer eingeschränkten Reaktion auf Stress führen. Falls in der Gebrauchsinformation (Beipackzettel) auf eine Beeinträchtigung der Verkehrstüchtigkeit (Fahr- und Steuertätigkeiten) hingewiesen wird, ist dieses Medikament besonders kritisch zu bewerten. Dies betrifft auch Medikamente gegen Seekrankheit.

Die Einnahme von Medikamenten, die zu einer erhöhten Sauerstofftoxizität, zu Hypothermie, zu Herzrhythmusstörungen, zu schlechterer körperlicher Belastbarkeit, zu Beeinträchtigungen der geistigen oder emotionalen Fähigkeiten führen, muss besonders kritisch geprüft werden. Dies betrifft z. B. Medikamente aus der Gruppe der Antidepressiva, Antihistaminika, Antiemetika, Insulin mit Ausnahmen, Antikonvulsiva, Neuroleptika, Narkotika, Antipsychotika sowie Stimulanzien des zentralen Nervensystems (z. B. Methylphenidat, Appetitzügler, Psychopharmaka).

Bei Einnahme von Betablockern ist die Herz-Lungen-Funktion besonders genau zu evaluieren (Gefahr bradykarder Herzrhythmusstörungen).

Empfehlungen zur Tauchtauglichkeit unter Malariaprophylaxe finden sich im Anhang.

1.2.3 Körperliche Untersuchung

Der routinemäßig erforderliche Umfang der klinischen Untersuchung ist in den Untersuchungsbögen der Fachgesellschaften vorgegeben. Er umfasst insbesondere auch die Inspektion der Haut, Beurteilung der Augen, die klinische Untersuchung des Bereichs Hals-Nase-Ohren (inkl. otoskopischer Trommelfellbefund und Beurteilung des Druckausgleichs nach Valsalva), die klinische Untersuchung von Herz, Lunge (perkutorisch und auskultatorisch), Abdomen und Urogenitaltrakt, die Beurteilung des Bewegungsapparates, Einschätzung der psychischen Fähigkeiten sowie eine orientierende neurologische Untersuchung (Beispiel für einen detaillierten Neurostatus s. Anhang).

1.2.4 Apparative Untersuchungen

Weiter wird obligat die Durchführung eines Ruhe-EKGs und einer Lungenfunktionsuntersuchung gefordert. Bei der Lungenfunktionsuntersuchung sollten unbedingt die Vitalkapazität (VC) und die exspiratorische Einsekundenkapazität (FEV_1) gemessen werden. Der Quotient FEV_1/VC ist ein wichtiger klinischer Beurteilungsparameter für die Tauchtauglichkeit.

1 Einleitung

Zur Beurteilung der Leistungsfähigkeit wird ab dem 40. Lebensjahr ein symptomlimitiertes Belastungs-EKG mit individueller Ausbelastung gefordert. Bei Auffälligkeiten im Bereich Herz-Kreislauf oder bei Vorliegen von Risikofaktoren kann das Belastungs-EKG im Einzelfall auch bei unter 40-Jährigen erforderlich sein. Zur Durchführung und Beurteilung existieren in Deutschland und Österreich Leitlinien der entsprechenden medizinischen Fachgesellschaften, die im Internet kostenlos zum Download angeboten werden (s. Anhang).

1.2.5 Zusätzliche fachärztliche Untersuchungen

Aufgrund von Vorerkrankungen oder bei Auffälligkeiten im Rahmen der klinischen Untersuchung sind für die Beurteilung der Tauchtauglichkeit eventuell zusätzliche fachärztliche Befunde erforderlich (z. B. Bodyplethysmographie, Röntgenuntersuchungen, usw.). Hierbei soll vom untersuchenden Arzt auf der Überweisung die spezielle tauchmedizinische Fragestellung formuliert werden. Es ist nicht unbedingt erforderlich, dass der hinzugezogene Facharzt eine tauchmedizinische Qualifikation hat.

1.2.6 Fragen zum PFO

In den letzten Jahren wurden in der wissenschaftlichen und Laienpresse zahlreiche Publikationen zum Thema „persistierendes Foramen ovale (PFO) und Tauchunfallrisiko" veröffentlicht. Dies führt mitunter zu Nachfragen der Probanden im Rahmen ihrer Untersuchung. In Ergänzung zu einer entsprechenden Aufklärung weisen wir in diesem Zusammenhang auf die von der schweizerischen SUHMS veröffentlichten 15 Regeln des „low bubble diving" hin (s. Anhang).

1.2.7 Abschließende Beurteilung zur Tauchtauglichkeit

Die Tauchtauglichkeit ist gegeben, wenn der Proband gesund ist und alle erhobenen Befunde unauffällig sind. Aber auch bei Abweichungen von der Norm oder bei bestimmten Gesundheitsstörungen kann das Tauchen mit Einschränkungen möglich sein (z. B. auch mit kürzeren Untersuchungsintervallen). In die Beurteilung sollte dabei unbedingt einbezogen werden, ob der Proband erst mit dem Tauchen beginnen möchte oder ob es sich bereits um einen Sporttaucher mit mehr oder weniger Taucherfahrung handelt.

Bei diesen Einzelfallentscheidungen tragen sowohl der untersuchende Arzt als auch der Taucher/Tauchaspirant ein hohes Maß an Verantwortung. In die Beratung und Aufklärung zu Einschränkungen oder besonderen Risiken bzw. bei Empfehlungen hinsichtlich eines bestimmten Tauchverhaltens sind die vorhandene Taucherfahrung und die Eigenverantwortlichkeit des Tauchers mit einzubeziehen. Solche Empfehlungen finden Sie in den entsprechenden Kapiteln dieses Buches.

Für die Beurteilung von Tauchern mit Behinderungen ist diese individuelle Beratung besonders wichtig (s. auch Kap. 6).

Auf der Tauchtauglichkeitsbescheinigung oder auf einer gesonderten Anlage können z. B. auch Hinweise auf neurologische Defizite (z. B. lokale Hypästhesien, nicht auslösbare Reflexe) oder Normvarianten (z. B. Pupillenasymmetrie) stichwortartig vermerkt werden. Dies könnte bei einer Tauchunfallbehandlung dem Taucherarzt bei der Diagnosestellung hilfreich sein (Differenzialdiagnose: vorbestehender Befund/akutes Symptom einer DCS).

1.2.8 Empfehlungen zum Untersuchungsintervall

Für gesunde Personen, die das 40. Lebensjahr noch nicht erreicht haben, wird ein Untersuchungsintervall von 3 Jahren empfohlen. Bei Erhebung medizinischer Auffälligkeiten können im Einzelfall kürzere Untersuchungsintervalle sinnvoll sein. Da etwa ab dem 40. Lebensjahr die Prävalenz kardiovaskulärer und Stoffwechselerkrankungen sowie von Muskel- und Skelettbeschwerden ansteigt, wird ab Vollendung des 40. Lebensjahres ein deutlich kürzeres Untersuchungsintervall von 1 Jahr empfohlen.

Für Kinder gelten die im speziellen Abschnitt zur Tauchtauglichkeitsuntersuchung von Kindern dargestellten Empfehlungen.

Grundsätzlich sollte sich ein Taucher nach jeder schweren Erkrankung, nach operativen Eingriffen oder nach einem Tauchunfall unabhängig vom ursprünglichen Untersuchungsintervall einer erneuten Untersuchung durch einen tauchmedizinisch ausgebildeten Arzt unterziehen.

1.3 Bescheinigung der Tauchtauglichkeit

Die Untersuchung auf Tauchtauglichkeit wird von vielen Tauchschulen oder Tauchsportverbänden vor einer Tauchausbildung oder der Teilnahme an Prüfungen gefordert. Tauchbasen im Ausland fordern zunehmend eine Tauchtauglichkeitsbescheinigung vor dem ersten Tauchgang.

1 Einleitung

Die Analyse tödlicher Tauchunfälle zeigt in bis zu 50 % der Fälle vorbestehende medizinische Risikofaktoren als Hauptursache für den Unfall bzw. als ursächlich beteiligt.

Die Tauchtauglichkeitsuntersuchung für Sporttaucher hat empfehlenden Charakter. Eine rechtliche Relevanz ergibt sich durch die Selbstbeschränkung der meisten Tauchsportverbände, eine solche Untersuchung zur Teilnahme an Tauchaktivitäten wie oben erwähnt zu fordern, und durch versicherungs- und haftungsrechtliche Fragen im Falle eines Zwischenfalls beim Tauchen (s. unten).

1.3.1 Ausstellen der Bescheinigung

Bei der Tauchtauglichkeitsuntersuchung stellt der Arzt mit einem medizinischen Attest die Eignung für das Tauchen fest.

Für Berufstaucher gibt es jeweils nationale Vorschriften. Für die Berechtigung, Berufstaucher untersuchen zu dürfen, muss ein Arzt der jeweils zuständigen Stelle das Vorhandensein der erforderlichen Untersuchungsgeräte und seine fachliche Qualifikation für die Beurteilung der Tauchtauglichkeit nachweisen sowie von dieser Stelle ermächtigt sein.

In Deutschland kann eine Tauglichkeitsbescheinigung für Sporttaucher im Prinzip jeder approbierte Arzt ausstellen. In Österreich kann eine solche Bescheinigung von jedem Arzt für Allgemeinmedizin und von jedem Facharzt mit der Berufsberechtigung für Allgemeinmedizin ausgestellt werden.

In jedem Fall dürfen Ärzte nur „richtige Bescheinigungen" ausstellen. Der juristische Begriff „richtige Bescheinigung" beinhaltet, dass der Arzt über die erforderlichen Fachkenntnisse für die Durchführung und Bewertung der erforderlichen Untersuchungen verfügt.

Für den Bereich des Sporttauchens gibt es hierfür klare Empfehlungen der nationalen medizinischen Fachgesellschaften, z. B. der GTÜM in Deutschland, der ÖGTH in Österreich und der SUHMS in der Schweiz. Die Empfehlungen beziehen sich einerseits auf den Umfang der erforderlichen Untersuchungen für die Ausstellung einer („richtigen") Tauchtauglichkeitsbescheinigung. Außerdem werden detaillierte Empfehlungen zur Mindestqualifikation eines Untersuchers abgegeben.

1.3.2 Haftung des Untersuchers

Sollte sich nach erfolgter Erteilung einer Tauchtauglichkeitsbescheinigung nach Eintritt eines Schadens herausstellen, dass der untersuchte Taucher doch nicht tauchtauglich war und dieses durch einen hinreichend qualifizierten Arzt bei hinreichend gründlicher Untersuchung hätte festgestellt werden können, obliegt dem bescheinigenden Arzt in mehrfacher Hinsicht die Darlegungs- und ggf. Beweislast für ihn entlastende und damit seine Haftung ausschließende Tatsachen.

So muss er darlegen, dass und aufgrund welcher Ausbildung er tatsächlich den notwendigen Sachverstand hatte, eine Tauchtauglichkeitsuntersuchung durchzuführen. Ferner muss er darlegen, dass er die nach den Regeln der ärztlichen Kunst für eine solche Untersuchung erforderlichen Einzeluntersuchungen durchgeführt hat.

Zudem könnte der Arzt ggf. strafrechtlich zur Verantwortung gezogen werden.

1.3.3 Fachliche Qualifikation des Untersuchers

Der Nachweis von Fachkenntnissen kann z. B. durch eine hinreichende Fachfortbildung nachgewiesen werden.

Die nationalen Fachgesellschaften bieten spezielle tauchmedizinische Weiterbildungen und Diplome an (Adressen s. unten). Auch die eigene Tauchausbildung für den untersuchenden Arzt wird dabei gefordert.

Jedem gesundheitsbewussten Taucher wird empfohlen, sich durch einen tauchmedizinisch qualifizierten Arzt untersuchen zu lassen.

1.3.4 Untersuchungsformulare

Standardisierte Vordrucke für die Anamneseerhebung, die Untersuchung und die Tauglichkeitsbescheinigungen (s. Anhang) werden von den tauchmedizinischen Fachgesellschaften im Internet kostenlos zum Download angeboten (Adressen s. unten).

1.3.5 Adressen Medizinischer Fachgesellschaften für Tauchmedizin

Auf den angegebenen Homepages können z. B. Untersuchungsformulare und Bescheinigungsvordrucke heruntergeladen werden; man findet dort Informationen über empfohlene Mindestqualifikationen für Untersucher sowie Kursangebote.

1 Einleitung

GTÜM e.V.
Gesellschaft für Tauch- und Überdruckmedizin e.V.
Geschäftsstelle
c/o BG-Unfallklinik
Professor-Küntscher-Straße 8
D-82418 Murnau
Homepage: www.gtuem.org

ÖGTH
Österreichische Gesellschaft für Tauch- und Hyperbarmedizin
Präsidentin
Dr. Roswitha Prohaska
Seeböckgasse 17/2
A-1160 Wien
Homepage: www.oegth.at

SUHMS
Schweizerische Gesellschaft für Unterwasser- und Hyperbarmedizin
c/o Frau M. Spahr
Lerchenweg 9
CH-2543 Lengnau
Homepage: www.suhms.org

Literatur

Davis JC, Bove AA: Medical evaluation for sport diving. In: Bove AA (ed.): Bove and Davis' Diving Medicine, 3rd edn. Philadelphia: Saunders, 1997, pp 349–360.

Divers Alert Network: Report on decompression illness, diving fatalities and project dive exploration. The DAN annual review of recreational scuba diving injuries and fatalities based on 1999 data. Durham, NC: Divers Alert Network, 2001.

Ehm OF, Hahn M †, Hoffmann U, Wenzel J (Hrsg.): Tauchen noch sicherer. Tauchmedizin für Sporttaucher, Berufstaucher und Ärzte. 10. Aufl. Stuttgart: Paul Pietsch, 2007.

Elliott D (ed.): Medical assessment of fitness to dive. Flagstaff: Best Publishing Company, 1995.

Klingmann C, Tetzlaff K (Hrsg.): Moderne Tauchmedizin. Stuttgart: Gentner, 2007.

Muth CM, Radermacher P (Hrsg.): Kompendium der Tauchmedizin, 2. Aufl. Köln: Deutscher Ärzteverlag, 2007.

Muth CM, Wendling J, Tetzlaff K : Tauchtauglichkeitsuntersuchungen bei Sporttauchern mit besonderer Berücksichtigung medizinischer Grenzfälle. Dtsch Z Sportmed 2002; 53: 170–176.

Muth CM, Tetzlaff K: Tauchen und Herz – kardiologische Aspekte des Sporttauchens. Herz 2004; 29: 406–413.

Muth CM, Kemmer A, Tetzlaff K: Tauchtauglichkeit für Sporttaucher – Was der Hausarzt wissen muss. MMW Fortschr Med 2005; 147: 652–656.
Parker J: The sports diving medical. Melbourne: J.L. Publications, 1994.
Plafki C, Almeling M, Welslau W: Die medizinische Vorsorgeuntersuchung von Sporttauchern. Dt Ärztebl 1999; 96: A1968–1970.
Tetzlaff K, Reuter M: Pneumologische Aspekte der Tauchmedizin. Pneumologie 1998; 52: 489–500.

2 Apnoetauchen

> „Apnoe"tauchen bedeutet aus dem Griechischen übersetzt Tauchen „mit angehaltenem Atem". Gemeint ist das Tauchen ohne zusätzliche Atemgasvorräte, die die Aufenthaltszeit unter Wasser verlängern. Bei dieser Art zu tauchen wird meist die sog. „ABC-Ausrüstung" verwendet, d. h. Maske, Schnorchel und Flossen, manchmal auch ein Neoprenanzug zur Wärmeisolation.
>
> Apnoetauchen hat in den letzten Jahren immer mehr Beachtung gewonnen. Man muss dabei zwischen Apnoetauchen als Breitensport im Rahmen von Tauchkursen, Clubs und Vereinen, Apnoetauchen als Wettkampfsport und Apnoetauch-Rekordversuchen deutlich unterscheiden. Für den Breitensport liegt der tauchmedizinische Fokus auf der allgemeinen körperlichen Tauglichkeit. Bei Apnoewettkämpfen ist insbesondere im Rahmen des Trainings durchaus mit tauchmedizinischen Zwischenfällen zu rechnen. Daher wird hier tauchmedizinische Erfahrung und Aufklärung zur Unfallverhütung benötigt. Insbesondere die Tieftauchrekordversuche in Apnoe bergen nach bisheriger tauchmedizinischer Erfahrung große Risiken. Aufgrund der Tatsache, dass gerade die Tieftauchrekordversuche außerhalb der bisherigen tauchmedizinischen Erkenntnisse durchgeführt werden, können allgemeingültige tauchmedizinische Empfehlungen für die sichere Durchführung von Rekordversuchen kaum gegeben werden.

2.1 Medizinische Grundlagen

In allen starrwandigen Hohlräumen des Körpers ist wie beim Gerätetauchen ein Druckausgleich erforderlich. Als physiologische Besonderheit werden die flexiblen Hohlräume entsprechend dem Umgebungsdruck unter Wasser komprimiert. Dies betrifft vorwiegend die Lunge. Im Gegensatz zum Apnoetauchen kommt es beim Tauchen mit Atemgerät zu keiner Komprimierung flexibler Hohlräume im Bereich der Atemorgane, da das Atemgas aus Mundstück/Maske/Helm mit dem in der Tauchtiefe herrschenden Umgebungsdruck eingeatmet wird.

2.1.1 Physiologische Kompensationsmechanismen der Lunge

Das Thoraxvolumen verkleinert sich durch Dehnung des Zwerchfells und Einziehung der Zwischenrippenräume. Außerdem findet ein unterdruckbedingter venöser Rückstrom von Blut in den Thorax statt, der zu einer Auffüllung thorakaler venöser Blutgefäße führt (so genanntes thorakales „blood pooling"). Neben der Verkleinerung der Lunge führt auch das erhöhte Blutvolumen in der Lunge zu einer Verkleinerung des Lungengasvolumens. Erst wenn alle genannten Kompensationsmechanismen zusammen keine ausreichende Volumenverringerung erreichen können, kann es ab einer bestimmten Tauchtiefe zu einem Unterdruckbarotrauma der Lunge kommen.

2.1.2 Spezielle Techniken der Wettkampfsportler beim Apnoetauchen

„Lung packing", „buccal pumping" oder „glossopharyngeal insufflation" (oder „den Karpfen machen", wie es bei den Apnoisten heißt) vergrößert durch schluckweises Nachdrücken von Luft in bereits maximaler Inspirationsstellung die Totalkapazität der Lunge. Dieses Manöver führt aufgrund der intrathorakalen Druckerhöhung zur Reduktion des venösen Rückflusses in den Thorax. Im Extremfall kann es hierdurch zu Synkopen oder zum pulmonalen Barotrauma kommen (Pneumothorax, Mediastinalemphysem, ggf. arterielle Gasembolie).

 „Lung packing" stellt ein potenziell gefährliches Manöver dar, das insbesondere bei Ungeübten zu schweren Komplikationen führen kann!

2.2 Spezielle Krankheitsbilder

2.2.1 Schwimmbad-Blackout und Aufstiegs-Blackout

Beim Apnoetauchen werden zwei verschiedene Entstehungsmechanismen für einen O_2-Mangel unterschieden, denen aufgrund der charakteristischen Verläufe eigene Namen gegeben wurden. Beim Streckentauchen kann es zum „Schwimmbad-Blackout" kommen, beim Tieftauchen zu einem „Aufstiegs-Blackout", das früher auch als „Flachwasserohnmacht" bezeichnet wurde.

Schwimmbad-Blackout

Als Schwimmbad-Blackout wird eine Bewusstlosigkeit bezeichnet, die während des Streckentauchens ohne Warnsymptome durch plötzlichen O_2-Mangel des zentralen Nervensystems auftritt. Der Schwimmbad-Blackout tritt häufig nach einer Hyperventilation vor dem Tauchversuch auf, jedoch ist er bei trainierten Tauchern auch ohne Hyperventilation möglich.

Während des Atemanhaltens verbraucht der Körper ständig O_2, ohne dass über die Atemwege weiter O_2 in die Lunge gelangt. Der O_2-Teildruck in der Lunge und der arterielle O_2-Teildruck fallen kontinuierlich ab, bis der einsetzende Atemreiz zum Auftauchen zwingt. Die Stimulierung der Atmung wird allerdings primär durch den Anstieg des arteriellen CO_2-Teildruckes bewirkt, der Atemreiz über einen „O_2-Mangel" ist wesentlich schwächer ausgeprägt. Durch die fehlende CO_2-Abatmung während des Apnoetauchgangs steigt der CO_2-Teildruck im arteriellen Blut ausgehend vom Normalwert von 53 mbar (40 mmHg) kontinuierlich an, bis ab ca. 80 mbar (60 mmHg) der Atemreiz nicht mehr zu unterdrücken ist.

Wurde vor dem Atemanhalten hyperventiliert, so kann der CO_2-Teildruck im arteriellen Blut bei Beginn des Streckentauchens bis auf 20 mbar (15 mmHg) gesenkt werden. Dies hat zur Folge, dass der CO_2-Teildruck im arteriellen Blut wegen der unveränderten CO_2-Produktion erst viel später zu einem starken Atemreiz führt und damit die Gefahr eines akuten O_2-Mangels mit Bewusstlosigkeit ohne vorherige Warnsymptome für den Taucher besteht, wenn die kritische 40-mbar- (30-mmHg-)Grenze für die O_2-Versorgung des zentralen Nervensystems unterschritten wird.

Die Toleranz hoher CO_2-Teildrücke ist individuell sehr verschieden und bei trainierten Tauchern ausgeprägter als bei Anfängern. Dies führt bei trainierten Taucher zu einer Gefährdung durch einen „Schwimmbad-Blackout" auch ohne vorherige Hyperventilation.

Aufstiegs-Blackout

Eine Bewusstlosigkeit, die während der Auftauchphase eines Apnoe-Tieftauchgangs in geringer Wassertiefe ohne Warnsymptome durch plötzlichen O_2-Mangel des zentralen Nervensystems auftritt, nennt man „Aufstiegs-Blackout". Die frühere Bezeichnung „Flachwasserohnmacht" wird nicht mehr verwendet, da sie zu Verwechslungen mit anderen Krankheitsbildern führen kann. Hyperventilation ist keine zwingende Voraussetzung für das Auftreten eines Aufstiegs-Blackouts.

2.2.2 Loss of Motor Control

> Bei einem O_2-Teildruckabfall kann auch ohne erkennbare Warnsymptome schlagartig Bewusstlosigkeit einsetzen. Bei einer langsameren Abnahme des O_2-Teildrucks können in einer Übergangsphase zwischen vollständig intakter ZNS-Funktion und Bewusstlosigkeit Warnsymptome auftreten.
>
> Eine insbesondere bei Wettkämpfen fast regelmäßig zu beobachtende Ausprägung einer solchen „Borderline-Hypoxie" ist das LMC („loss of motor control"), der Verlust der motorischen Kontrolle. Es wird unter Apnoetauchern wegen der teilweise auftretenden rhythmischen Muskelkontraktionen auch als „Samba" bezeichnet. Das LMC ist in der Regel nur bei trainierten Apnoetauchern zu beobachten. Es ist als Vorstufe des Blackout zu betrachten und durch ZNS-Hypoxie bedingt. Es wird beim Zeit- und Tieftauchen beobachtet. Interessant ist, dass Apnoisten diese hypoxiebedingten Muskelkontraktionen teilweise noch bewusst wahrnehmen können.

2.2.3 Hämoptysen

> Hämoptysen oder blutig tingiertes Sputum finden sich in der Anamnese häufiger nach Apnoetauchgängen in größere Tiefen, sind aber vielfach auch bei Tauchgängen beschrieben, die unterhalb der individuellen, durch Residualvolumen/Totale Lungenkapazität (RV/TLC) definierten Tauchtiefe blieben.
>
> Als Ursachen sind Erhöhungen im transmuralen Kapillardruck und willkürliche Zwerchfellkontraktionen (um die Apnoetoleranz zu erhöhen) beschrieben worden.

> ⚠️ In seltenen Fällen können Hämoptysen als Folge eines pulmonalen Barotraumas auch beim Apnoetauchen auftreten. Ursächlich sind höchstwahrscheinlich Perfusions-Ventilations-Inhomogenitäten mit passageren Belüftungsstörungen. Auch Druckunterschiede innerhalb der Lunge sind z. B. durch Luftumverteilung beim Lagewechsel (Ab-, Auftauchen) möglich. Als schwere Komplikation eines pulmonalen Barotraumas beim Apnoetauchen ist eine arterielle Gasembolie (AGE) möglich.
>
> Differenzialdiagnostisch sind Hämoptysen durch kapillare Gefäßlecks infolge Stressbelastung pulmonaler Kapillaren bei starker körperlicher Anstrengung beim Tauchen abzugrenzen, die in der Regel eher bei Gerätetauchern auftreten.

2.2.4 Dekompressionskrankheit („decompression sickness", DCS)

⚠ Verschiedentlich wurde bereits über das Auftreten der Dekompressionskrankheit bei Apnoetaucherinnen im Pazifikraum berichtet. Insgesamt muss aufgrund von bisherigen praktischen Erfahrungen und von Apnoisten berichteten Tauchzwischenfällen auf das Vorkommen von DCS-Tauchunfällen auch beim Apnoetauchen deutlich hingewiesen werden.

2.3 Besonderheiten bei der praktischen Durchführung der Untersuchung

Prinzipiell ist für das Apnoetauchen genau der gleiche Untersuchungsumfang wie für das Gerätetauchen erforderlich. Bei der Anamnese sollten allerdings auch die apnoespezifischen Krankheitsbilder abgefragt werden.

Die HNO-Untersuchung muss ebenso gründlich wie für das Gerätetauchen durchgeführt werden. Es finden sich beim Apnoetauchen jedoch häufiger Hinweise auf geringgradige Barotraumata der Nasennebenhöhlen (NNH) und Ohren. Diesbezüglich ist ggf. eine weiterführende Diagnostik und HNO-fachärztliche Abklärung notwendig (s. HNO-Kapitel).

Bei der Lungenfunktionsdiagnostik gelten die gleichen Anforderungen wie für das Gerätetauchen, auch wenn kein komprimiertes Atemgas verwendet wird. Bei Apnoisten besteht prinzipiell das Risiko lokaler Lungenüberdehnungen. Bei tieferen Apnoetauchgängen ist eine passagere (Teil-)Atelektase der Lunge möglich. Beim Aufstieg besteht dann durch das Zusammenspiel von rascher Dekompression, Luftumverteilung und partieller Überdehnung das Risiko einer lokalen Überdehnung oder eines Gewebeeinrisses. Hinweise für diesen Pathomechanismus wäre evtl. blutig tingiertes Sputum in der Apnoetauchvorgeschichte. Bei anamnestischen Hinweisen auf mögliche Lungenschädigungen sollten grenzwertige Befunde in der Routinelungenfunktion unbedingt eine fachpulmologische Konsultation veranlassen.

Hinweis Bei der abschließenden Beurteilung ist der Apnoetaucher darauf hinzuweisen, dass bei den heute von vielen Apnoisten erreichten Tauchzeiten und Tauchtiefen durchaus ein Risiko für eine Dekompressionskrankheit (DCS) besteht. Dies gilt insbesondere für wiederholte Apnoetauchgänge mit kurzer Oberflächenpause, z. B. beim Wettkampftraining.

Für die Erste Hilfe und die weitere Therapie beim Tauchunfall gelten die Empfehlungen der Leitlinie Tauchunfall (s. www.gtuem.org oder www.oegth.at oder www.suhms.org).

Zur Bescheinigung und den Untersuchungsintervallen gelten die gleichen Empfehlungen wie für das Gerätetauchen.

Literatur

Andersson JPA et al.: Cardiovascular and respiratory responses to apneas with and without face immersion in exercising humans. J Appl Physiol 2004; 96: 1005–1010.

Ehrmann U , Pittner A, Paulat K, Radermacher P, Muth CM: Herzfrequenz und metabolische Parameter beim Apnoetauchen. Dtsch Z Sportmed 2004; 55: 295–298.

Ferretti G: Extreme human breath-hold diving. Eur J Appl Physiol 2001; 84: 254–271.

Hoffmann U et al.: Herz-Kreislaufregulation bei Kombination von Apnoe und körperlicher Belastung. Caisson 2004; 19: 8–11.

Kallweit O et al.: Dekompressionkrankheit beim Apnoetauchen. Caisson 2005; 19: 37.

Kiyan E, Aktas S, Toklu AS: Hemoptysis provoked by voluntary diaphragmatic contractions in breath-hold divers. Chest 2001; 120: 2098–2100.

Loring SH, O'Donnell CR, Butler JP, Lindholm P, Jacobson F, Ferrigno M: Transpulmonary pressures and lung mechanics with glossopharyngeal insufflation and exsufflation beyond normal lung volumes in competitive breath-hold divers. J Appl Physiol 2007; 102: 841–846.

Muth CM: Apnoetauchen. In: Klingmann C, Tetzlaff K (Hrsg.): Moderne Tauchmedizin. Stuttgart: Gentner, 2007, S. 125–149.

Muth CM: Physiologische Aspekte des Tieftauchens in Apnoe. Caisson 2003; 18: 7–11.

Muth CM, Radermacher P, Pittner A, Steinacker J, Schabana R, Hamich S, Paulat K, Calzia E: Arterial blood gases during diving in elite apnea divers. Int J Sports Med 2003; 24: 104–107.

Muth CM, Ehrmann, U, Radermacher P: Physiological aspects of apnea diving. Clin Chest Med 2005; 26: 381–394.

Ørnhagen H et al.: Mechanisms of „buccal-pumping" („lung-packing") and its pulmonary effects. Diving and Hyperbaric Medicine: Collection of manuscripts for the XXIV Annual Scientific Meeting of the European Underwater and Baromedical Society, Stockholm, Sweden, FOA-B-98-00342-721-SE, 1998, S. 80–83.

Potkin R, Cheng V, Siegel R: Effects of glossopharyngeal insufflation on cardiac function: an echocardiographic study in elite breath-hold divers. J Appl Physiol 2007; 103: 823–827.

Radermacher P, Falke KJ, Park YS, Ahn DW, Hong SK, Qvist J, Zapol WM: Nitrogen tensions in brachial vein blood of Korean ama divers. J Appl Physiol 1992; 73: 2592–2595.

Sawatzky D: Apnoe-Tauchen und Dekompressionserkrankung, Barotrauma der Lunge, Caisson 2004; 19: 54–56.

Scherhag A et al.: Birgt Wettkampf-Apnoetauchen ein Langzeit-Risiko. Caisson 2005; 20: 8–12.

Schipke JD: Kardiovaskuläre und respiratorische Antworten auf Apnoe bei arbeitenden Menschen mit und ohne Immersion des Gesichtes. Caisson 2003; 18: 11–18.

Simpson G et al.: Pulmonary effects of "lung packing" by buccal pumping in an elite breath-hold diver. SPUMS J 2003; 33: 122–126.

Strauss MB, Wright PW: Thoracic squeeze diving casualty. Aerospace Med 1971; 42: 673–675.

Tetzlaff K, Scholz T, Walterspacher S, Muth CM, Metzger J, Roecker K, Sorichter S: Characteristics of the respiratory mechanical and muscle function of competitive breath-hold divers. Eur J Appl Physiol. 2008; 103: 469–475.

3 Kinder und Jugendliche

> Das „Kindertauchen" hat in den letzten Jahren insbesondere an Urlaubsorten erheblich zugenommen. So werden häufig „Tauchkurse" bereits für 8-Jährige angeboten. Dem gegenüber steht in der Tauchmedizin ein Mangel an Informationen über die kurz- und langfristigen gesundheitlichen Folgen der Überdruckexposition von Kindern und Jugendlichen. Die bei Erwachsenen geltenden Regeln können nur in begrenztem Umfang auf Kinder angewendet werden. Dabei ist zu berücksichtigen, dass die körperliche Belastung auf einen wachsenden Organismus einwirkt, der für Schädigungen in verschiedenen Organ-/Körpersystemen in unterschiedlichem Alter besonders sensibel ist.

3.1 Allgemeines

Im Folgenden werden Besonderheiten der kindlichen Entwicklung nach Organsystemen dargestellt, auf die die Überdruckexposition besonderen Einfluss hat.

Hinweis Für alle hier nicht gesondert genannten Bereiche gelten die Beurteilungskriterien der Empfehlungen für Erwachsene.

3.1.1 HNO-Bereich

⚠ Bedingt durch einen anderen Winkel der Tuba Eustachii (horizontalerer Verlauf der Ohrtrompete) sowie durch häufiger geschwollene Adenoide kann es bei Kindern zu Belüftungsstörungen und damit zu einem Barotrauma des Mittelohres kommen. Nur bei völlig problemlosem Druckausgleich ist eine Tauchtauglichkeit gegeben. Erst ab dem 14. Lebensjahr besteht in der Regel eine „erwachsene" Tubenfunktion.

3.1.2 Lungen und Atemwege

Die Ausdifferenzierung der Alveolen ist mit dem 8.–9. Lebensjahr abgeschlossen. Das Gesamtvolumen verdreifacht sich jedoch noch bis zum Erwachsenenalter. Die Gasaustauschfläche ist somit bei Kindern vermindert.

⚠️ Bei Kindern ist der Durchmesser der Atemwege kleiner mit folglich erhöhtem Risiko für Lungenüberdehnungen während der Dekompression bei bereits leichten Infektionen mit vermehrter Schleimproduktion und geringer infektbedingter Schwellung der Bronchialschleimhaut. Kinder haben häufiger Infektionen der Atemwege als Erwachsene. Hinzu kommt die Neigung der kindlichen Bronchien, exspiratorisch zu kollabieren. Außerdem reagiert das kindliche Bronchialsystem auf Kältereize früher als das erwachsene mit einer Bronchokonstriktion infolge höherer Reagibilität. Es erhöht sich die Resistance, es kommt zu turbulenter Strömung der Atemluft mit konsekutiv erhöhter Atemarbeit. Die Atemmuskulatur ist bei Kindern aber noch ungenügend ausgeprägt, Vitalkapazität (VC) und exspiratorisches Reservevolumen (ERV) sind vermindert. Kinder haben eine höhere Atemfrequenz und atmen flacher; außerdem besteht die Neigung zur Atemerschöpfung (Essoufflement). Zudem ist die Gefahr der Lungenüberblähung beim Kind erhöht. Erst nach dem 12. Lebensjahr besteht in der Regel eine abgeschlossene Lungenentwicklung. Das betrifft auch die Atemregulation für pCO_2. Zu bedenken ist auch die Tendenz der Kinder zum Atemanhalten und Hyperventilieren.

3.1.3 Herz-und Kreislaufsystem

⚠️ Bei Kindern ist von einer erhöhten Inzidenz für ein offenes Foramen ovale auszugehen. Dadurch kann es zu einem Übertritt von venösen Gasbläschen in den linken Vorhof und damit in den linken Ventrikel kommen. Eine Embolisierung dieser Gasbläschen in das Gehirn kann zu strukturellen Veränderungen führen. Da für Kinder bis 12 Jahre ohnehin die Tauchtiefe in Altersstufen auf geringe Wassertiefen limitiert ist, ist selbst bei Vorliegen eines persistierenden Foramen ovale (PFO) mit R-L-Shunt bei erhöhtem rechtsatrialen Druck nicht von einem erhöhten DCI-Risiko auszugehen. Ein allgemeines Screening wird nicht empfohlen. Für das Tauchen mit PFO gelten bei Kindern die gleichen Empfehlungen wie für Erwachsene (s. Kap. 17, Kardiologie). Zu beachten ist, dass die kardiorespiratorische Belastbarkeit von akzelerierten oder retardierten Jugendlichen (im Vergleich zum chronologischen Alter) erheblich differieren kann. Das Herz ist kleiner, die Frequenz höher, somit sind die Leistungsgrenzen schneller erreicht.

3.1.4 Skelettsystem

Schäden am Skelettsystem in der Wachstumsphase können zu langfristigen Funktionseinschränkungen führen. Der pubertäre Wachstumsschub vom 10.–16. Lebensjahr bringt die größten körperlichen Veränderungen mit sich. In dieser Zeit besteht eine erhöhte Gefahr für Schädigungen des Skelettsystems.

> ⚠️ Besonders das Tragen einer schweren Tauchausrüstung kann zu Mikrotraumen an der Wachstumsfuge und zu einer Verschlechterung vorbestehender Skeletterkrankungen führen. Zudem ist theoretisch davon auszugehen, dass Mikrobläschen im stark durchbluteten Bereich der Metaphyse rasch wieder ausgewaschen werden und nicht die Diffusion der nichtdurchbluteten knorpeligen Wachstumsfuge stören. Genaue Untersuchungen liegen aber nicht vor.

3.1.5 Psychische Entwicklung

Ein Kind das Tauchen lernen möchte, muss in der Lage sein, sich über längere Zeit konzentrieren zu können sowie die Tauchtheorie im Wesentlichen zu begreifen und Anweisungen zuverlässig befolgen zu können.

Dabei ist zu beachten, dass die körperliche und geistige Entwicklung eines Kindes nicht seinem chronologischen Alter entsprechen muss. Der Unterschied zwischen biologischem und chronologischem Alter kann bis zu drei Jahren betragen. Zudem haben Kinder im Vergleich zu Erwachsenen eine kürzere Aufmerksamkeitsspanne und sind leicht ablenkbar.

> ⚠️ Das Verhalten unter Stress ist kaum vorhersagbar. Häufig wird in Notsituationen reflexhaft und mit Panik reagiert. Bei Jugendlichen muss zudem mit einem risikosuchenden Verhalten gerechnet werden. Das ungenügende Erkennen von Gefahren, die fehlende Einsicht in Anweisungen und die unvorhersagbaren Reaktionen in Gefahrensituationen stellen eine erhebliche Gefährdung für das Kind bzw. den Jugendlichen dar.

3.1.6 Wärmeregulation

> ➡️ Die Wärmeregulation ist unausgereift inkl. einer schlechten Relation zwischen Körperoberfläche und Gewicht. Kälteschutz am Kopf ist besonders wichtig! Kinder können schon in warmem Wasser je nach Konstitution, auch

evtl. bei einer Wassertemperatur über 25 °C, Kälte empfinden, deshalb ist in der Regel ein Tauchanzug erforderlich. Tauchgänge in sehr kaltem Wasser (z. B. unterhalb einer Wassertemperatur von 12 °C) sind bei Kindern nicht empfohlen und sollten daher gar nicht durchgeführt werden. Die Tauchgangsdauer soll in Abhängigkeit von Temperatur und Kondition des Kindes deutlich kurz gehalten werden.

3.2 Spezielle Erkrankungen

3.2.1 Körpergewicht

Moderate Adipositas stellt eine relative Kontraindikation dar. Bei schwerer Adipositas ist das Tauchen kontraindiziert.

3.2.2 Lunge

Eine akute Bronchitis ist eine kurzzeitige Kontraindikation. Nach überstandenem Infekt ohne Persistenz von Symptomen kann wieder getaucht werden.

Bei chronisch obstruktiven oder restriktiven Lungenerkrankungen einschließlich Asthma bronchiale (insbesondere „exercise-induced asthma"), Lungenzysten, Bronchiektasen, Lungensequester, Mukoviszidose, spontanem Pneumothorax und allen Lungenerkrankungen, die mit einer eingeschränkten Funktion oder der Gefahr einer Überblähung verbunden sind, ist das Tauchen nicht erlaubt. Auch nach Thorakotomie darf nicht getaucht werden.

Eine Trichterbrust mit nur gering eingeschränkter Lungenfunktion stellt eine relative Kontraindikation dar.

3.2.3 Asthma bronchiale

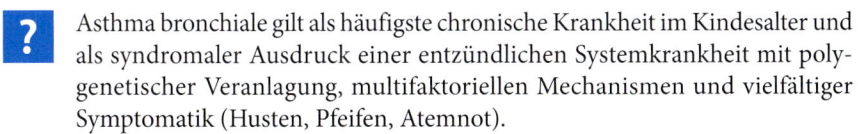

Asthma bronchiale gilt als häufigste chronische Krankheit im Kindesalter und als syndromaler Ausdruck einer entzündlichen Systemkrankheit mit polygenetischer Veranlagung, multifaktoriellen Mechanismen und vielfältiger Symptomatik (Husten, Pfeifen, Atemnot).

Obwohl 50 % der Asthmatiker in der Adoleszenz asymptomatisch werden, zeigen 30–50 % aller 7-jährigen Kinder mit klassischer Asthmasymptomatik als junge Erwachsene erneut persistierende asthmatische Beschwerden. Ab dem 16. Lebensjahr könnte also eine vorsichtige Neubeurteilung durch einen Pulmologen erfolgen.

▶ Bei auffälliger Anamnese und einer Obstruktion in der Spirometrie mit Tiffeneau-Quotient $FEV_1/FVC < 70\,\%$ sollte auf jeden Fall die weitere Beurteilung einer FEV_1-Reversibilität erfolgen. Bei einer Reversibilität des FEV_1-Wertes von > 15 % auf schnellwirksame Beta-2-Agonisten oder bei Abfall der FEV_1 von > 15 % nach körperlicher Belastung sollte unbedingt eine weitergehende Abklärung durch einen kinderpulmologisch erfahrenen Arzt erfolgen.

3.2.4 HNO

▶ Die Erkrankungen im HNO-Bereich können entsprechend der Empfehlungen für Erwachsene beurteilt werden. Besonderes Augenmerk sollte auf der Befragung nach Zeichen einer gestörten Mittelohrbelüftung liegen: Schnarchen, Hörverlust (wie laut ist der Fernseher?), rezidivierende Infekte, Mundatmung.

Bei akutem Infekt der oberen Luftwege oder der Nasennebenhöhlen besteht vorübergehendes Tauchverbot bis zum Abklingen des Infektes. Kinder haben häufiger Infekte als Erwachsene.

3.2.5 Kopf/Nervensystem

▶ Absolute Kontraindikationen sind Kopfverletzungen mit anhaltenden Beschwerden oder Störungen. Auch bei bekannten zerebralen Krampfanfällen (Ausnahme: Fieberkrämpfe im Kleinkinderalter ohne Rezidiv) sowie anderen Erkrankungen des zentralen Nervensystems darf nicht getaucht werden.

3.2.6 Herz/Kreislauf

▶ Bekannte Herzrhythmusstörungen (insbesondere symptomatische Bradykardien, paroxysmale Tachykardien, WPW-Syndrom, AV-Block III. Grades, Long-QT-Syndrom, Brugada-Syndrom) sind absolute Kontraindikationen für die Ausübung des Tauchsports.

Aber auch bei allen weiteren Herzrhythmusstörungen oder Beschwerden, die in Ruhe oder Belastung zu plötzlichen unkontrollierbaren Situationen (Schwindel/Synkope) führen können, darf nicht getaucht werden.

Bei folgenden Erkrankungen ist das Tauchen ebenfalls kontraindiziert: Kardiomyopathien, rechtventrikuläre Dysplasie, hämodynamisch bedeutsame rechts- oder linksventrikuläre Belastung durch Septumdefekte, Verengung von Gefäßen, Klappenstenosen oder Klappeninsuffizienzen. pulmonale Hypertension und Vorhofseptumdefekte.

Die Beurteilung der körperlichen Belastbarkeit und Tauchtauglichkeit nach Herzoperationen, kathetergestützten Interventionen bzw. elektrophysiologischer Untersuchung/Ablation sollte in Zusammenarbeit mit einem Kinder-/Jugendkardiologen erfolgen.

3.2.7 Stoffwechselerkrankungen

Bei einem bestehenden insulinpflichtigen Diabetes mellitus darf im Kindesalter nicht getaucht werden (evtl. Ausnahme bei älteren Jugendlichen in speziellen Gruppen unter besonderer Anleitung).

3.2.8 Orthopädische Erkrankungen

Ein kurzzeitiger Ausschluss vom Tauchen besteht bei Verletzungen am Bewegungsapparat (die nach Abheilung zu keiner Einschränkung der Belastbarkeit führen). Permanente orthopädische Probleme oder Fehlbildungen sowie Arthritis gelten als relative Kontraindikationen für die Ausübung des Tauchsports.

Bei Muskeldystrophien oder anderen Erkrankungen, die zu einer eingeschränkten körperlichen Belastbarkeit führen, darf nicht getaucht werden.

3.2.9 Allergien

Bei Allergien gegen Gummi oder Kunststoffe sollte nicht getaucht werden. Auch allergische Rhinitis sowie Sinusitis mit Einschränkung der Tubenventilation oder der NNH-Belüftung sind absolute Kontraindikationen.

Bei allergischer Rhinitis/Sinusitis mit jahreszeitlicher Häufung (Heuschnupfen) kann im symptomfreien Intervall außerhalb der Allergieperiode getaucht werden. Diesbezüglich bedarf es einer eingehenden Aufklärung und dem Ausschluss eines Asthma bronchiale.

3.2.10 Psyche

▶ Bedeutsame Lernstörungen, Intelligenzminderung und schwere psychische Erkrankungen sind absolute Kontraindikationen für den Tauchsport. Aber auch bei Verhaltensauffälligkeiten mit erhöhter Impulsivität und hohem Risikoverhalten, Neigung zu Angst- oder Panikreaktionen, Beklemmung in engen Räumen oder auf freien Plätzen und schwerer Depression darf nicht getaucht werden.

3.2.11 ADS/ADHS

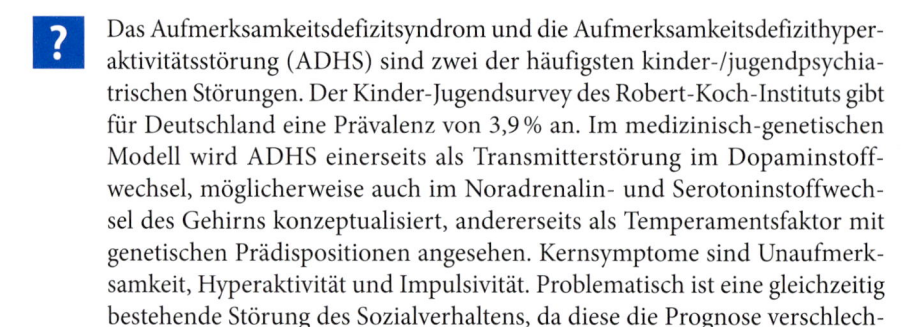

? Das Aufmerksamkeitsdefizitsyndrom und die Aufmerksamkeitsdefizithyperaktivitätsstörung (ADHS) sind zwei der häufigsten kinder-/jugendpsychiatrischen Störungen. Der Kinder-Jugendsurvey des Robert-Koch-Instituts gibt für Deutschland eine Prävalenz von 3,9 % an. Im medizinisch-genetischen Modell wird ADHS einerseits als Transmitterstörung im Dopaminstoffwechsel, möglicherweise auch im Noradrenalin- und Serotoninstoffwechsel des Gehirns konzeptualisiert, andererseits als Temperamentsfaktor mit genetischen Prädispositionen angesehen. Kernsymptome sind Unaufmerksamkeit, Hyperaktivität und Impulsivität. Problematisch ist eine gleichzeitig bestehende Störung des Sozialverhaltens, da diese die Prognose verschlechtert.

⚠ In der medikamentösen Therapie des ADHS stehen Psychostimulanzien an erster Stelle. Seit Februar 2006 gibt es in den USA eine FDA-Warnung vor dem möglicherweise erhöhten Risiko für Schlaganfälle, Herzinfarkt und schwerwiegenden kardialen Arrhythmien bei Einnahme von Methylphenidat.

Gefährdet sind entsprechend prädisponierte Personen, wie auch klinisch unauffällige Herzkranke aufgrund sportlicher Belastung. Zudem können Kinder und Jugendliche in ihrer Fähigkeit zur Selbstreflexion erheblich eingeschränkt sein und ihre emotionale sowie soziale Befindlichkeit unter Umständen nicht realistisch einschätzen. Ein hoher Prozentsatz (40–50 %) von Kindern und Jugendlichen mit ADHS leidet auch als Erwachsener weiter unter den Folgen der Erkrankung.

▶ Grundsätzlich ist eine Tauchtauglichkeit bei Kindern und Jugendlichen mit ADHS nicht gegeben. Unter Medikation mit Psychostimulanzien ist Tauchen kontraindiziert.

Ab dem 16. Lebensjahr kann in Zusammenarbeit mit Kinder-/Jugendpsychiatern bzw. Neuropädiatern eine Neubeurteilung durchgeführt werden.

Seit einiger Zeit wird im Rahmen besonderer pädagogischer Projekte ein spezielles Tauchen für ADS/ADHS-Kinder angeboten. Das Tauchen in solchen Projekten geschieht mit besonders geschulten und qualifizierten Ausbildern sowie Betreuern unter optimalen Bedingungen in einem sehr klaren, kontrollierten und strukturierten Rahmen. Je nach Ausprägung der ADS/ADHS-Symptomatik kann das Tauchen unter diesen besonderen Konditionen möglich sein.

3.3 Tauchtauglichkeitsuntersuchung

Bis zur Volljährigkeit sollte das Untersuchungsintervall in der Regel nicht länger als ein Jahr sein. Der Umfang der Tauchtauglichkeitsuntersuchung bei Kindern entspricht grundsätzlich dem bei erwachsenen Tauchern. Diese Untersuchung sollte jedoch gerade bei Kindern von einem tauchmedizinisch und pädiatrisch erfahrenen Arzt durchgeführt werden. Besonderheiten sind entsprechenden Publikationen und Website-Informationen der tauchmedizinischen Fachgesellschaften zu entnehmen (Adressen s. S. 29).

Aufklärung der Erziehungsberechtigten. Da für viele dieser Risikofaktoren das Tauchverhalten eine wichtige Ursache darstellt, unterliegt die Beobachtung und Beurteilung der tauchenden Kinder zumeist den Tauchausbildern und den Erziehungsberechtigten. Deshalb ist es unumgänglich, gerade die Erziehungsberechtigten diesbezüglich eingehend aufzuklären (Näheres ist entsprechenden Publikationen und Website-Informationen der tauchmedizinischen Fachgesellschaften zu entnehmen [Adressen s. S. 29]).

3.4 Tauchausbildung und Tauchgangsplanung

Verschiedene Sporttauchorganisationen haben in den letzten Jahren Kindertauchprogramme entwickelt. Ein Vergleich zeigt mehr oder weniger große Unterschiede in der Abstufung, z. B. für altersbezogene maximal empfohlene Tauchtiefen und Tauchzeiten.

Während wenige Eckpunkte auch aus medizinischer Sicht relativ klar sind, wie z. B. das Minimalalter für Tauchen mit Tauchgerät, sind viele andere Festlegungen in den Stufenprogrammen aus medizinischer Sicht deutlich weniger gut belegt. An dieser Stelle kann und soll daher keine Aussage pro oder kontra bestimmter empfohlener Zeit-Tiefen-Limits etc. getroffen werden.

Kinder (ab 8 Jahren) und Jugendliche, die Tauchen lernen wollen, sollten unbedingt gut und sicher schwimmen können. Neben bestehenden Erkrankungen wird die individuelle Tauchtauglichkeit durch die Faktoren Kommunikationsfähigkeit, Motorik, Sensorik, Intellekt und Psyche bestimmt.

Eine Tauchausbildung von Kindern/Jugendlichen sollte nur durch entsprechend ausgebildete Tauchlehrer erfolgen. Dabei müssen Ausbildung und Ausrüstung speziell auf Kinder zugeschnitten sein.

Bis zum vollendeten 14. Lebensjahr sollten Tauchgänge nur mit besonders geschulten Tauchpartnern durchgeführt werden. Auch danach sollte das Tauchen nur in Begleitung eines erfahrenen Erwachsenen erfolgen.

Ein eigenverantwortliches Tauchen in freiem Gewässer mit einem Tauchpartner ist deshalb frühestens ab dem 16. Lebensjahr möglich.

Eine Einschränkung der Tauchtauglichkeit gilt für die Tauchzeit. Dabei sind die Wassertemperatur und das Risiko der schnelleren Unterkühlung von Kindern besonders zu beachten.

Dekompressionspflichtige Tauchgänge und Wiederholungstauchgänge sind bei Kindern und Jugendlichen grundsätzlich untersagt.

Auch erfahrene Taucher (z. B. Eltern) können die Kinder/Jugendlichen bei ihren Tauchgängen begleiten. Voraussetzung ist eine Tauchausbildung, die zum eigenständigen Führen von Tauchgruppen befähigt (z. B. CMAS ***, PADI Divemaster, SSI Master Scuba Diver etc.).

Wie bereits erwähnt, scheint beim Kindertauchen das Fehlverhalten der Tauchpartner einen erheblichen Einfluss zu haben. Oftmals spielt hier die mangelnde Kenntnis der psychischen und physiologischen Besonderheiten von Kindern und Jugendlichen beim Tauchen eine zentrale Rolle. Daher wäre es aus tauchmedizinischer Sicht wünschenswert, wenn seitens der Tauchsportverbände Ausbildungskonzepte zur Schulung von Tauchlehrern, Tauchpartnern und Eltern angeboten würden. Denkbar wäre z. B. ein Zusatzbrevet. Es scheint sinnvoll, eine möglichst flächendeckende Schulung der genannten Personengruppen anzustreben. Dies könnte einen wichtigen Beitrag dazu leisten, Gefahren beim Tauchen mit Kindern realistischer einzuschätzen und somit eine unnötige Gefährdung und auch Unfälle zu vermeiden.

> Tauchen mit Kindern und Jugendlichen ist grundsätzlich möglich, unterliegt aber besonderen Bedingungen: Tauchgänge müssen in jeder Hinsicht an das Alter und die Entwicklung des Kindes angepasst sein (Tauchpartner, Ausrüstung, Tiefe, Temperatur, Sichtverhältnisse).

Literatur

Caruso JL, Uguccioni DM, Ellis JE, Dovenbarger JA, Bennett PB: Diving fatalities involving children and adolescents: 1989-2002. UHM 2004; 31: 329.

Davis FM: Decompression sickness in a 14-year-old diver. SPUMS J 2003; 33: 75–76.

Edmonds C: Children and diving: a review of SPUMS articles. SPUMS J 2003; 33: 206–211.

Lemaître F, Bedu M, Coudert J: Pulmonary function of recreational divers: a cross sectional study. Int J Sports Med 2002; 23: 273–278.

Lemaître F, Tourny-Chollet C, Hamidouche V, Lemouton MC: Pulmonary function in children after a single scuba dive. Int J Sports Med. 2006; 27: 870–874.

Mitchell S: Children in diving: how young is too young? SPUMS J 2003; 33: 81–83.

Muth CM, Wendling J, Tetzlaff K: Tauchtauglichkeitsuntersuchungen bei Sporttauchern mit besonderer Berücksichtigung medizinischer Grenzfälle. Dtsch Z Sportmed 2002; 53: 170–176.

Smerz. R: Epidemiology and treatment of decompression illness in children and adolescents in Hawaii, 1983-2003. SPUMS J 2005; 35: 5–10.

Vandenhoven G, Collard F, Schamp E: Children and diving: medical aspects. Eight years' sports medical follow-up of the first scuba diving club for children in Belgium. SPUMS J 2003; 33: 70–73.

4 Höheres Lebensalter

> Für die Ausübung des Tauchsports gibt es generell kein Maximalalter. Altern ist keine Krankheit; trotzdem leiden ältere Menschen häufiger an Beschwerden und sind öfters krank als jüngere. Im Laufe des Alterns wird die innere Homöostase labiler, da die Reservekapazitäten der Organe und Organsysteme abnehmen. Hierbei besteht eine hohe intra- und interindividuelle Varianz. So ist die kardiopulmonale Leistungsfähigkeit von 70-Jährigen Ausdauersportlern durchaus mit der von untrainierten 30-Jährigen zu vergleichen.
>
> Neben bestehenden akuten sowie chronischen Erkrankungen müssen auch degenerative körperliche Veränderungen und die körperliche Leistungsfähigkeit im Rahmen der Tauchtauglichkeitsuntersuchung beurteilt werden.
>
> Alter per se ist unabhängig vom Lebensalter keine Kontraindikation gegen das Tauchen. Kontraindikationen ergeben sich ggf. aus Leistungseinschränkungen und/oder Begleiterkrankungen. Die entsprechenden Kontraindikationen werden dementsprechend in den jeweiligen Kapiteln abgehandelt.

4.1 Allgemeines

4.1.1 Tauchtauglichkeitsuntersuchung

Ab dem 40. Lebensjahr muss die Tauchtauglichkeitsuntersuchung jährlich erfolgen. Neben der Beurteilung von chronischen und akuten Erkrankungen ist die Evaluation der körperlichen Leistungsfähigkeit ein wesentliches Kriterium der Tauchtauglichkeit.

Diese sollte daher durch eine Ergometrie bestimmt werden (s. Kap. 5, Leistungsdiagnostik), die ab dem 40. Lebensjahr obligat ist. Eine Lungenfunktionsuntersuchung ist unabhängig vom Alter bei jeder Untersuchung zur Tauchtauglichkeit durchzuführen.

4.1.2 Inzidenz Dekompressionsunfall

Bisher existieren nur wenige Daten zur tatsächlichen Inzidenz von Tauchunfällen in verschiedenen Altersklassen. Doch gibt es Publikationen, die ein erhöhtes Risiko für schwere Dekompressionserkrankungen mit zunehmendem Alter und zudem eine seltenere Restitutio ad integrum aufzeigen. Ursache scheint die verminderte Reservekapazität der betroffenen Organe zu sein.

4.2 Physiologische Beanspruchungen des Tauchsports im Alter

Neben erworbenen Erkrankungen u. a. des Herz-Kreislaufs, der Lunge und des Stoffwechsels (s. jeweilige Kapitel) müssen zur Beurteilung der Tauchtauglichkeit auch degenerative strukturelle Veränderungen beurteilt werden, die bei der Ausübung des Tauchsports zu Problemen und tauchtypischen Unfällen führen können.

Nachfolgend sind typische physiologische Beanspruchungen des Körpers im Rahmen des Tauchens dargestellt, die bei der Beurteilung der Tauchtauglichkeit entsprechend berücksichtigt werden müssen. Dazu werden die altersphysiologischen Veränderungen der jeweiligen Organsysteme dargestellt.

Das Vorhandensein chronischer Krankheiten schließt das Tauchen per se nicht aus, die Stabilität und die (medikamentöse) Behandlung dieser Krankheiten müssen vom Tauchmediziner beurteilt werden.

4.2.1 Herz-Kreislauf

Während die Prävalenz der Herzinsuffizienz in der fünften Lebensdekade bei 1 % liegt, steigt sie in der 6. Lebensdekade auf 3 % an, um in der 8. Lebensdekade 13 % zu erreichen. Hauptursache ist im mittleren Lebensalter die koronare Herzkrankheit, später die arterielle Hypertonie. Die chronische arterielle Hypertonie kann bei hochgradiger linksventrikulärer Hypertrophie mit erhaltener systolischer Funktion zu einer diastolischen Fehlfunktion infolge fibrosebedingter Compliancestörung führen. In fast der Hälfte der Fälle ist die Herzinsuffizienz von einer arterieller Hypertonie begleitet. Die schwierig zu diagnostizierende Rechtsherzinsuffizienz wird ebenfalls deutlich häufiger.

⚠ Das plötzliche Eintauchen vor allem des Gesichts in kaltes Wasser kann zu Bradykardie und Hypotension führen. Durch Betablocker wird dieser Effekt vermutlich verstärkt. Bei ausgeprägten strukturellen Veränderungen des

Herz-Kreislaufs kann es dabei zur Minderperfusion des zentralen Nervensystems mit Bewusstlosigkeit kommen.

Durch die Immersion kommt es während des Tauchgangs zu einer vermehrten Rechtsherzbelastung mit entsprechender renaler Antwort, die regelmäßig zu einem Flüssigkeitsverlust führt. Die Exsikkosegefahr ist bei gleichzeitiger Diuretikaeinnahme verstärkt. In diesem Zusammenhang wird auf häufige Elektrolytstörungen (Hyponatriämie, Hypokaliämie) hingewiesen.

Kälte verursacht eine periphere Vasokonstriktion mit weiterer Rechtsherzbelastung und kann außerdem bei entsprechender Prädisposition koronararterielle Spasmen auslösen.

Eine Sympathikusaktivierung durch Angst oder Stress ist in der Regel durch einen Anstieg der Herzfrequenz und des Blutdrucks gekennzeichnet, die ohne weitere körperliche Beschwerden toleriert werden muss. Zudem ist in Problem- oder Notsituationen oft plötzlich eine hohe körperliche Belastung notwendig, für die eine ausreichende Fitness erforderlich ist.

4.2.2 Lunge

Die Lunge dient unter anderem der Abatmung des physikalisch gelösten Stickstoffs sowie als Blasenfilter für venöse Stickstoffbläschen. Eine ausreichende Ventilation und Perfusion der Lunge sind daher notwendig. Degenerative Veränderungen des Thorax führen zu einer verminderten Elastizität und Compliance der Lunge. Bereits das normale Altern führt so zu einer Reduktion von Vitalkapazität, forcierter Vitalkapazität und Reservekapazität. Das Residualvolumen sowie das funktionelle Totraumvolumen wird relativ und absolut größer. Obstruktive, also häufige pathologische Veränderungen der Lunge können zum „Air Trapping" führen, das ursächlich für ein Barotrauma der Lunge sein kann.

> ⚠️ Aufgrund der zunehmenden Atemgasdichte in größeren Tiefen kann die verminderte Elastizität zu einer höheren erforderlichen Atemarbeit führen. Bei mäßiger Belastung und Tauchtiefen bis 30 m erhöht sich die Kohlendioxidkonzentration im Blut älterer Menschen jedoch nicht im kritischen Maße.

4.2.3 Haut

Sporttauchen findet oft in kaltem Wasser statt. Trotz des Gebrauchs von Kälteschutzanzügen kommt es häufig zu Auskühlungen bis hin zu milden Hypothermien.

⚠️ Reduziertes Unterhautfettgewebe, wie es im höhern Alter regelmäßig vorkommt, kann zusätzlich zu einem schnelleren Auskühlen führen. Die Kälteempfindlichkeit nimmt im Alter zudem häufig ab, das Auskühlen wird deshalb später bemerkt.

4.2.4 Bewegungsapparat

Ausreichende Schwimm- und Bewegungsfähigkeit im Wasser sind essentielle Fähigkeiten für die Ausübung des Tauchsports und somit für eine Tauchtauglichkeit. Der degenerative Umbau der Knochen und der Muskulatur mit zunehmendem Lebensalter kann zu Problemen sowie Verletzungen beim Tragen und Hochheben des Tauchgerätes führen.

⚠️ Durch den degenerativen Umbau des muskuloskelatalen Apparats mit einer insgesamt schlechteren Gewebsdurchblutung besteht ein im Gegensatz zu jüngeren Tauchern verändertes Dekompressionsverhalten dieser Gewebe. Dieses kann möglicherweise zu einem erhöhten Risiko für Dekompressionsunfälle führen. Nachgewiesen ist zumindest, dass die dekompressionsbedingte Bildung von Gasblasen („bubble-score") mit steigendem Lebensalter erhöht ist.

4.2.5 Augen

Im Alter kommt es zu einer Verminderung der Sehleistung. Jeder sehfähige Mensch wird im Laufe seines Lebens in der Regel in der ersten Hälfte des fünften Lebensjahrzehnts einer ersten altersmedizinischen augenärztlichen Versorgung bedürfen. Aufgrund der nachlassenden Elastizität der Linse ist die optische Naheinstellungsfähigkeit des Auges beim normalen Altern irgendwann so weit herabgesetzt, dass ohne Sehhilfe für die Nähe das Lesen nicht mehr möglich ist. Während des Tauchens ist es jedoch essentiell, mitgeführte Messinstrumente sowie den Tauchcomputer ablesen zu können, seinen Tauchpartner zu sehen und aus der Ferne das Tauchboot bzw. den Taucheinstieg zu erkennen. Die optischen Unterwassereffekte kompensieren die Altersweitsichtigkeit zum Teil.

4.2.6 Nervensystem

Das Sporttauchen fordert zum Teil komplexe Handlungen, so dass eine ausreichende Reaktionsgeschwindigkeit und Leistungsfähigkeit des Gehirns für eine Tauchtauglichkeit notwendig sind. Diese Bereiche nehmen im Alter ebenfalls ab, die Prävalenz kognitiver Einschränkungen nimmt zwar unterschiedlich ausgeprägt, aber dennoch exponentiell zu.

4.2.7 Ohren

Ein Teil des Hörverlusts ist physiologisch und folgt dem reinen Alterungsprozess der hörenden Strukturen wie dem Mittel- und dem Innenohr, ein anderer Teil ist expositionsbedingt durch exzessiven Lärm, durch Gefäß- und Systemerkrankungen oder durch toxische-medikamentöse Nebenwirkungen. Neben den degenerativen Veränderungen von Mittel- und Innenohr gibt es auch Veränderungen von Hörnerven zentraler Hörbahnen, die das Sprachverstehen zusätzlich bei begleitenden Hintergrundstörgeräuschen beeinträchtigen – einer klassischen Situation auf Tauchschiffen.

Hörgeräte können nicht mit unter Wasser genommen werden. Aufgrund der grundsätzlich nonverbalen und nichtakustischen Kommunikation unter Wasser führt dies zumindest bei Personen mit Taucherfahrung in der Regel zu keinem Kommunikationsdefizit.

4.2.8 Schwindel und Gleichgewicht

Das Gleichgewicht zu halten, ist ein komplexer Vorgang, der abhängig ist vom Sehvermögen, der vestibulären und peripheren Reizverarbeitung, der zentralen Koordinierung und der neuromuskulären Reaktion. Beim Stehen werden Gleichgewichtsänderungen von propriozeptiven und kutanen Sensoren in den Füßen erkannt. Mit dem Sehvermögen werden lineare und räumliche Bewegungen im Blickfeld erfasst und mit dem Vestibularapparat schwankungsbedingte Beschleunigungen des Kopfes registriert. Es kann nachgewiesen werden, dass die Funktion in allen Teilen dieses Systems mit zunehmendem Alter nachlässt, ausgeprägter jedoch bei der peripheren Reizverarbeitung und dem Vestibularapparat. Der Visus wird daher mit zunehmendem Alter immer wichtiger zur Haltungskontrolle.

30 % der älteren Menschen leiden an Schwindel. Für die Entscheidung, ob dieser „Schwindel" ein Ausschlusskriterium für das Tauchen darstellt, ist eine Differenzierung sinnvoll, da sich „Schwindel bei älteren Menschen" häufig als diffuses Benommenheitsgefühl hinterfragen lässt und sich dabei bestehende Gleichgewichtsstörungen oft durch ein Polyneuropathiesyndrom erklären lassen.

4.2.9 Chronische Schmerzen

Die Zahl älterer Menschen, die über ständige oder rezidivierende Schmerzen klagen, liegt zwischen 25 und 50 %. Insbesondere Lumboischialgien werden mit zunehmendem Alter häufiger. Im Bereich der degenerativen Gelenkerkrankungen und bei LWS-Beschwerden kann das Tauchen sogar entlastend wirken.

Bei medikamentös behandelten Schmerzen müssen Medikation und Komedikation kritisch geprüft werden, um zu erkennen, ob eine Tauchtauglichkeit noch besteht.

4.3 Empfehlungen zum Tauchverhalten im höheren Lebensalter

Bestehen keine Erkrankungen oder degenerativen Veränderungen, die eine Kontraindikationen zur Ausübung des Tauchsports darstellen, ist die Person unabhängig vom Lebensalter bei guter körperlicher Fitness tauchtauglich.

Im ärztlichen Gespräch sollte erörtert werden, dass sich das Tauchen möglichst an den jeweils aktuellen geistigen und körperlichen Fähigkeiten orientieren sollte:

- ▶ Tauchgänge, die zu einer großen körperlichen Belastung führen können, sollten vermieden werden.
- ▶ Wegen des bestehenden erhöhten Risikos für einen Dekompressionsunfall sollten Tauchzeit und Tauchtiefe limitiert werden.
- ▶ Zu dem Flüssigkeitsverlust während des Tauchens addiert sich der im höheren Lebensalter häufig bestehende chronische Flüssigkeitsmangel. Da dieser ein Risikofaktor für das Auftreten eines Dekompressionsunfalls ist, sollte insbesondere in warmen Ländern auf eine ausreichende Hydrierung geachtet werden.
- ▶ Viele im Alter verordnete Medikamente schließen eine Tauchtauglichkeit aus oder schränken die Tauglichkeit ein. Auf die Medikamentenanamnese muss deshalb besonderer Wert gelegt werden.

Ist die Ausübung des Tauchsports nur eingeschränkt möglich, sollte der behandelnde Arzt die Gründe hierfür und die sich daraus ergebenden Konsequenzen mit dem Taucher besprechen und dokumentieren.

Literatur

Tirpitz D: Tauchsport nach dem 6. Dezennium. Caisson 2007; 22: 6–10.
Smerz R.: Age Associated risks of recreational scuba diving. Hawaii Med J 2006; 65: 139–140.
Smerz R, Overlock R, Nakayama, H: Hawaiian: Deep treatments, efficacy and outcomes, 1983–2003. Undersea and Hyperb Med 2005; 32: 363–373.
Muth CM, Tetzlaff K: Tauchen und Herz: Kardiologische Aspekte des Sporttauchens. Herz 2004; 29: 406–413.
Carturan D, Boussuges A, Vanuxem P et al.: Ascent rate, age, maximal oxygen uptake, adiposity, and circulating venous bubbles after diving. J Appl Physiol 2002; 93: 1349–1356.
Parker J: The sports diving medical. Victoria: J.L. Publications, 1994.

5 Leistungsfähigkeit

> Leistungsfähigkeit kann als Oberbegriff für verschiedene Komponenten verstanden werden; im Mittelpunkt der Tauchtauglichkeitsuntersuchung steht die Komponente Ausdauer und mit Einschränkungen auch die Kraft. Für einen normalen Tauchgang ohne Widrigkeiten (z. B. Strömung) ist im Allgemeinen eine relativ geringe körperliche Leistungsfähigkeit ausreichend. Allerdings korreliert die körperliche Ausdauerleistungsfähigkeit unter zwei Aspekten mit der Tauchsicherheit:
> Zunächst sind die Handlungssicherheit und der Spielraum bei kritischen Situationen höher, wenn die körperliche Leistungsfähigkeit hoch ist. Darüber hinaus sinkt das Risiko einer Dekompressionskrankheit, wenn die Ausdauerleistungsfähigkeit steigt. Nur in Ausnahmefällen muss mangelnde Leistungsfähigkeit zum Ausschluss vom Tauchen führen. Es sollte aber differenzierte Hinweise zum Tauchverhalten geben, wenn die Leistungsfähigkeit eingeschränkt bzw. niedrig ist (s. unten).
> Bei der Beurteilung der Gesamtsituation ist auch die Kombination von körperlichen Aktivitäten vor, während und nach dem Tauchen zu berücksichtigen.

5.1 Leistungstest und zu messende Parameter

Die Beurteilung der Leistungsfähigkeit sollte nach den in der Sportmedizin, Kardiologie und Pulmologie üblichen Untersuchungsverfahren erfolgen und in der Regel eine Fahrrad- oder Laufbandergometrie beinhalten. Gemäß den Leitlinien der Deutschen Gesellschaft für Sportmedizin und Prävention (DGSP) gelten zur Fahrradergometrie folgende Durchführungsempfehlungen (Empfehlungen zur Laufbandergometrie, die in der ärztlichen Praxis in der Regel seltener zum Einsatz kommen wird, können den Empfehlungen der DGSP unter www.dgsp.de entnommen werden):
- ▶ Ruhephase: 3 min,
- ▶ Gesamtdauer der Belastung nicht länger als 20 min,
- ▶ Stufenweiser Belastungsanstieg alle 2 bzw. 3 min,
- ▶ Beginn allgemein mit 50 Watt,

- ▶ Steigerung um 50 Watt bzw. 25 Watt (je nach Trainingszustand), im Ausbelastungsbereich ggf. um 25 Watt,
- ▶ Drehzahl 60–90 U/min, im Ausbelastungsbereich bis 100 U/min,
- ▶ nach Belastung etwa 1–2 min Treten ohne Widerstand oder mit 25 Watt,
- ▶ Nachbeobachtung nach Belastung 6 min,
- ▶ gewichtsbezogene Belastung nur bei Kindern,

Zur Beurteilung der Ausbelastung ist die Bestimmung der Herzfrequenz mit einfachen Verfahren ausreichend. Üblicherweise wird neben einer körperlichen Untersuchung, die auch die Auskultation von Herz und Lunge einbezieht, ein EKG während der Ergometrie auf den einzelnen Belastungsstufen mit 6–12 Ableitungen geschrieben, davon mind. 3, besser 6 Brustwandableitungen. Eine Blutdruckmessung auf den einzelnen Belastungsstufen dient dem Nachweis möglicher hyper- und hypotoner Risikofaktoren.

Zur detaillierten Darstellung von Durchführung, Kontraindikationen und Abbruchkriterien wird auf die entsprechenden Leitlinien der DGSP (Tabellen und Abbildungen zur Belastungsuntersuchung im Sport, Leitlinie Vorsorgeuntersuchung im Sport, Leitlinie zur Belastungsuntersuchung in der Sportmedizin) verwiesen. Ergänzend wird auf die Praxisleitlinie Ergometrie der Österreichischen Kardiologischen Gesellschaft hingewiesen.

Die zusätzliche Durchführung einer spirometrischen Messung, sowie ergänzend die Bestimmung der Laktatkonzentration, ist dann empfehlenswert, wenn eine differenziertere Aussage über die allgemeine Leistungsfähigkeit erforderlich ist und um ggf. spezifische Trainingsempfehlungen aussprechen zu können. Mit diesen Ergometertests kann die Ausdauerleistungsfähigkeit anhand der maximalen Leistung unter Einbeziehung der aerob/anaeroben Schwelle beurteilt werden. Die sportärztliche Praxis zur Beurteilung der Sportfähigkeit wird sich in erster Linie an den Maximalwerten orientieren, während eine Trainingssteuerung im Leistungs- und Breitensportbereich anhand verschiedener Schwellenkonzepte erfolgen kann.

5.2 Allgemeine Leistungsfähigkeit

Bewertung der Leistungsparameter

Zur Beurteilung der Leistungsfähigkeit ergeben sich für einen 20- bis 30-jährigen Mann die in Tabelle 5.1 angegebenen Referenzwerte hinsichtlich der maximalen Leistung (PWC_{max}) auf dem Fahrradergometer bzw. der erreichten Geschwindigkeit auf dem Laufband. Bei älteren Personen sind pro De-

5 Leistungsfähigkeit

Tabelle 5.1: Richtwerte für die körpergewichtsbezogene Leistung bei Fahrradergometerarbeit bzw. für die erzielte Laufgeschwindigkeit auf dem Laufbandergometer für Männer der 3. Lebensdekade (nach DGSP 2005). Alters- und Geschlechtskorrekturen s. Text

Leistung Fahrrad	Geschwindigkeit Laufband	Bewertung der Leistungsfähigkeit
<2,0 Watt/kg KG	<2,0 m/s	eingeschränkt
3,0 Watt/kg KG	3,0 m/s	normal
3,5 Watt/kg KG	3,5 m/s	befriedigend
4,0 Watt/kg KG	4,0 m/s	gut
5,0 Watt/kg KG	5,0 m/s	sehr gut
6,0 Watt/kg KG	6,0 m/s	hervorragend

kade 10 % abzuziehen, bei Frauen liegen die Referenzwerte 10–15 % niedriger. Zu beachten sind dabei die objektiven und subjektiven Kriterien der Ausbelastung (s. Tabelle 2 im Anhang). Sofern spiroergometrische Werte vorliegen, kann die Bewertung anhand der relativen maximalen O_2-Aufnahme (maximale O_2-Aufnahme/Körpergewicht) nach Tabelle 3 (im Anhang) erfolgen.

Hinweis Die in der Spalte „Bewertung der Leistungsfähigkeit" in Tabelle 5.1 genannten Begriffe werden bei Belastungsuntersuchungen im Rahmen der kardiologischen Diagnostik ebenfalls verwendet, dort aber in Relation zum Bevölkerungsdurchschnitt unter Bezugnahme auf Größe, Gewicht, Geschlecht und Alter. Tabellen hierzu befinden sich im Anhang (s. Abb. 1 und Tabelle 1).

5.3 Leistung und Tauchen

5.3.1 Körperliche Beanspruchung beim Tauchen

Grundsätzlich wird beim Tauchen angestrebt, körperliche Anstrengungen so weit wie möglich zu vermeiden oder diese in Grenzen zu halten. Ein entscheidender Grund dafür ist der leistungsabhängig ansteigende Atemantrieb und der damit beim Tauchen mit Atemgerät verbundene erhöhte Atemgasverbrauch oder die beim Apnoetauchen verkürzte Apnoezeit. Auch unter dem Aspekt des Dekompressionsrisikos sind diese Faktoren relevant, wie im nachfolgenden Abschnitt dargestellt wird.

Situationen, die eine erhöhte körperliche Leistung erfordern, können vermieden werden, wenn ein Tauchgang entsprechend geführt wird und das Tauchgewässer angemessen ausgesucht wird. In diesem Sinne wäre eine besonders hohe körperliche Leistungsfähigkeit für den Taucher nicht erforderlich, vor allem dann, wenn auf eine umfassende Taucherfahrung zurückgegriffen werden kann. Dennoch sind Leistungsspitzen oder stärkere Belastungen durchaus nicht auszuschließen oder sogar vorhersehbar:

- Tauchanfänger bewegen sich in der Regel nicht so entspannt und ökonomisch wie erfahrene Taucher.
- Die Tauchvorbereitung, das Anziehen des Kälteschutzanzuges und das Bewegen mit der Ausrüstung außerhalb des Wassers können eine erhebliche körperliche Beanspruchung darstellen. Nicht nur um diese zusätzliche Erhöhung der Belastungsintensität aus kardiorespiratorischer Sicht zu senken, sondern insbesondere auch um die Belastungen für Wirbelsäule und den anderen Halteapparat zu reduzieren, sollten schwere Ausrüstungsteile erst unmittelbar vor dem Gewässereinstieg angelegt werden. Präventiv ist auch dafür ein allgemeines körperliches Training zu empfehlen.
- Aus verschiedenen Gründen kann es erforderlich sein, dass die Fortbewegung mit erhöhtem Tempo oder gegen eine Strömung erfolgen muss.
- Durch nicht optimale Ausrüstung oder deren unsachgemäße Handhabung kann die körperliche Belastung erheblich ansteigen (z. B. zu großer Abtrieb oder Auftrieb, erhöhter Wasserwiderstand durch Ausrüstungsteile).
- Hilfeleistungen für den Tauchpartner können erhebliche Beanspruchungen mit sich bringen.

Sicher kann Tauchen an manchen Tauchplätzen auch sehr passiv betrieben werden, wenn keine aktive Fortbewegung nötig ist. Damit beschränkt sich die besondere Anstrengung bestenfalls auf das Atmen unter Wasser. Dennoch: Diese Tauchgänge sind die Ausnahme und zumindest die körperliche Anstrengung eines zügigen Spazierganges muss angenommen werden, wenn eine Tauchtauglichkeit bestätigt wird.

Wie aus der o. a. Aufzählung ersichtlich wird, geht die verstärkte Anstrengung beim Tauchen in den meisten Fällen von einer verstärkten Aktivität für die Fortbewegung aus. Die dazu erforderlichen Vortriebstechniken unter Wasser müssten zusätzlich berücksichtigt werden. Hier könnte ein spezifischer Leistungstest im Tauchtraining Hinweise für die spezifische Leistungsfähigkeit liefern. In diesem Sinne sind die Ergebnisse des Leistungstests im Labor nur eingeschränkt aussagekräftig.

⚠️ Problematisch kann der Rückschluss von der alters- und geschlechtsbezogenen relativen Beurteilung der Leistungsfähigkeit auf die Tauchtauglichkeit sein. Da die Gewässerbedingungen unabhängig vom Alter oder Geschlecht sind, liefert die relative Leistungsfähigkeit keine Information für die individuelle Bewertung der Tauchbedingungen und kann eine Scheinsicherheit suggerieren. Zum Beispiel kann starke Strömung für einen relativ leistungsstarken 60-jährigen Taucher eine Belastung am Rande seiner Leistungsfähigkeit darstellen. Auch die auf das Gewicht bezogenen relativen Leistungswerte werden für die Belastung unter Wasser infolge der Auftriebswirkung weniger relevant sein.

➡️ Ein eingeschränktes Tauchtauglichkeitsattest kann auch für einen Taucher mit guter relativer Leistungsfähigkeit erforderlich sein, wenn die absolute Leistungsfähigkeit eingeschränkt ist.

5.3.2 Leistung, Leistungsfähigkeit und Dekompressionsrisiko

Untersuchungen zeigen, dass die körperliche Leistungsfähigkeit das Dekompressionsrisiko beeinflusst: Je höher die Leistungsfähigkeit, umso geringer das Risiko einer Dekompressionserkrankung. Darüber hinaus werden Faktoren diskutiert, die das Risiko der N_2-Blasenbildung erhöhen und zudem im Zusammenhang mit der Leistungsfähigkeit stehen: Geschlecht, Alter, Körpergewicht und Fettanteil. Dies erschwert den eindeutigen Nachweis der Zusammenhänge, muss aber durchaus bei der Bewertung des Dekompressionsrisikos überdacht werden.

Neben der Leistungsfähigkeit als individuelle Größe ist akute körperliche Anstrengung im Zusammenhang mit dem Dekompressionsrisiko zu diskutieren. Hier sind vier Phasen zu unterscheiden: körperliche Anstrengung
- ▶ vor dem Tauchgang,
- ▶ während des Tauchgangs vor der Dekompression,
- ▶ während der Dekompression,
- ▶ nach dem Tauchgang.

Verschiedene Studien zeigen, dass starke aerobe Anstrengungen innerhalb von 24 h vor dem Tauchgang, das Dekompressionsrisiko vermindern können. Voraussetzung ist dabei allerdings, dass Flüssigkeitsverluste kompensiert werden. Da die physiologischen Mechanismen dahinter bisher nicht hinreichend geklärt sind, lassen sich zum heutigen Zeitpunkt noch keine praktischen Konsequenzen ableiten und weitere Studienergebnisse sind zunächst abzuwarten.

Die körperliche Aktivität während des Tauchgangs führt, bedingt durch die verbesserte Perfusion insbesondere der arbeitenden Muskulatur zu einer schnelleren N_2-Aufnahme. Falls durch die verstärkte Wärmebildung die Hautdurchblutung gesteigert ist, trifft dies auch für die Haut zu. Dies ist zunächst nicht kritisch. Da aber während der Dekompression nur moderate Aktivität empfohlen ist und die angetroffenen Wassertemperaturen in der Regel zur Auskühlung führen, ist die Durchblutung von Muskulatur und Haut während der Dekompression oft reduziert. So kommt es dann zu einer verlangsamten N_2-Abgabe und zur Erfordernis verlängerter Dekompressionszeiten.

Leichte Bewegung während der Dekompression ist empfehlenswert, um die Durchblutung möglichst umfassend zu gewährleisten. Passives Abwarten bzw. völlige Ruhe während des Sicherheitsstopps oder der Dekompressionszeit ist wegen der damit eingeschränkten Durchblutung nicht empfehlenswert. Andererseits sind hohe Belastungen zu vermeiden, da hierbei die Blasenbildung begünstigt wird.

Starke Belastungen nach dem Tauchen sind unbedingt zu vermeiden, da dies ebenfalls die Blasenbildung provozieren könnte. Damit sind auch kurzfristige schwere Arbeiten gemeint. Neuere Befunde in jüngster Zeit geben allerdings auch einen Hinweis darauf, dass aerobe Arbeit nach dem Tauchen möglicherweise zur Senkung des Risikos einer DCI beitragen kann. Hierbei dürfte aber auch die Form der Belastung eine erhebliche Rolle spielen. Die mit bestimmten Formen anstrengender Arbeit verbundene Pressatmung ist ebenfalls problematisch. Bei Vorliegen eines PFOs wird damit der Blasenübertritt in das arterielle System begünstigt. Wenn also schwere Arbeiten nach einem Tauchgang nicht zu vermeiden sind und ein PFO nicht ausgeschlossen wurde, sollte zumindest eine Pressatmung vermieden werden. Absolut kontraindiziert ist das Tauchen in Apnoe (im Gegensatz zum Schnorcheln an der Wasseroberfläche) nach dem Tauchgang, da es während der Kompression zur Blasenverkleinerung mit der Gefahr der Überwindung des Lungenfilters und Arterialisierung der Blasen kommt.

5.3.3 Adipositas

Ein weiterer Parameter, der als besonderes Risiko einer DCI gilt, ist der Körperfettanteil. In diesem Sinne wäre bei der Beurteilung der Tauchtauglichkeit in Abhängigkeit von der Leistungsfähigkeit auch die Bestimmung des BMI eine wichtige Größe. Da das Bewegen unter Wasser relativ gewichtsunabhängig ist und somit keine übermäßigen orthopädischen Belastungen entstehen, kann die Beurteilung der Tauchtauglichkeit auf diesen Aspekt der Risiko-

Tabelle 5.2: Gewichtsklassifikation bei Erwachsenen anhand des BMI ohne Berücksichtigung der Faktoren Alter und Geschlecht (gem. WHO, 2000 EK IV)

Kategorie	BMI (kg/m²)	Kommentar
Untergewicht	< 19	
Normalgewicht	19 – 25	
Präadipositas	25 – 30	≥ 25: Übergewicht
Adipositas Grad I	30 – 35	
Adipositas Grad II	35 – 40	
Adipositas Grad III	> 40	

abschätzung beschränkt werden. Als anerkanntes Maß zur Gewichtsbeurteilung gilt der Body-Mass-Index (BMI). Hier sollte die Einteilung der WHO herangezogen werden (Tabelle 5.2)

Bereits bei mäßigem Übergewicht (Präadipositas) sollte auf das gesteigerte Risiko hingewiesen werden, ab einem BMI > 30 kg/m² sollte vorbeugend empfohlen werden,
- dekompressionspflichtige Tauchgänge zu vermeiden,
- auf Repetitivtauchgänge zu verzichten,
- Leistungssituationen unter Wasser zu vermeiden,
- Nitrox als Atemgas zu verwenden,
- stets mit Sicherheitsstopp (3 min in 3–5 m Tiefe) auszutauchen.

In diesem Sinne stellt das Vorliegen einer Adipositas höheren Grades eine relative Kontraindikation für das Tauchen dar.

5.4 Zusammenfassende Hinweise zur Beurteilung

Eine absolute Kontraindikation für das Tauchen besteht nur bei extrem niedriger allgemeiner Leistungsfähigkeit. Eine relative Kontraindikation für das Tauchen kann unter Abwägung einer eingeschränkten geschlechts- und altersspezifischen Leistungsfähigkeit, einer Fettleibigkeit und der Taucherfahrung bestehen.

Grundsätzlich gilt: Je höher die Leistungsfähigkeit, desto geringer ist das Dekompressionsrisiko und umso größer wird der Spielraum auf beanspruchende Situationen im Wasser zu reagieren.

Da die Abwägung der o. g. Punkte im Einzelfall schwierig sein kann, sollte eine Tauchtauglichkeitsuntersuchung immer von einem entsprechend ausgebildeten Tauchmediziner durchgeführt werden. Spezielle Probleme können erfahrenen Tauchmedizinern vorgestellt werden.

Literatur

Broome JR, Dutka AJ, McNamee GA: Exercise conditioning reduces the risk of neurologic decompression illness in swine. Undersea Hyperb Med 1995; 22: 73–85.

Carturan D, Boussuges A, Vanuxem P Bar-Hen A, Burnet H, Gardette B: Ascent rate, age, maximal oxygen uptake, adiposity, and circulating venous bubbles after diving. J Appl Physiol 2002; 93: 1349–1356.

Deutsche Gesellschaft für Sportmedizin und Prävention: Leitlinien zur Belastungsuntersuchung in der Sportmedizin (2002). www.dgsp.de (Zugriff am 14.08.2008).

Deutsche Gesellschaft für Sportmedizin und Prävention: Leitlinie Vorsorgeuntersuchung im Sport (2007). www.dgsp.de (Zugriff am 14.08.2008).

Deutsche Gesellschaft für Sportmedizin und Prävention: Tabellen und Abbildungen zur Belastungsuntersuchung im Sport (2005). www.dgsp.de (Zugriff am 14.08.2008).

Deutsche Gesellschaft für Kardiologie – Herz- und Kreislaufforschung: Leitlinien zur Ergometrie (2000). www.dgkardiol.de (Zugriff am 14.08.2008).

Österreichische Kardiologische Gesellschaft: Praxisleitlinien Ergometrie (2008). www.kup.at/kardiologie (Zugriff am 14.08.2008).

Dujić Z, Duplančić D, Marinović-Terzić I, Baković D, Ivančev V, Valic Z, Eterović D, Petri N, Wisløff U, Brubakk AO: Aerobic exercise before diving reduces venous gas bubble formation in humans. J Physiol 2004; 55: 637–642.

Dujić Z, Obad A, Palada I , Ivančev V, Valic Z: Venous bubble count declines during strenuous Exercise after an open see dive to 30 m. Aviat Space Environ Med 2006; 77: 592–596.

Dujic Z, Valic Z, Brubakk AO: Benefecial role of exercise on SCUBA diving. Exerc Sport Sci Rev 2008; 36: 38–42.

Hoffmann U, Holle N: Breitensportliche Trainingspraxis im Tauchen. Delius-Klasing, Edition Naglschmid (in Vorbereitung).

Löllgen H, Erdmann E (Hrsg.): Ergometrie – Belastungsuntersuchungen in Klinik und Praxis. Springer, Berlin Heidelberg New York, 2000.

Rattner BA, Gruenau SP, Altland PD: Cross-adaptive effects of cold, hypoxia, or physical training on decompression sickness in mice. J Appl Physiol: 1979; 47: 412–417.

Wisloff U, Brubakk AO: Aerobic endurance training reduces bubble formation and increases survival in rats exposed to hyperbaric pressure. J Physiol 2001; 537: 607–611.

Wonisch M, Berent R, Klicpera M, Laimer H, Marko C, Pokan R, Schmid P, Schwann H für die AG Kardiologische Rehabilitation und Sekundärprävention der Österreichischen Kardiologischen Gesellschaft: Praxisleitlinien Ergometrie. J Kardiol 2008; 15 (Suppl A), Krause & Pacherhegg GmbH, Verlag für Medizin und Wirtschaft, Gablitz (A), 2008.

6 Behinderungen

> Als eine der Voraussetzungen zur Ausübung des Tauchsportes gilt eine gute allgemeine körperliche Leistungsfähigkeit. Insofern wird der körperbehinderte oder chronisch kranke Proband zunächst einmal als „tauchuntauglich" eingestuft. Erst die genaue Erfassung des körperlichen Status mit allen bestehenden Einschränkungen und den damit verbundenen Risiken, in Kombination mit den erforderlichen Ausrüstungsanpassungen und der Einteilung in das entsprechende Tauchpartnersystem erlaubt die Beurteilung der Tauchtauglichkeit. Inwieweit mit Behinderungen Tauchgänge absolviert werden können, ist abhängig vom Grad der Einschränkungen und ihrer taucherischen Bedeutung. So gibt es Handicaps, die nur unter gewissen Umständen eine Relevanz unter Wasser haben (z. B. funktionell unbedeutsame Amputationen). Andere Behinderungen sind permanent relevant und werden im Folgenden genauer beschrieben.

6.1 Allgemeines

Die Tauchtauglichkeitsuntersuchung eines körperbehinderten Probanden ist erfahrungsgemäß komplexer als die eines gesunden Tauchers. Grundsätzlich sind die gültigen Richtlinien wie für Gesunde anwendbar – meist geht der Umfang jedoch deutlich über die empfohlene Basisuntersuchung hinaus. Aufgrund der Komplexität der medizinischen und sportartspezifischen Fragestellungen ist es empfehlenswert, diese von einem ausgebildeten Taucherarzt durchführen zu lassen.

Betroffene Gruppen

- ▶ Körperbehinderte Taucher
- ▶ Gehörlose Taucher
- ▶ Sehbehinderte Taucher
- ▶ Taucher mit chronischen Erkrankungen
- ▶ In Rehabilitation befindliche Taucher

Hinweis Die Zielgruppe der geistig Behinderten wurde hier bewusst weggelassen, da diese aus den Kriterien des Sporttauchens komplett herausfällt. Eine Untersuchung und Bewertung der Tauchtauglichkeit ist im Rahmen des „therapeutischen Tauchens" (H3 s. unten) möglich, sollte jedoch dem ausgebildeten Taucherarzt mit dementsprechender Erfahrung vorbehalten sein.

6.2 Tauchtauglichkeitskriterien

Die Kriterien, nach denen gemäß dem Tauchpartnerkonzept ein behinderter oder chronisch kranker Taucher unter Wasser einzubinden ist, ergeben sich aus seiner Grunderkrankung und den damit verbundenen Fähigkeiten in Notfallsituationen adäquat zu reagieren sowie sich aktiv an Rettungsmaßnahmen beteiligen zu können. Somit sind die Einteilungskriterien medizinischer und praktischer Art und erfordern eine gute Zusammenarbeit zwischen Taucherarzt und Behindertentauchlehrer.

Nach einiger Taucherfahrung oder bei stadienhaften Krankheitsverläufen ergibt sich von Zeit zu Zeit die Notwendigkeit der Neubewertung. Diese sollte sowohl vom Tauchmediziner als auch vom Behindertentauchlehrer durchgeführt werden.

Die Handicap-Stufeneinteilung sowie die Mehrstufeneinteilung weisen in Abhängigkeit des zugehörigen Verbandes geringe Unterschiede auf und haben andere Bezeichnungen.

Sinnvoll ist ein eindeutiger Vermerk auf dem Tauchtauglichkeitsattest, der die Limitierung oder das Ausmaß der Behinderung ausreichend kennzeichnet.

6.2.1 Handicap-Stufeneinteilung

L-Taucher. Taucher, deren Behinderung nur unter gewissen Umständen taucherisch relevant ist, sind „limited" und werden mit einem bloßen Vermerk (limited oder L) auf dem Attest als normale Taucher angesehen. In diese Gruppe gehören z. B. Gehörlose oder Taucher mit Amputationen ohne wesentliche funktionelle Beeinträchtigungen.

H-Taucher. Taucher mit einem permanent taucherisch relevanten Handicap bilden die Gruppe der eigentlichen H-Taucher (Rollstuhlfahrer, Dystrophien, funktionell bedeutsame Amputationen etc.). Die Kriterien der Einteilung (H1, H2 oder H3) orientieren sich an den Fähigkeiten, die im

6 Behinderungen

Tabelle 6.1: Stufeneinteilung von Behinderungen

Handicap	Beschreibung	Tiefenbegrenzung	Tauchpartner	Begleitpersonen
L	Handicap taucherisch nur unwesentlich relevant oder nur in bestimmten Situationen. Eigenhilfe und Rettung des Tauchpartners sind möglich.	Wie gesunder Sporttaucher, max. 40 m im Salzwasser, 30 m im Süßwasser	autonomer Sporttaucher (EN 14153-2)	Keine
H-1	Handicap taucherisch immer einschränkend. Grundübungen werden erfüllt, der Proband verfügt über eine ausreichende Kondition. Eigenhilfe und Rettung des Tauchpartners sind möglich.	20 m nach Grundkurs H1 oder falls medizinisch möglich (zentral wirksame Medikation?) bei AOWD H1 Tauchtiefen wie autonomer Sporttaucher	Autonomer Sporttaucher (EN 14153-2), Zusatzausbildung/Erfahrung mit H-Tauchern empfohlen	Bei Rollstuhlfahren, „Oberflächentauchpartner" empfohlen
H-2	Handicap taucherisch immer einschränkend. Grundübungen werden erfüllt, konditionell ist jedoch kein normaler Tauchgang möglich. Der Proband braucht Aufmerksamkeit und Führung durch einen erfahrenen Tauchlehrer und einen weiteren erfahrenen Tauchpartner. Eigenhilfe möglich, Rettung des Tauchpartners nicht möglich.	20 m	Tauchgruppenleiter (EN 14153-3) mit Ausbildung und Erfahrung im Behindertentauchen und ein weiterer erfahrener Tauchpartner.	Bei Rollstuhlfahren, „Oberflächentauchpartner" nötig
H-3	Grundübungen nicht möglich, konditionell keine Reserven für aktives alleiniges Tauchen. Eigenhilfe nicht möglich. Dies gilt für alle geistigen Behinderungen.	3 m im Ausnahmefall 5 m	Tauchlehrer (EN14413-1) plus mindestens ein autonomer Sporttaucher (EN 14153-2), beide jeweils mit Ausbildung und Erfahrung im Behindertentauchen	Oberflächentauchpartner und dritte Hilfsperson nötig

Kurs verlangten Grundübungen sowie ggf. eine Eigen- und Fremdrettung durchführen zu können.

H2-Taucher können nach regelmäßigem Tauchtraining unter Umständen in die H1-Gruppe aufsteigen.

Hinweis Die Orientierung an der Euronorm ist aus versicherungsrechtlichen Gründen für den Abschluss einer normalen Tauchversicherung wünschenswert.

Unter Berücksichtigung des Sicherheitsaspekts für den Taucher selbst (Eigenhilfe durch z. B. Notaufstieg), aber auch dessen Tauchpartner, kann nach Aussprache der Tauchtauglichkeit die notwendige Betreuung unter Wasser mit Einstufung in ein spezielles Partnersystem festgelegt werden (Tabelle 6.1). Dies erfolgt bereits bei Festlegung der H-Gruppe durch den Taucherarzt, im Weiteren jedoch durch den Tauchlehrer – u. U. nach Rücksprache mit dem Taucherarzt.

6.2.2 Einschränkungen der Tauchtauglichkeit

Tauchgangsplanung. Die Tauchzeit sollte unter Berücksichtigung der schnellen Auskühlung und Muskelermüdung verkürzt sein. Generell ist von dekompressionspflichtigen Tauchprofilen abzusehen. Empfehlenswert ist eine Verringerung der Aufstiegsgeschwindigkeit vor allem im Flachwasserbereich (z. B. 5 m/min). Ein Tiefenlimit ergibt sich einerseits schon aus der Tauchzeitbegrenzung, die für längere Dekostopps keinen Raum lässt, andererseits aus der Grunderkrankung selbst. Generell sollten alle Behindertentaucher (H-Taucher) auf max. 20 m begrenzt werden, da damit auch die rechtliche Seite (Open Water Diver max. Tiefe 20 m, Euronorm 14153-2) gewährleistet ist.

6.2.3 Tauchtauglichkeitsattest

Die Tauchtauglichkeitsbescheinigung muss in ihren Einschränkungen klar formuliert sein. Die notwendige Betreuung unter Wasser ergibt sich manchmal bereits eindeutig aufgrund medizinischer Kriterien (z. B. beim Tetraplegiker), kann sich jedoch auch erst nach den ersten Tauchgängen herausstellen. Eine exakte Klassifizierung ist am Ende einer Ausbildung vom Behindertentauchlehrer vorzunehmen, da oft erst im Verlauf eines Kurses deutlich wird, was der Taucher wirklich kann und was nicht. Um einen offenen Dialog zwischen Taucherarzt und Tauchlehrer zu ermöglichen, sollte die Schweigepflicht vom behinderten Taucher bzw. vom Sorgeberechtigten/Vormund schriftlich aufgehoben werden. Hierdurch stehen dem Tauchlehrer die notwendigen Informationen zur Verfügung, um bei einem Notfall adäquat reagieren zu können.

6.2.4 Nachuntersuchungsintervalle

Die Evaluation der individuellen gesundheitlichen Situation stellt immer nur eine aktuelle Standortbestimmung dar. Nur durch eine genaue Erstuntersuchung können im weiteren Verlauf vergleichende Bewertungen des Erkrankungsstatus herangezogen werden. Viele Erkrankungen verlaufen in Stadien und unterliegen damit ständigen Veränderungen. Daher ist ein kurzes zeitliches Intervall zwischen der Untersuchung und den geplanten Tauchgängen einzuhalten und hierdurch können die Nachuntersuchungsintervalle variieren. Meist sind sie gegenüber den üblichen Untersuchungsintervallen für Sporttaucher deutlich verkürzt. Vor allem bei stadienhaft verlaufenden Erkrankungen sind oft mehrmals im Jahr und gegebenenfalls vor jeder neuen Tauchausfahrt erneute Untersuchungen erforderlich. Wesentlich erscheint die Öffnung der Schweigepflicht für alle Beteiligten, vor allem für den Tauchlehrer und die Tauchpartner. Im Falle eines Tauchunfalls sind Informationen der Tauchbegleiter über vorbestehende Symptome für den behandelnden Arzt von unschätzbarem Wert.

6.3 Untersuchungsstrategie

In der Praxis hat sich folgende Untersuchungsstrategie bewährt:
- Ausführliches Anamnesegespräch zur Eruierung der individuellen Behinderung:
  - erworben/angeboren,
  - stadienhafter Verlauf (z. B. MS, Muskelerkrankungen, rheumatische Erkrankungen) oder stabiles Krankheitsbild (z. B. traumatischer Querschnitt, Z.n. Amputation, operative/krankheitsbedingte Versteifungen),
  - krankheitsspezifische Medikation,
  - Sichtung der Vorbefunde, Krankenhaus-/OP-Berichte,
  - Erfassung der Kommunikationsmöglichkeiten und intellektuellen Fähigkeiten,
  - Einschätzung der psychischen Belastbarkeit,

- Evaluation der möglichen Komplikationen beim Tauchen (z. B. Blasenschrittmacher, Ventrikelshunt).

Hinweis Zeigen sich bereits bei der anamnestischen Abklärung Befunde, die mit dem Tauchen nicht zu vereinbaren sind (z. B. posttraumatische Epilepsie nach Schädel-Hirn-Trauma, akuter Schub einer stadienhaft verlaufenden Erkrankung), kann die Untersuchung an dieser Stelle abgebrochen werden. Bei allen zentral wirksamen Medikationen wie Benzodiazepinen, Neuroleptika, Antidepressiva, Muskelrelaxanzien, Schlafmitteln etc. sollte ebenfalls ein Tauchverbot ausgesprochen werden, es sei denn, die Medikation wird mehr als 3 Monate ohne unerwünschte Nebenwirkungen eingenommen. Die Tauchtiefe muss dann auf 20 m begrenzt werden, da aus einzelnen Erfahrungen eine Triggerung unerwünschter Wirkungen durch den erhöhten Umgebungs- und Inertgas-Partialdruck beobachtet wurde.

▶ Allgemeine Anamnese (Erfassung wie beim gesunden Taucher).
▶ Basisuntersuchung entsprechend der gültigen Richtlinien:
  - Die genaue Beobachtung des Probanden beim Ent- und Bekleiden oder beim Transfer vom Rollstuhl auf die Untersuchungsliege gibt Aufschluss über die motorischen und koordinativen Fähigkeiten.
  - Apparative Untersuchungen müssen unter Umständen individuell variiert werden, wie z. B. Handkurbelergometrie anstelle eines Fahrradergometers bei Lähmung der Beine.
▶ Individuelle Untersuchung:
Hierbei ist die Erfassung des aktuellen Krankheitsstatus mit der Dokumentation aller Symptome entscheidend. Die notwendigen Zusatzuntersuchungen und interdisziplinäre Abklärungen richten sich prinzipiell nach der Art der körperlichen Einschränkung oder Erkrankung (s. 6.4, Besonderheiten). Weitere Aspekte bestehen in der Beurteilung der Wahrscheinlichkeit, mit der sich eine Erkrankung unter tauchphysiologischen Bedingungen verschlechtern könnte, dem Ertrinkungsrisiko sowie eventueller Veränderungen des Dekompressionsverhaltens.

Kriterien der Tauchtauglichkeit

▶ Motorik: Beweglichkeit, Stabilität, Muskelkraft, Ausdauer, Störungen der Koordination, Feinmotorik und Bewegungspräzision.
▶ Kommunikation: taktile, optische oder gestische Signale möglich?
▶ Sensorik: Gleichgewichtssinn, Lagesinn, Sehen, Hören, Tasten.

- ▶ Psyche: Welche Abweichungstendenzen der psychischen Reaktion auf Außenreize und Stress sind zu erwarten?
- ▶ Intellekt: Gelingt die Erkennung, Verarbeitung und Reproduktion von Lerninhalten?

Hinweis Im Falle eines Tauchunfalls wird die Symptomatik möglicherweise durch vorher bestehende motorische, neurologische Ausfälle (Lähmungen, Gefühlsstörungen) oder Schmerzen verschleiert. Dies erschwert die Differenzialdiagnose einer Dekompressionserkrankung erheblich. Eine adäquate Therapie setzt somit voraus, dass die bereits vor dem Tauchgang vorhandenen Einschränkungen/Symptome bekannt sind.

6.4 Besonderheiten

6.4.1 Rückenmarks-/Wirbelsäulenverletzungen

Entscheidend sind die Lähmungshöhe und die individuelle Ausprägung der damit verbundenen Einschränkung (Restfunktion der Muskulatur, Sensibilität, Spastik, Rumpfstabilität, Atmung). Die hohe klinische Varianz erlaubt keine generelle tauchmedizinische Einteilung. Wichtig ist die Abklärung der erhaltenen individuellen Fähigkeiten und Funktionen. Gerade bei Rückenmarksverletzungen kann eine trainierte oder erhaltene Rumpfstabilität entscheidend für die taucherischen Fähigkeiten sein. Dies ist für die Einteilung in das entsprechende Tauchpartnersystem (s. Kap. 6.2.1) wichtig. Zu beachten gilt, dass sich Verbesserungen noch bis zu einem Jahr nach einem Trauma einstellen können und in der Regel erst danach ein Status quo der Einschränkung erreicht wird. Allerdings ist bei vielen Betroffenen durch taucherisches Training eine Kompensationsfähigkeit ihrer motorischen Defizite zu beobachten. Bei hohen Querschnittslähmungen ist die Atemmechanik und -funktion beeinträchtigt, was sich in einer verminderten Lungenfunktion ausdrückt. Aufgrund der schlechten Durchblutungssituation und mangelnden Regenerationsfähigkeit verbunden mit Gefühlstörungen der zumeist reduzierten Hauttrophik besteht ein erhebliches Verletzungsrisiko. Schon kleinste Traumen können zu therapieresistenten chronischen Ulzera führen. Die meist verminderte Thermoregulationsfähigkeit kann einerseits einen Hitzestau mit kollaptischen Zuständen verursachen und die Dehydratation begünstigen, andererseits zu starkem Wärmeverlust und Auskühlung unter Wasser führen.

Besondere Fragestellung:
- ▶ Lähmungshöhe,
- ▶ komplett/inkomplett,
- ▶ schlaff/spastisch,
- ▶ auslösende Faktoren einer bestehenden Spastik,
- ▶ Muskelschwächen, insbesondere im Lippen-/Mundbereich,
- ▶ Rumpfstabilität ja/nein,
- ▶ Einschränkung der Atemfunktion,
- ▶ Thermoregulation (Schweißbildung, Kältezittern, Temperaturempfinden),
- ▶ Blasen-/Mastdarmschwächen, Verwendung eines Katheters oder Blasenschrittmachers,
- ▶ Sprachprobleme.

Individuelle Untersuchung:
- ▶ Erfassung des neurologischen Status (schlaffe – spastische Parese),
- ▶ auslösende Faktoren der Spastik eruieren,
- ▶ muskuläre Restfunktionen, Rumpfstabilität,
- ▶ besonderes Augenmerk ist auf die Lungenfunktion zu richten, da diese bei hoher Querschnittslähmung in der Regel eingeschränkt ist. Die normal vorgegebenen Richtlinien der Messwerte (s. Kap. 18, Lungen- und Atemwegserkrankungen) sind hier nur begrenzt anwendbar. Mangelnde inspiratorische Thoraxbeweglichkeit wird meist durch Bauchatmung ausgeglichen

Hinweis Beim Blasen-/Mastdarmschrittmacher (Vorderwurzelstimulator) handelt es sich um ein passives Implantat zur Steuerung der Blasen-/Mastdarmfunktion bei spastischer Blasenlähmung. Spezielle, an den Spinalnerven implantierte Elektroden werden durch eine direkt unter der Haut liegende Kabelverbindung mit einem ebenfalls unter der Haut liegenden Empfängerblock verbunden und durch einen externen Signalgeber aktiviert. Das in Deutschland gängigste Modell ist der Finetech-Brindley-Vorderwurzelstimulator. Laut Hersteller sind die einzelnen Komponenten bis 3 bar drucktauglich. Die Gefahr beim Tauchen mit einem Blasenschrittmacher besteht in einem Kabelbruch, ausgelöst durch zu eng anliegende Ausrüstung – v. a. des Bleigurts. Empfehlenswert sind die Verwendung von Bleigurten aus dem Apnoebereich aus elastischem Gummi bzw. von in die Tarierweste integrierten Bleigewichten.

Eventuelle Zusatzuntersuchungen:
- ▶ weiterführende neurologische Abklärung (z. B. EEG),
- ▶ Bodyplethysmographie, Spiral- CT,
- ▶ urologische Diagnostik.

Tauchrelevante Komplikationen:
- ▶ erhöhtes Ertrinkungsrisiko
- ▶ Essoufflement („Außer-Atem-Sein" aufgrund erhöhter Atemarbeit mit konsekutiver CO_2-Retention und Symptomen der CO_2-Intoxikation) bei Schwächen der Atemmuskulatur,
- ▶ Verletzungsrisiko,
- ▶ Kabelbruch eines Blasenschrittmachers,
- ▶ Spastik unter Wasser (v. a. bei Passage von Sprungschichten),
- ▶ Auskühlung/Überhitzung,
- ▶ Exazerbation chronischer Harnwegsinfektionen.

Absolute Kontraindikationen

- Dekubitus oder andere offene Wunden
- Muskuläre Lippen-/Mundschwäche (Atemregler kann nicht über längere Zeit im Mund gehalten werden – u. U. an Land vorher ausprobieren!)
- Druckausgleichsmanöver kann nicht selbstständig durchgeführt werden (außer bei Einsatz einer über die Nase ausblasbaren Maske)
- Die Blasenentleerung vor dem Tauchen kann nicht selbstständig durchgeführt werden
- Akuter Harnwegsinfekt
- Posttraumatische Epilepsie, wenn nicht 5 Jahre anfallsfrei ohne Medikation, mit normalem EEG und Kernspintomogramm des Schädels

---

6.4.2 ICP (Infantile Zerebralparese)

Die Behinderung ist charakterisiert durch Störungen des Nerven- und Muskelsystems im Bereich der willkürlichen Bewegungskoordination. Am häufigsten sind spastische Mischformen mit Muskelhypertonie.

Aufgrund des vielfältigen Symptomenkomplexes der frühkindlichen Hirnschädigung sind, neben der genauen Erfassung des Lähmungsbildes, die folgenden Aspekte für den Tauchsport besonders zu berücksichtigen:
- ▶ Epilepsie mit einer Häufigkeit von 30–50 %,
- ▶ psychische Störungen, Verhaltensstörungen,
- ▶ Intelligenzminderung,
- ▶ Entwicklungsverzögerung,
- ▶ Augensymptome (gehäuft Strabismus),
- ▶ Hör- und Sprachstörungen,
- ▶ muskuläre Hypotrophie.

Tauchrelevante Komplikationen:
- ▶ Spastik unter Wasser (v. a. bei Passage von Sprungschichten),
- ▶ Auskühlung/Überhitzung,
- ▶ schwierige Compliance und Führung des Probanden unter Wasser.

> **Absolute Kontraindikationen**
> - Muskuläre Lippen-/Mundschwäche (Atemregler kann nicht über längere Zeit im Mund gehalten werden – u. U. an Land vorher ausprobieren!)
> - Druckausgleichsmanöver kann nicht selbstständig durchgeführt werden (außer bei Einsatz einer über die Nase ausblasbaren Maske)
> - Epilepsie jedweder Form

6.4.3 Muskuläre Erkrankungen

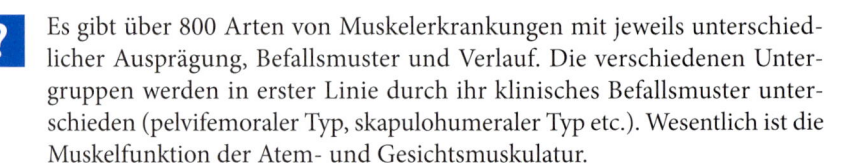

Es gibt über 800 Arten von Muskelerkrankungen mit jeweils unterschiedlicher Ausprägung, Befallsmuster und Verlauf. Die verschiedenen Untergruppen werden in erster Linie durch ihr klinisches Befallsmuster unterschieden (pelvifemoraler Typ, skapulohumeraler Typ etc.). Wesentlich ist die Muskelfunktion der Atem- und Gesichtsmuskulatur.

Besondere Fragestellung:
- ▶ Welche Form der Muskelerkrankung (Ausprägung der Muskelschwäche, Faszikulationen, Myotonie [verspätete Muskelerschlaffung], Steifigkeit, Koordinationsstörungen, Unbeholfenheit)?
- ▶ Stadienhafter Verlauf? Progredienz?
- ▶ Welche Muskelpartien sind betroffen?
- ▶ Einschränkung der perioralen Muskulatur?
- ▶ Beeinträchtigung der Herz-Lungen-Funktion?
- ▶ Medikation und deren Nebenwirkungen beachten!
- ▶ Psychische und kognitive Situation (Labilität?).

Individuelle Untersuchung:
- ▶ Die Inspektion der Muskulatur gibt Aufschluss über Hyper-/Pseudohypertrophie, Atrophien, Faszikulationen,
- ▶ Muskelpalpation: Atrophie, Faszikulation, abnorme Konsistenz, Myotonie,
- ▶ Kraftprüfung: für spätere Vergleichszwecke wichtig,
- ▶ Funktionsprüfung: ergibt meist ein besseres Bild der Behinderung. Um eine Einteilung in eines der Tauchpartnerkonzepte vornehmen zu können, sollten speziell die für den Tauchsport relevanten Bewegungsabläufe geprüft wer-

den (z. B. Druckausgleichsmanöver Hand zu Nase, Bedienung der Tarierweste, Wechselatmung, Beinschlag etc.). Manchmal ist eine erneute Beurteilung unter Wasser notwendig, da dort zwar die Schwerkraft aufgehoben ist, zusätzlich jedoch der Wasserwiderstand überwunden werden muss.
▶ Reflexstatus: Die Reflexe können sowohl abgeschwächt als auch gesteigert sein.

Eventuelle Zusatzuntersuchungen:
▶ weiterführende neurologische Abklärung (z. B. EMG),
▶ Messung der Atemmuskelkraft (P0.1, PI_{max}),
▶ Belastungs-EKG.

Hinweis Wichtig für die Tauchtauglichkeit ist in jedem Fall der Ausschluss von obstruktiven Ventilationsstörungen. Eine reduzierte Vitalkapazität ist akzeptabel, wenn keine Obstruktion und/oder Überblähung vorliegt und die Atemmechanik nicht wesentlich beeinträchtigt ist. Dies sollte fachärztlich abgeklärt werden.

Tauchrelevante Komplikationen:
▶ kardiopulmonale Dekompensation bei Atmung im Überdruck.

Absolute Kontraindikationen
- Akuter Schub oder hohe Krankheitsaktivität
- Medikation mit: Steroiden oberhalb der Cushing-Schwelle (7,5 mg kg/KG)
- Dosisänderung der Medikation innerhalb der letzten 8 Wochen
- Kardiopulmonale Beteiligung
- Obstruktive Ventilationsstörung, verminderte Lungendehnbarkeit, Einschränkung der Atemmuskelfunktion
- Abschwächung des Schluckreflexes
- Periorale Muskelschwäche

6.4.4 Multiple Sklerose (MS)

Generelle Empfehlungen s. Kap. 20, „Neurologische Erkrankungen".

6.4.5 Amputationen

Die vollständige oder teilweise Absetzung einer Extremität kann durch Unfall oder aber durch eine Grunderkrankung (z. B. Diabetes mellitus) begründet sein. Wichtig ist die Eruierung der Amputationsursache, da auch andere Körperteile bzw. der Gesamtorganismus (z. B. Durchblutungsstörungen) betroffen sein können. Fehlende Gliedmaßen (insbesondere der Beine) führen zu einem Ungleichgewicht unter Wasser, das durch entsprechende Bebleiung ausgeglichen werden sollte, um eine Rotation der amputierten Körperseite in Richtung Wasseroberfläche und damit verbundene Tarierungsprobleme und Stressreaktionen zu vermeiden. Liegen ausgedehnte Narbenbildungen vor, sind konservative Tauchprofile einzuhalten. Eine Prothese ist beim Tauchen zumeist eher hinderlich, sollte der Proband jedoch mit Prothese tauchen wollen oder müssen, ist auf entsprechende Druckfestigkeit und einen guten Sitz (ohne Lufteinschlüsse zwischen Korb und Stumpf) zu achten, da dies zu einem lokalen Barotrauma führen könnte.

Besondere Fragestellung:
- ▶ Amputationshöhe,
- ▶ Phantomschmerzen (Cave Carbamazepin unter Druck),
- ▶ Druckschmerzen (Amputationsaneurysma? Stumpfneurinom?),
- ▶ Medikation,
- ▶ prothetische Versorgung beim Tauchen? Wenn ja: Überprüfung des Sitzes.

Individuelle Untersuchung:
- ▶ Stumpfuntersuchung (Druckempfindlichkeit, Druckstellen, Ulzera, Ausdehnung der Narben),
- ▶ Inspektion der Art und des Sitzes einer prothetischen Versorgung (Prothese sollte arretierbar sein),
- ▶ Stumpfsonographie.

Eventuelle Zusatzuntersuchungen:
- ▶ eventuelle angiologische Abklärung bei V. a. Amputationsaneurysma.

Tauchrelevante Komplikationen:
- ▶ Prothesenbarotrauma,
- ▶ lokale DCS infolge Vernarbung,
- ▶ Unterkühlung durch fehlenden Kälteschutz.

Absolute Kontraindikationen
- Offene Druckstellen, Ulzera
- Schmerzmedikation mit zentral dämpfenden Analgetika
- Medikation mit Carbamazepin (unter Überdruck > 3 bar sind Halluzinationen bekannt)

6.4.6 Sehbehinderung – Blindheit

Solange keine ophthalmologischen Kontraindikationen vorliegen (siehe Kap. 10, Augenerkrankungen) kann im Rahmen der Stufeneinteilung getaucht werden. Ein stark sehbehinderter Proband, dessen Fehlsichtigkeit nicht so weit korrigierbar ist, um unter Wasser die Geräte (z. B. Tauchcomputer) ablesen zu können, sowie blinde Taucher sind zwingend in Stufe 3 einzuteilen (siehe Stufeneinteilung Tabelle 6.1). Ein weiterer Aspekt ist die Koordinationsfähigkeit. Hier ist anzumerken, dass diese zwar erfahrungsgemäß besser als die eines gesunden Tauchers ist, die visuelle Orientierung unter Wasser (oben/unten, Gefühl für die Tiefe) jedoch stark beeinträchtigt sein kann.

Besondere Fragestellung:
- ▶ Restsehfähigkeit (hell/dunkel),
- ▶ Ablesen der Instrumente möglich?
- ▶ Gesichtsfeldeinschränkungen,
- ▶ Koordination.

Individuelle Untersuchung:
- ▶ Koordinationstests im Rahmen der Tauchtauglichkeit.

Eventuelle Zusatzuntersuchungen:
- ▶ augenärztliche Abklärung.

Tauchrelevante Komplikationen:
- ▶ Siehe Kap. 10, Augenerkrankungen,
- ▶ Orientierungslosigkeit unter Wasser, bedenklich in Notsituationen,
- ▶ Tarierprobleme bei fehlender visueller Referenz.

Kontraindikationen: s. Kap. 10, Augenerkrankungen.

6.4.7 Gehörlosigkeit

Prinzipiell ist ein gehörloser Mensch uneingeschränkt tauchtauglich, solange der Grund der Ertaubung oder Schwerhörigkeit keine Kontraindikation an sich darstellt (s. Kap. 16, HNO). Zu berücksichtigen ist jedoch, dass der Taucher weder Geräusche von Bootsmotoren noch warnende Signalrufe hören kann. Aus Sicherheitsgründen sollte daher immer eine Signalboje als zusätzlicher Ausrüstungsgegenstand mitgeführt werden. Der Tauchpartner muss eine normale Hörfähigkeit besitzen.

Literatur

Bennett PB, Elliot DH, Brubakk AO, Neuman TS: Physiology and medicine of diving, 5th edn. London: Saunders, 2003.

Berger M, Gerstenbrand F, De Col C et al.: Movement disorders in weightlessness. Wien Med Wschr 1993; 143: 614–619.

Carin-Levy G, Jones D: Psychosocial aspects of scuba diving for people with physical disabilities: an occupational science perspective. Can J Occup Ther 2007; 74: 6–14.

Cheng J, Diamond M: SCUBA diving for individuals with disabilities. Am J Phys Med Rehabil. 2005; 84: 369–375.

Edmonds C, Lowry C, Pennefather J, Walker R: Diving and subaquatic medicine, 4th edn. London: Arnold, 2002.

Hasch H: Pilotprojekt zur Untersuchung der rehabilitativen Aspekte des SCUBA – Tauchens. Deutsches Institut für Normung: www.din.de

Novak HF, Ladourner G: Scuba diving as a rehabilitation approach in paraplegia. Rehabilitation 1999; 38: 181–184.

Parker J: The sports diving medical. A guide to medical conditions relevant to scuba diving. Melbourne: J.L. Pulications, 1994.

7 Organtransplantation

> Eine Transplantation eines oder mehrerer Organe von einem Spender auf einen Organempfänger erfolgt typischerweise, wenn die jeweils betroffenen eigenen Organe des Empfängers irreversibel geschädigt sind und es zum dauerhaften Organversagen kommt. Ein solches Organversagen kann die Folge eines akuten Prozesses wie einer Intoxikation sein, aber auch das Endstadium eines länger andauernden Verlaufs mit multiplen Begleiterkrankungen darstellen. Dementsprechend inhomogen hinsichtlich der Beurteilung einer Tauchtauglichkeit ist die Gruppe der Betroffenen. Gerade im Hinblick auf eine mögliche Tauchtauglichkeit ist daher nie nur der Zustand nach Transplantation zu sehen, sondern es sind immer auch alle weiteren koinzident vorliegenden Erkrankungen kritisch zu werten (s. jeweilige Abschnitte).

7.1 Allgemeines

Sehr häufig liegt bei den Betroffenen vor und unmittelbar nach der Transplantation ein deutlich reduzierter Allgemeinzustand mit stark beeinträchtigter körperlicher Leistungsfähigkeit vor. Es ist jedoch gut belegt, dass in einem gewissen zeitlichen Intervall nach Transplantation ein körperliches Training nicht nur möglich ist, sondern die gesundheitliche Gesamtsituation des Transplantierten insgesamt deutlich verbessern kann. Darüber hinaus ist vielfach sogar Wettkampfsport möglich, und zwar sowohl in speziellen Veranstaltungen für Transplantierte (z. B. die „European Heart and Lung Transplant Games"), als auch im Breitensport oder in Einzelfällen im Profi- oder Leistungssport.

Das Hauptproblem jeder Transplantation ist die Immunreaktion des Empfängerorganismus gegen das Transplantat, so dass eine immunsuppressive Therapie erforderlich ist, um eine Abwehrreaktion des Körpers gegen das fremde Organ zu unterdrücken und auf diese Weise das Transplantat zu erhalten. Kommt es dennoch zu einer Abstoßungsreaktion, so kann diese hyperakut innerhalb sehr kurzer Zeit nach Transplantation oder akut innerhalb von Tagen bis Wochen nach Transplantation erfolgen. Bei der chronischen Abstoßung kann der Prozess Wochen bis Jahre dauern. Nicht zuletzt auch wegen der Abstoßungsreaktionen ist eine Wartezeit von mind. 12 Monaten nach Transplantation einzuhalten, bevor über eine Tauchtauglichkeit entschieden werden kann. Die immunsuppressive Therapie zur Vermeidung von Abstoßungsreaktionen wird vor allem in der unmittelbaren Transplantationsphase und in den ersten Monaten nach der Transplantation in hoher Dosierung und häufig mit einer Mehrfachkombination verschiedener immunsuppressiv wirkender Medikamente durchgeführt. Bei Langzeittransplantierten kann häufiger im weiteren Verlauf die Medikation reduziert werden.

Hinweis Zur immunsuppressiven Therapie häufig verwendete Medikamente sind z. B. Ciclosporin, Tacrolimus, Azathioprin, und Steroide.

Hier ist von tauchmedizinischer Bedeutung, dass Steroide die Sauerstoffempfindlichkeit des ZNS erhöhen, was vor allem beim Tauchen mit sauerstoffangereicherten Gasgemischen (Nitrox) eine praktische Relevanz haben kann.

Bei Einnahme von Ciclosporin ist allgemein starke Sonneneinstrahlung zu meiden. Ebenso tauchmedizinisch relevant kann eine Erhöhung der Blutfettwerte sein, da diese eine möglicherweise erhöhte Dekompressionsempfindlichkeit zur Folge haben kann. Kritisch ist vor allem die Einnahme von Tacrolimus zu sehen, weil es bei systemischer Anwendung zu einer Nephro- und Neurotoxizität kommen kann. Häufige, in Bezug auf das Tauchen relevante Nebenwirkungen, sind zudem zentralnervöse Störungen wie Schwindel, Sehstörungen, Depressionen, Schlaflosigkeit, Verwirrtheit, Krämpfe, Hypomagnesämie sowie Bluthochdruck, Diabetes, Appetitlosigkeit und Hyperglykämie. Hier ist eine sehr engmaschige Kontrolle und kritische Wertung nötig.

Da alle immunsuppressiv wirkenden Medikamente auch die Abwehr gegen Infektionen schwächen, sind die damit behandelten Transplantatempfänger anfälliger für bakterielle und virale Infekte sowie Pilzerkrankungen. Sollte also eine Tauchtauglichkeit gegeben sein, so sind Betroffene dahingehend zu beraten, dass an die Tauchausrüstung, und hier vor allem an den Lungenautomaten mit Mundstück und Schnorchel, besondere Hygieneanforderungen zu stellen sind. Eine eigene Ausrüstung mit der entsprechenden hygienischen Pflege ist daher günstig. Aus Auftriebsmitteln wie Tarierjackets u. Ä. sollte zwar bauartbedingt eine Rückatmung ohnehin nicht möglich sein, aber dennoch im Falle der technischen Möglichkeit unbedingt unterbleiben!

Die Beurteilung auf Tauchtauglichkeit nach einer stattgehabten Organtransplantation kann immer nur als Einzelfallentscheidung erfolgen. Dabei müssen vorbestehende und/oder aktuell vorliegende Begleiterkrankungen sowie der Grad an körperlicher Belastbarkeit ebenso kritisch gewürdigt werden wie die Funktion des Transplantats zum Zeitpunkt der Untersuchung. Eine Beurteilung auf Tauchtauglichkeit ist frühestens dann möglich, wenn die Gefahr von Komplikationen und Abstoßungsreaktionen verringert und die Notwendigkeit der starken Immunsuppression nicht mehr gegeben ist. Dies ist in den meisten Fällen frühestens nach einem Jahr, in manchen Fällen (s. unten) auch erst nach einem längeren Zeitintervall der Fall. Die Tauchtauglichkeitsuntersuchung sollte in enger Kooperation mit dem jeweiligen Transplantationsmediziner erfolgen und verkürzte Untersuchungsintervalle vorsehen.

7.2 Nierentransplantation

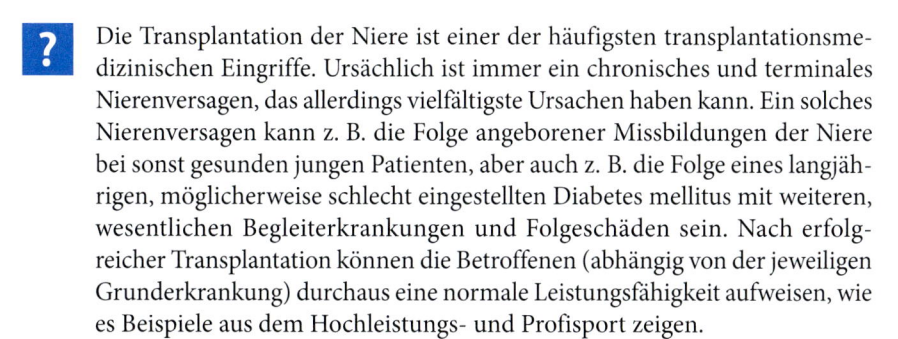

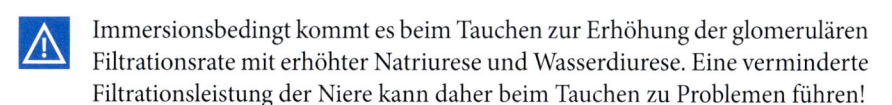

Die Transplantation der Niere ist einer der häufigsten transplantationsmedizinischen Eingriffe. Ursächlich ist immer ein chronisches und terminales Nierenversagen, das allerdings vielfältigste Ursachen haben kann. Ein solches Nierenversagen kann z. B. die Folge angeborener Missbildungen der Niere bei sonst gesunden jungen Patienten, aber auch z. B. die Folge eines langjährigen, möglicherweise schlecht eingestellten Diabetes mellitus mit weiteren, wesentlichen Begleiterkrankungen und Folgeschäden sein. Nach erfolgreicher Transplantation können die Betroffenen (abhängig von der jeweiligen Grunderkrankung) durchaus eine normale Leistungsfähigkeit aufweisen, wie es Beispiele aus dem Hochleistungs- und Profisport zeigen.

Immersionsbedingt kommt es beim Tauchen zur Erhöhung der glomerulären Filtrationsrate mit erhöhter Natriurese und Wasserdiurese. Eine verminderte Filtrationsleistung der Niere kann daher beim Tauchen zu Problemen führen!

Eine Tauchtauglichkeit kann frühestens ein Jahr nach erfolgreicher Transplantation erteilt werden. Die Entscheidung zur Erteilung der Tauchtauglichkeit richtet sich nach dem Allgemeinzustand des Patienten und v. a. nach der Organfunktion. Verkürzte Untersuchungsintervalle sind ebenso angeraten wie die regelmäßige nephrologische/transplantationsmedizinische Kontrolle.

Relative Kontraindikation	Absolute Kontraindikationen
– Mindestens 1 Jahr nach Transplantation bei guter Organfunktion und sonst guter körperlicher Leistungsfähigkeit sowie Abwesenheit von Folge- und Begleiterkrankungen	– Weniger als 1 Jahr nach Transplantation – Eingeschränkte Organfunktion – Akute/chronische Abstoßungsreaktion – Eingeschränkte körperliche Leistungsfähigkeit – Einschränkende Folge- und Begleiterkrankungen

7.3 Herztransplantation

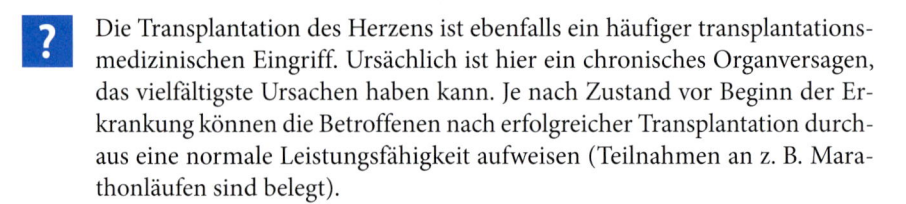

Die Transplantation des Herzens ist ebenfalls ein häufiger transplantationsmedizinischen Eingriff. Ursächlich ist hier ein chronisches Organversagen, das vielfältigste Ursachen haben kann. Je nach Zustand vor Beginn der Erkrankung können die Betroffenen nach erfolgreicher Transplantation durchaus eine normale Leistungsfähigkeit aufweisen (Teilnahmen an z. B. Marathonläufen sind belegt).

Beim Tauchen führt eine immersionsbedingte Blutumverteilung aus der Peripherie in die thorakalen Gefäße zu einer erhöhten Vorlast des Herzens mit einer akuten erheblichen Volumenbelastung. Diese wird durch die kältebedingte Vasokonstriktion in der Peripherie noch verstärkt. Eine adäquate Pumpleistung des transplantierten Herzens sowie normale Druckverhältnisse in der pulmonalen Strombahn sind daher unabdingbare Voraussetzung für das Tauchen.

Ein transplantiertes und somit denerviertes Herz ist zwar in der Lage, die Herzfrequenz an eine körperliche Belastung anzupassen, zeigt zu Beginn einer körperlichen Belastung jedoch einen verzögerten Anstieg der Herzfrequenz. Dies kann beim Tauchen bei einer plötzlich eintretenden starker Belastung (z. B. Strömung) relevant werden. Von Tauchgängen, bei denen mit solchen Situationen zu rechnen ist, sollte deshalb abgeraten werden.

Eine Tauchtauglichkeit kann frühestens ein Jahr nach erfolgreicher Transplantation erteilt werden. Die Entscheidung zur Erteilung der Tauchtauglichkeit richtet sich nach dem Allgemeinzustand des Patienten und vor allem nach der Organfunktion. Verkürzte Untersuchungsintervalle sind ebenso angeraten wie die regelmäßige kardiologische/transplantationsmedizinische Kontrolle.

Relative Kontraindikation	Absolute Kontraindikationen
– Mindestens 1 Jahr nach Transplantation bei guter Organfunktion und sonst guter körperlicher Leistungsfähigkeit sowie Abwesenheit von Folge- und Begleiterkrankungen unter Berücksichtigung der allgemeinen sportmedizinischen Leistungsfähigkeit	– Weniger als 1 Jahr nach Transplantation – Eingeschränkte Organfunktion – Akute oder chronische Abstoßungsreaktion – Eingeschränkte körperliche Leistungsfähigkeit – Einschränkende Folge- und Begleiterkrankungen

7.4 Lungentransplantation

? Eine Lungentransplantation wird bei fortgeschrittenen Lungenerkrankungen mit unterschiedlichster Ursache (Mukoviszidose, Bronchiolitis obliterans, Sakoidose, COPD, idiopathische Lungenfibrose, pulmonaler Hochdruck u. a. m.) durchgeführt. Zur Anwendung können die einseitige Transplantation mit Transplantation nur eines Lungenflügels, die beidseitige Transplantation, und, speziell bei Kindern, die Transplantation eines oder mehrerer Lungenlappen kommen.

⚠ Es ist denkbar und je nach Transplantationsart auch durchaus wahrscheinlich, dass eine transplantierte Lunge vulnerabler auf die durch das physikalische Gesetz von Boyle und Mariotte beschriebenen Volumenveränderungen gasgefüllter Hohlräume bei Veränderungen des Umgebungsdrucks reagiert, so dass z. B. die Gefahr eines pulmonalen Barotraumas erhöht sein kann. Daten dazu liegen allerdings nicht vor.

Andererseits gibt es Belege, dass nach beidseitiger Lungentransplantation wieder eine fast normale Belastbarkeit und eine normale Ventilation erreicht werden können, wobei allerdings eine erhöhte Hyperreagibilität auf cholinerge Reize aus unklarer Ursache beobachtet wird.

➡ Der Zustand nach einer Transplantation der Lunge ist nach derzeitigem Kenntnisstand grundsätzlich eine absolute Kontraindikation gegen das Tauchen unabhängig von der jeweiligen Organfunktion und Begleiterkrankungen. Nach einer beidseitigen Lungentransplantation mit guter Funktion des Transplantats und normaler Lungenfunktion und guter Leistungsfähigkeit kann als Einzelfallentscheidung eine Tauchtauglichkeit u. U. gegeben sein.

7.5 Herz-Lungen-Transplantation

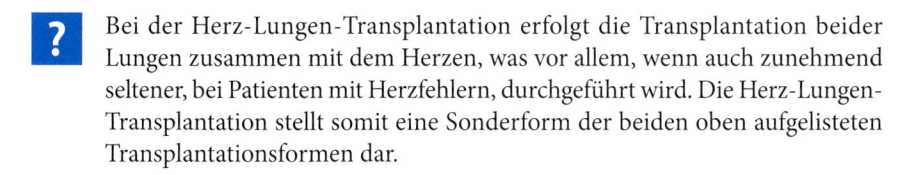

? Bei der Herz-Lungen-Transplantation erfolgt die Transplantation beider Lungen zusammen mit dem Herzen, was vor allem, wenn auch zunehmend seltener, bei Patienten mit Herzfehlern, durchgeführt wird. Die Herz-Lungen-Transplantation stellt somit eine Sonderform der beiden oben aufgelisteten Transplantationsformen dar.

⚠ Es ist denkbar, dass auch in diesem Fall eine transplantierte Lunge vulnerabler auf die durch das physikalische Gesetz von Boyle und Mariotte beschriebenen Volumenveränderungen gasgefüllter Hohlräume bei Veränderungen des Umgebungsdrucks reagiert, so dass z. B. die Gefahr eines pulmonalen Barotraumas erhöht sein kann. Daten dazu liegen allerdings nicht vor.

➡ Der Zustand nach einer kombinierten Transplantation von Herz und Lunge ist nach derzeitigem Kenntnisstand eine absolute Kontraindikation gegen das Tauchen unabhängig von der jeweiligen Organfunktion.

7.6 Lebertransplantation

❓ Eine Transplantation der Leber erfolgt meist aus unterschiedlichen Gründen in verschiedenen Altersbereichen der Betroffenen. Bei Kindern sind häufiger angeborene Gallenwegsmissbildungen, bei Jugendlichen häufig Stoffwechselerkrankungen und bei Erwachsenen eine endgradige Zirrhose aus unterschiedlicher Ursache (chronischer Alkoholismus, verschiedene Formen der Hepatitis etc.) der Grund für eine Transplantation, wobei weitere Gründe wie z. B. Intoxikationen (Knollenblätterpilz, Paracetamol) ebenfalls in Betracht kommen können. Dementsprechend ist auch hier sehr sorgfältig auf Begleiterkrankungen zu achten.

⚠ Nach Lebertransplantationen ist darauf zu achten, dass es weder zum Stau der Leber, noch zu einer portalen Hypertension kommt. Dementsprechend spielt die Durchblutung des Splanchnikusgebietes eine gewisse Rolle. Daten, die sowohl an gesunden Probanden als auch an Patienten mit Zirrhose und an Transplantierten erhoben wurden, zeigen, dass sich die Splanchnikusdurchblutung bei der Immersion nicht wesentlich bis günstig ändert. Empirische Daten zeigen, dass Lebertransplantierte gefahrlos schwimmen können (sogar die Teilnahme an Schwimmwettkämpfen ist dokumentiert). Da auch im Hinblick auf das Tauchen die Immersionseffekte hier die größte Relevanz haben, ist auch die Ausübung des Tauchsports sehr wahrscheinlich möglich. Daten liegen hierzu nicht vor. Es ist auf ein sehr konservatives, blasenarmes Tauchen zu achten, um die Gasblasenbelastung der transplantierten Leber während der Dekompression im venösen und portalen System so gering wie möglich zu halten

➡ Eine Tauchtauglichkeit kann frühestens ein Jahr nach erfolgreicher Transplantation erteilt werden. Die Entscheidung zur Erteilung der Tauchtauglichkeit richtet sich nach dem Allgemeinzustand des Patienten und vor allem nach der Organfunktion. Verkürzte Untersuchungsintervalle sind ebenso angeraten, wie die regelmäßige internistische/transplantationsmedizinische Kontrolle. Es ist auf ein sehr konservatives, blasenarmes Tauchverhalten hinzuweisen.

Relative Kontraindikation	Absolute Kontraindikationen
– Mindestens 1 Jahr nach Transplantation bei guter Organfunktion und sonst guter körperlicher Leistungsfähigkeit sowie Abwesenheit von Folge- und Begleiterkrankungen	– Weniger als 1 Jahr nach Transplantation – Eingeschränkte Organfunktion – Akute oder chronische Abstoßungsreaktion – Eingeschränkte körperliche Leistungsfähigkeit – Einschränkende Folge- und Begleiterkrankungen

7.7 Hornhauttransplantation (Keratoplastik)

Hornhauttransplantationen werden z. B. bei unterschiedlichen Formen von Trübungen, nach schweren Infektionen der Hornhaut, oder höhergradigem Keratokonus mit jeweils erheblich beeinträchtigtem Sehvermögen durchgeführt. Die Hornhauttransplantation kann hier zur Verbesserung des Sehvermögens durchgeführt werden.

Anders als bei anderen Organtransplantationen ist die Gefahr einer Abstoßungsreaktion grundsätzlich zwar gegeben, wegen der immunologischen Sondersituation der Hornhaut mit dem Fehlen von Blutgefäßen jedoch vergleichsweise gering. Immunsuppressive Medikamente sind daher meist nicht nötig. Wegen der fehlenden Blutgefäße ist aber der Heilungsverlauf verzögert und die Infektabwehr reduziert.

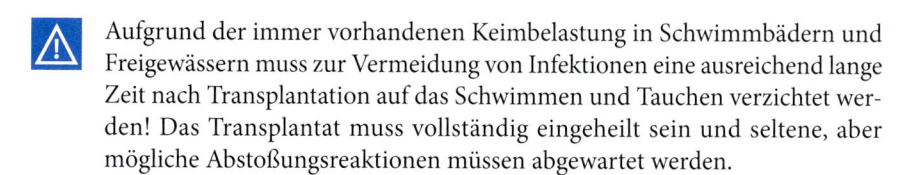

Aufgrund der immer vorhandenen Keimbelastung in Schwimmbädern und Freigewässern muss zur Vermeidung von Infektionen eine ausreichend lange Zeit nach Transplantation auf das Schwimmen und Tauchen verzichtet werden! Das Transplantat muss vollständig eingeheilt sein und seltene, aber mögliche Abstoßungsreaktionen müssen abgewartet werden.

Eine Tauchtauglichkeit kann frühestens zwei Jahre nach erfolgreicher Transplantation erteilt werden. Die Beurteilung der Tauchtauglichkeit muss in jedem Fall mit Konsultation eines Augenarztes erfolgen und richtet sich nach dem Allgemeinzustand des Patienten, nach dem erreichten Sehvermögen mit dem Transplantat und vor allem nach der Ein- und Abheilung des Transplantats. Verkürzte Untersuchungsintervalle sind ebenso angeraten, wie die regelmäßige augenärztliche Kontrolle.

Relative Kontraindikationen	Absolute Kontraindikationen
– Mindestens 2 Jahre nach Transplantation bei guter Sehschärfe – Achtung! Mitbeurteilung durch Augenarzt ist obligat! – Verkürzte Untersuchungsintervalle sind empfohlen!	– Weniger als 2 Jahre nach Transplantation – Nicht ausreichende Sehschärfe – Akute oder chronische Abstoßungsreaktion – Eingeschränkte körperliche Leistungsfähigkeit – Einschränkende Begleiterkrankungen

7.8 Knochenmarktransplantation

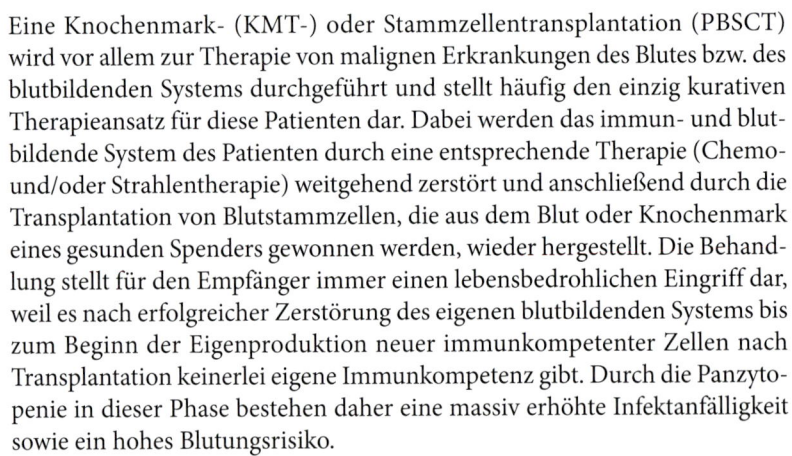

Eine Knochenmark- (KMT-) oder Stammzellentransplantation (PBSCT) wird vor allem zur Therapie von malignen Erkrankungen des Blutes bzw. des blutbildenden Systems durchgeführt und stellt häufig den einzig kurativen Therapieansatz für diese Patienten dar. Dabei werden das immun- und blutbildende System des Patienten durch eine entsprechende Therapie (Chemo- und/oder Strahlentherapie) weitgehend zerstört und anschließend durch die Transplantation von Blutstammzellen, die aus dem Blut oder Knochenmark eines gesunden Spenders gewonnen werden, wieder hergestellt. Die Behandlung stellt für den Empfänger immer einen lebensbedrohlichen Eingriff dar, weil es nach erfolgreicher Zerstörung des eigenen blutbildenden Systems bis zum Beginn der Eigenproduktion neuer immunkompetenter Zellen nach Transplantation keinerlei eigene Immunkompetenz gibt. Durch die Panzytopenie in dieser Phase bestehen daher eine massiv erhöhte Infektanfälligkeit sowie ein hohes Blutungsrisiko.

Während Stammzellempfänger in der frühen Phase immunsupprimiert sind, erlangen sie bei guter Akzeptanz des Transplantats im weiteren Verlauf eine nahezu normale Immunkompetenz ohne Notwendigkeit einer lebenslangen Einnahme von immunsuppressiven Medikamenten. Im Falle des Auftretens einer Immununverträglichkeitsreaktion (Empfänger-gegen-Wirt-Erkrankung = Graft-versus-Host Disease, GvHD) kann allerdings die körperliche Belastbarkeit erheblich eingeschränkt sein (z. B. Lungen-GvHD, chronische Haut-GvHD mit Fasziitis).

Nach erfolgreicher Transplantation und ausreichend langer Wartezeit bei guter Funktion des blutbildenden Systems ohne Komplikationen wie z. B. einer GvHD (Haut, Leber, Lunge, Schleimhäute) bestehen keine wesentlichen Beeinträchtigungen beim Tauchen. Da einige Immunsuppressiva aber eine Photosensibilität auslösen, sind betroffene Personen vor intensiver Sonneneinwirkung zu warnen. Darüber hinaus kann eine Sonnenexposition auch die Entstehung einer Haut-GvHD, insbesondere mit chronischem Verlauf, fördern. Entsprechende Reiseländer sollten gemieden werden.

Eine Tauchtauglichkeit kann frühestens ein Jahr nach erfolgreicher Transplantation erteilt werden. Die Entscheidung zur Erteilung der Tauchtauglichkeit richtet sich nach dem Allgemeinzustand, insbesondere nach der normalen Leistungsfähigkeit des Patienten und nach der Grunderkrankung, außerdem nach der Organfunktion (Lungenfunktion zum Ausschluss einer GvHD der Lunge). Verkürzte Untersuchungsintervalle sind ebenso angeraten, wie die regelmäßige onkologisch-hämatologische Kontrolle.

Relative Kontraindikation	Absolute Kontraindikationen
– Mindestens 1 Jahr nach Transplantation bei guter Organfunktion und sonst guter körperlicher Leistungsfähigkeit sowie Abwesenheit von Folge- und Begleiterkrankungen	– Weniger als 1 Jahr nach Transplantation – Eingeschränkte Organfunktion – Akute oder chronische Abstoßungsreaktion (GvHD) – Eingeschränkte körperliche Leistungsfähigkeit – Einschränkende Folge- und Begleiterkrankungen

Literatur

Blyden G, Silverstein F, Epstein M, Norsk P, Brenner B, Nwadike N, Dorvil M: Lidocaine pharmacokinetics during water immersion in normal humans. J Appl Physiol 1989; 66: 57–60.
Braith RW, Edwards DG: Exercise following heart transplantation. Sports Med 2000; 30: 171–192.
Carter R, Al-Rawas OA, Stevenson A, Mcdonagh T, Stevenson RD: Exercise responses following heart transplantation: 5 year follow-up. Scott Med J 2006; 51: 6–14.
Ersoz G, Ersoz S: Changes in portal blood flow following acute exercise in liver transplant recipients. Transplant Proc 2003; 35: 1456–1457.
Gullestad L, Myers J, Noddeland H, Bjørnerheim R, Djøseland O, Hall C, Gieran O, Kjekshus J, Simonsen S: Influence of the exercise protocol on hemodynamic, gas exchange,

and neurohumoral responses to exercise in heart transplant recipients. J Heart Lung Transplant 1996; 15: 304–313.

Haykowsky M, Riess K, Figgures L, Kim D, Warburton D, Jones L, Tymchak W: Exercise training improves aerobic endurance and musculoskeletal fitness in female cardiac transplant recipients. Curr Control Trials Cardiovasc Med 2005; 26: 10.

Krasnoff JB, Vintro AQ, Ascher NL, Bass NM, Paul SM, Dodd MJ, Painter PL: A randomized trial of exercise and dietary counseling after liver transplantation. Am J Transplant 2006; 6: 1896–1905.

Niset G, Hermans L, Depelchin P: Exercise and heart transplantation. A review. Sports Med 1991; 12: 359–379.

Painter PL, Hector L, Ray K, Lynes L, Dibble S, Paul SM, Tomlanovich SL, Ascher NL: A randomized trial of exercise training after renal transplantation. Transplantation. 2002; 74: 42–48.

Rabelink TJ, van Tilborg KA, Hené RJ, Koomans HA: Natriuretic response to head-out immersion in humans with recent kidney transplants. Clin Sci (Lond) 1993; 85: 471–477.

Rehrer NJ, Smets A, Reynaert H, Goes E, De Meirleir K: Effect of exercise on portal vein blood flow in man. Med Sci Sports Exerc 2001; 33: 1533–1537.

Riess KJ, Gourishankar S, Oreopoulos A, Jones LW, McGavock JM, Lewanczuk RZ, Haykowsky MJ: Impaired arterial compliance and aerobic endurance in kidney transplant recipients. Transplantation 2006; 82: 920–923.

Schmid JP, Gaillet R, Noveanu M, Mohacsi P, Saner H, Hullin R: Influence of the exercise protocol on peak VO2 in patients after heart transplantation. J Heart Lung Transplant 2005; 24: 1751–1756.

Shephard RJ, Kavanagh T, Mertens D, Qureshi S: Kinetics of the transplanted heart. Implications for the choice of field-test exercise protocol. J Cardiopulm Rehabil 1995; 15: 288–296.

Squires RW: Exercise training after cardiac transplantation. Med Sci Sports Exerc 1991; 23: 686–694.

Vachiéry JL, Niset G, Antoine M, LeClerc JL, Degré S, Estenne M: Haemodynamic response to dynamic exercise after heart-lung transplantation. Eur Respir J 1999; 14: 1131–1135.

van Ginneken BT, van den Berg-Emons RJ, Kazemier G, Metselaar HJ, Tilanus HW, Stam HJ: Physical fitness, fatigue, and quality of life after liver transplantation. Eur J Appl Physiol 2007; 100: 345–353.

8 Tumorerkrankungen

Krebs- und Tumorerkrankungen gehören zu den häufigsten Erkrankungen, und verbesserte Behandlungsmethoden machen es wahrscheinlicher, dass auch Patienten mit Tumoren und Krebserkrankungen tauchen. Aufgrund der oftmals komplexen Organbeteiligung sind Einzelfallentscheidungen zur Tauchtauglichkeit zu treffen, zumal systematische Untersuchungen zur Beurteilung der Tauchtauglichkeit nach Krebserkrankung fehlen. Die moderne Krebstherapie steht auf drei Säulen: der Operation (OP), Strahlentherapie (RTX) und Chemotherapie (CTX). Hormon- und Immuntherapie sollen hier, wenngleich Therapiemöglichkeiten von zunehmender Bedeutung und Vielfalt, vernachlässigt werden.

Operation und Bestrahlung verstehen sich als lokale Therapie – direkt am Tumor angreifend und wirkend. Die Nebenwirkungen dieser Therapiekonzepte sind daher auch meistens lokal begrenzt und schon im Vorfeld besser einzugrenzen. Demgegenüber ist die Chemotherapie eine systemische Therapie, die weit über die Tumorgrenzen hinaus wirkt mit folglich systemischen Nebenwirkungen. Doch nicht nur die Therapien können Nebenwirkungen und Folgen hervorrufen, oft kommt es auch schon durch den Tumor selbst, z. B. durch Kompression oder Verdrängung wichtiger Strukturen, zu Einschränkungen in Funktionalität und/oder Schmerzen im Tumorgebiet oder in Nachbarregionen.

Nach einer Bestrahlung kann es zu Gefäßveränderungen kommen, die dann veränderte Fließeigenschaften des Blutes und eine irreguläre Gewebsdurchblutung in den bestrahlten Bereichen zur Folge haben. Diese Veränderungen treten mit einer gewissen Latenz auf, sind als Spätschaden nach vielen Jahren zu erwarten und entwickeln sich auch dann noch weiter zu einem bei Diagnose unbekannten Endpunkt. Während dies in den meisten Normalgeweben nur bedingt für die Tauchtauglichkeit von Bedeutung sein muss (Stickstoffkinetik), sei darauf hingewiesen, dass das gelegentlich mitbestrahlte Rückenmark während eines Tauchgangs nahe an der Kompensationsschwelle ist, da die Stickstofftoleranz oftmals vollständig ausgeschöpft worden ist. Dekompressionsstress beim Tauchen kann in vorbelasteten Rückenmarkanteilen somit akut zur Dekompensation führen mit entsprechend schweren Folgeerscheinungen.

8.1 Tumoren nach anatomischer Zuordnung

8.1.1 Hirntumoren

Siehe Kap. 20, Neurochirurgie.

8.1.2 Kopf-/Halstumoren

Siehe Kap. 16, HNO.

8.1.3 Ösophaguskarzinom

Das Ösophaguskarzinom verläuft häufig über einen langen Zeitraum asymptomatisch und führt erst dann zu klinischen Beschwerden, wenn durch das Tumorwachstum die Passage von Speisen behindert wird und Schluckbeschwerden auftreten. Weiteres Symptom können Schmerzen retrosternal sein, die auch als Refluxkrankheit oder Angina pectoris zunächst fehlinterpretiert werden können. Des Weiteren kommt es häufig zum schwallartigen Erbrechen unverdauter Nahrung. Das Ösophaguskarzinom manifestiert sich am häufigsten im mittleren und unteren Teil der Speiseröhre, häufig auch im Übergang zum Magen. Es kommt schon früh im Krankheitsverlauf zu einer hepatischen oder pulmonalen Filiasierung; eine ossäre Metastasierung kann ebenfalls auftreten.

Die Therapiemodalitäten richten sich insbesondere nach der Lokalisation des Karzinoms. Durch eine initiale CTX wird sehr oft durch Rückbildung des Tumors die Funktion der Speiseröhre wieder verbessert. Es schließen sich dann weitere therapeutische Schritte an. Man kann eine kombinierte RTX/CTX als Vorbereitung der Operation oder als definitive Therapie durchführen.

Der Wert der Operation wird zurzeit in größeren Studien untersucht, da es nicht selten zu schwerwiegenden Komplikationen kommt. Will man die Tauchtauglichkeit bei definitiver kombinierter RTX/CTX beurteilen, muss man sich das Zielvolumen der Bestrahlung vorstellen. Die Speiseröhre läuft mitten zwischen den beiden Lungenflügeln am Herzen vorbei. Während einer Strahlentherapie werden Herz und Lungen weitestgehend ausgeblendet, eine Resttoxizität kann jedoch auch mit neueren Verfahren nicht vermieden werden. Die Lunge selbst wird ab 15–20 Gray (Strahlendosis) beeinträchtigt. Am Herzen können Gefäßveränderungen langfristig auch bei kleineren Dosen zu Angina pectoris (Herzgefäßenge) und später zu Infarkten führen. Der Zeitpunkt lässt sich nicht vorbestimmen. Die Stabilität der Grenzflächen zwischen Speiseröhre und Lunge lässt sich nicht vorbestimmen. Der Tumor an sich und seine Rezidive erhöhen aufgrund instabiler Grenzflächen das Risiko des Barotraumas. Nach Behandlung sind Fälle der bronchoalveolären Fistelung bekannt, so dass vor RTX regelhaft über dieses Risiko aufgeklärt wird. Inwieweit Druckveränderungen, wie sie bei Tauchen vorkommen, das Risiko erhöhen, ist unbekannt.

→ Es muss sichergestellt sein, dass der Patient frei von pulmonalen Metastasen ist. Innerhalb von 6 Monaten nach RTX wird gelegentlich eine radiogene Pneumonitis gesehen, so dass zwischen Behandlungsabschluss und erneuter Tauchtauglichkeit mindestens 6 Monate liegen sollten, um dieses Risiko zu minimieren. Wenngleich der Gasaustausch in der Peripherie stattfindet, besteht doch immer Ungewissheit über die Lungenfunktion. Auf jeden Fall ist zusätzlich zu den allgemeinen Kriterien der Tauchtauglichkeit die Lungenfunktion von einem Pulmonologen zu überprüfen. Da Krebspatienten ohnehin regelmäßig nachgesorgt werden, sollte in diesem Rahmen eine hochauflösende Computertomographie und ggf. eine Lungenperfusionsszintigraphie erfolgen, um so eine bessere Aussage zum Ausmaß einer Perfusionsstörung zu machen. Werden alle Kriterien streng ausgelegt, so sollte sich das Restrisiko minimieren lassen. Allerdings muss regelhaft die Tumorfreiheit sichergestellt sein.

Relative Kontraindikationen	Absolute Kontraindikationen
– Zustand nach Therapie nach 6 Monaten (pulmologische Abklärung, kardiologische Abklärung) – Metastasierung	– Zustand nach Therapie innerhalb der ersten 6 Monate – Lungenschädigungen (s. Kap. 18) – Kardiologische Folgezustände (s. Kap. 17)

8.1.4 Bronchialkarzinom

? Mit Ausnahme von Zufallsbefunden, bei denen die Tumoren in früheren Stadien entdeckt werden, sind die Betroffenen häufig bereits bei Diagnose im Allgemeinzustand stark beeinträchtigt. Blutiger Auswurf, Luftnot, Nachtschweiß, Gewichtsverlust und thorakale Schmerzen sind die führenden Symptome. Durch Verlegung im Bronchialsystem kann es zur poststenotischen Pneumonie kommen. Verdrängendes Wachstum im oberen Mittelfell führt oft zu Kompression der oberen Hohlvene und so zur oberen Einflussstauung.

Man unterscheidet grundsätzlich zwischen klein- (SCLC) und nichtkleinzelligen (NSCLC) Bronchialkarzinomen. Beide können in Lunge, Lymphknoten, Nebenniere, Knochen, Leber und ins Gehirn metastasieren. Die SCLC wachsen relativ rasch und aggressiv. Sie neigen sehr viel früher zur Metastasierung. NSCLC haben in der Regel einen langsameren Verlauf, der jedoch nicht weniger aggressiv ist.

Bei der Therapie des SCLC steht die Kombination von Chemo- und Strahlentherapie im Vordergrund. Zusätzlich wird bei Erreichen einer kompletten Remission der Hirnschädel prophylaktisch bestrahlt.

Das NSCLC wird in Abhängigkeit vom Tumorstadium therapiert. Bei kleinen Tumoren kann die operative Sanierung ausreichen. Oft sind jedoch die lokalen Lymphknoten befallen, so dass der Operation eine Bestrahlung oder eine kombinierte Chemo-/Strahlentherapie folgen. Bei lokal ausgedehntem Wachstum mit Infiltration von Pleura oder Mediastinum macht die Operation keinen Sinn, so dass primär Chemotherapie und Bestrahlung kombiniert werden.

> Da das Bronchialkarzinom häufig Folge von Tabakkonsum ist, leiden die Betroffenen sehr oft auch an chronisch obstruktiver Lungenerkrankung (COPD). Durch Operation und Bestrahlung wird die Vitalkapazität weiter reduziert.

Die prophylaktische Schädelbestrahlung beim SCLC dürfte aufgrund von Dosis und Dosisverteilung für die Tauchfähigkeit ohne Bedeutung sein.

> Auf jeden Fall ist zusätzlich zu den allgemeinen Kriterien der Tauchtauglichkeit die Lungenfunktion von einem Pneumologen zu überprüfen. Innerhalb von 6 Monaten nach RTX wird gelegentlich eine radiogene Pneumonitis gesehen, so dass zwischen Behandlungsabschluss und erneuter Tauchtauglichkeit mindestens 6 Monate liegen sollten, um dieses Risiko zu minimieren.

In der regelmäßigen Nachsorge muss sichergestellt sein, dass der Patient frei von pulmonalen und zerebralen Metastasen ist. Pulmonale Metastasen gehen theoretisch mit dem Risiko des Spontanpneumothorax einher. Für Hirnmetastasen gilt grundsätzlich das Gleiche wie für Hirntumoren.

In der Regel ist die Tauchtauglichkeit bei einem Bronchialkarzinom nicht gegeben. In Einzelfällen, insbesondere nach kompletter Remission oder Resektion und bei guter Lungenfunktion kann eine relative Tauglichkeit gegeben sein. Es bietet sich an, die entsprechende onkologische Nachsorge mit der Tauchtauglichkeitsuntersuchung zu kombinieren und diese möglichst kurz vor den jeweils geplanten Tauchurlaub zu legen.

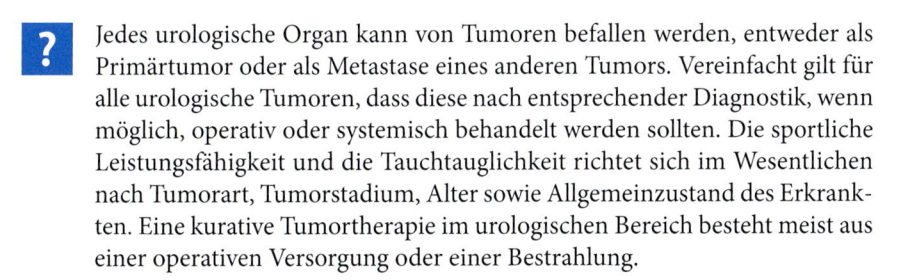

Relative Kontraindikationen	Absolute Kontraindikationen
– Zustand nach operativer Entfernung gutartiger Lungentumoren (z. B. Hamartom, Chondrom etc.) – Komplette Remission eines SCLC – Zustand nach kompletter Resektion eines NSCLC: Bei normaler Lungenfunktion und Ausschluss pleuraler/pulmonaler Läsionen (Adhäsionen etc.) im HR-CT (frühestens nach 6 Monaten)	– SCLC und NCSLC mit keiner oder partieller Remission – Inoperables NSCLC – Lungenmetastasen

8.1.5 Mammakarzinom

Siehe Kap. 14, Gynäkologie.

8.1.6 Tumoröse Erkrankungen des Urogenitaltrakts

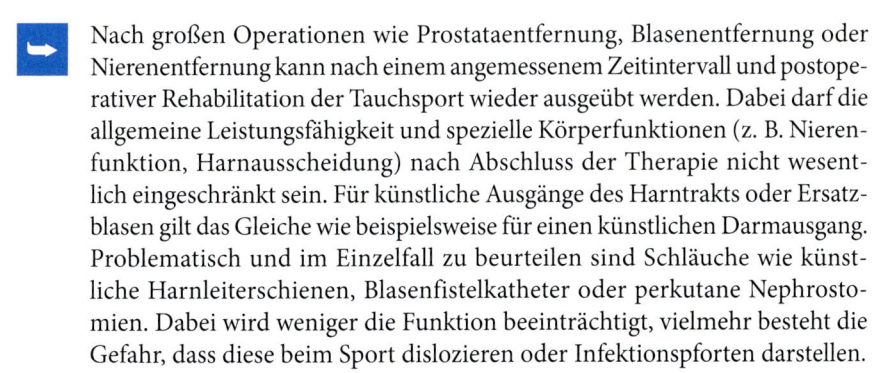

Jedes urologische Organ kann von Tumoren befallen werden, entweder als Primärtumor oder als Metastase eines anderen Tumors. Vereinfacht gilt für alle urologische Tumoren, dass diese nach entsprechender Diagnostik, wenn möglich, operativ oder systemisch behandelt werden sollten. Die sportliche Leistungsfähigkeit und die Tauchtauglichkeit richtet sich im Wesentlichen nach Tumorart, Tumorstadium, Alter sowie Allgemeinzustand des Erkrankten. Eine kurative Tumortherapie im urologischen Bereich besteht meist aus einer operativen Versorgung oder einer Bestrahlung.

Nach großen Operationen wie Prostataentfernung, Blasenentfernung oder Nierenentfernung kann nach einem angemessenem Zeitintervall und postoperativer Rehabilitation der Tauchsport wieder ausgeübt werden. Dabei darf die allgemeine Leistungsfähigkeit und spezielle Körperfunktionen (z. B. Nierenfunktion, Harnausscheidung) nach Abschluss der Therapie nicht wesentlich eingeschränkt sein. Für künstliche Ausgänge des Harntrakts oder Ersatzblasen gilt das Gleiche wie beispielsweise für einen künstlichen Darmausgang. Problematisch und im Einzelfall zu beurteilen sind Schläuche wie künstliche Harnleiterschienen, Blasenfistelkatheter oder perkutane Nephrostomien. Dabei wird weniger die Funktion beeinträchtigt, vielmehr besteht die Gefahr, dass diese beim Sport dislozieren oder Infektionspforten darstellen.

Keine Kontraindikation	Absolute Kontraindikationen
– Abgeschlossene Tumortherapie ohne wesentliche Einschränkung der Nierenfunktion, der Blasenentleerung oder der allgemeinen Leistungsfähigkeit	– Laufende Tumortherapie, Harnleiterschienen, perkutane Nephrostomien

8.1.7 Prostatakarzinom

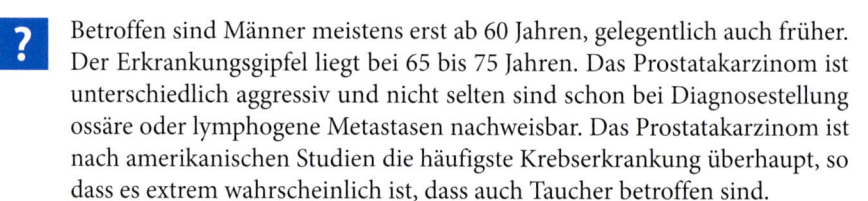

Betroffen sind Männer meistens erst ab 60 Jahren, gelegentlich auch früher. Der Erkrankungsgipfel liegt bei 65 bis 75 Jahren. Das Prostatakarzinom ist unterschiedlich aggressiv und nicht selten sind schon bei Diagnosestellung ossäre oder lymphogene Metastasen nachweisbar. Das Prostatakarzinom ist nach amerikanischen Studien die häufigste Krebserkrankung überhaupt, so dass es extrem wahrscheinlich ist, dass auch Taucher betroffen sind.

Der Tastbefund der Prostata und ein erhöhter Blutwert für die Prostata (PSA-Wert) legen den Verdacht für ein Prostatakarzinom (PCA) nahe. Die Diagnose wird stanzbioptisch gesichert. Die Behandlung des PCA ist bisher nicht vereinheitlicht! Grundsätzlich stehen Operation, Strahlentherapie (perkutan, also von außen, bzw. als Brachytherapie mit radioaktiven Einlagen von innen), antihormonelle und Chemotherapie (bei fortgeschrittenem PCA mit Metastasen) zur Verfügung, die alle ihre spezifischen Wirkungen, aber auch Nebenwirkungen haben können. Postoperativ sind häufig Inkontinenz und Potenzstörungen die Folge. Nach RTX besteht ein geringes Risiko der chronischen Enddarm- und Blasenreizung und über Jahre verzögert die Entwicklung einer Schrumpfblase; ggf. können auch Potenzstörungen als unerwünschte Nebenwirkung auftreten. Die antihormonelle Therapie wirkt zwar sehr rasch, kann aber auch akut einsetzende unerwünschte Effekte haben: Libidoverlust und Potenzstörungen, gelegentlich auch Wachstum der Brüste mit schmerzhafter Gynäkomastie. In der Gruppe der Bestrahlten sind so durchweg Patienten mit ungünstigen Prognosefaktoren, da eine Operation bei fortgeschrittenem Tumor und hohem Narkoserisiko nicht durchgeführt wird. Unter 70 Jahren erfolgt die Operation, weil beim Rückfall die Optionen von RTX und Hormonentzug erhalten bleiben. Patienten über 70 Jahre werden bestrahlt.

Bei der Brachytherapie werden zwischen 50 und 100 reiskorngroße radioaktive Teilchen (sog. „Seeds") in Narkose in die Prostata eingelegt, die dort für immer verbleiben. Diese Therapie wird immer häufiger als Primärtherapie auch bei jüngeren Patienten an Stelle der Operation eingesetzt, wenngleich noch eine Reihe von Unsicherheiten besteht.

> Inkontinenz als mögliche Operationsfolge wird beim Tauchen durch die Taucherdiurese verstärkt. Das ist mehr ein psychisches und hygienisches Problem. Nach der Bestrahlung (extern oder intern) können chronische Enddarmreizungen auftreten, die auch mit vermehrter Darmgasbildung verbunden sein können. Analog zu den Darstellungen von Boyle-Mariotte kann es beim Auftauchen zu Schmerzen im Darmbereich kommen. Es ist zwar denkbar, dass Rupturen auftreten können, dies bleibt aber Spekulation. Bezüglich Blasenreizung und Schrumpfblase gilt Ähnliches wie bei der Inkontinenz.
>
> Der Hormonentzug kann mit psychischer Veränderung verbunden sein. Dies dürfte jedoch die Tauchtauglichkeit nur in seltenen Ausnahmefällen beeinflussen.

Zur Feststellung der Tauchtauglichkeit sollten grundsätzlich die aktuellen Ergebnisse der Kontrolluntersuchungen vorliegen. Es gibt bisher keine Erkenntnisse, die bei sorgfältiger Vorbereitung gegen das Tauchen sprechen. Der Taucher sollte aber auf die potenziellen Folgen der Therapien hingewiesen werden.

Relative Kontraindikationen

- Zustand nach kompletter Resektion oder Remission ohne Funktionseinschränkungen (urologische Abklärung)
- Zustand nach Entfernung solitärer Metastasen (Tauchtauglichkeit entsprechend der betroffenen Lokalisation)
- Persistierender Tumor
- Metastasierung
- Tumorerkrankung mit eingeschränkter Leistungsfähigkeit

8.1.8 Sarkome von Knochen und Weichteilen

Es handelt sich um die Entartung von Zellen des Bindegewebes und Stützapparats. Der physiologische Zelltyp kommt im gesamten Körper vor. Die Besonderheit ist, dass Sarkomzellen weiter transformieren können und dabei ihr Aggressionsverhalten verändern, so dass man bei Diagnose sich mit der Prognose sehr schwer tut. Einige Subtypen bleiben ein lokales Problem, andere metastasieren z. B. in die Lunge.

Lange orientieren sich Sarkome an anatomischen Leitstrukturen (Kompartiment), bevor sie in benachbarte Strukturen oder Organe einbrechen. Im

Vordergrund therapeutischer Bemühungen steht daher die lokale operative Sanierung mit Sicherheitssäumen, die der Ausbreitungsdynamik angepasst ist. Einige der Subtypen sind strahlensensibel, so dass zusätzlich eine Bestrahlung erfolgt. Gelegentlich, v. a. in metastasierten Stadien, wird die CTX eingesetzt, wenngleich der Nutzen bisher nicht überzeugend nachgewiesen werden konnte.

Als Folge der Operation kann eine Einschränkung der körperlichen Funktionalität resultieren. Die Folgen sind abhängig vom primären Sitz. In der regelmäßigen Nachsorge muss sichergestellt sein, dass der Patient frei von pulmonalen Metastasen ist, da diese unter anderem mit dem Risiko des Spontanpneumothorax einhergehen.

Da Sarkome am ganzen Körper auftreten können, ist es nicht möglich, generelle Empfehlungen abzugeben. Bei Lungenmetastasen ist die Tauchtauglichkeit grundsätzlich nicht gegeben.

Relative Kontraindikationen

- Zustand nach kompletter Resektion ohne Funktionseinschränkungen (fachspezifische Abklärung entsprechend der Lokalisation)
- Zustand nach Entfernung von Metastasen (Tauchtauglichkeit entsprechend der betroffenen Lokalisation)
- Persistierender Tumor
- Metastasierung
- Tumorerkrankung mit eingeschränkter Leistungsfähigkeit

8.1.9 Rektumkarzinom

Das Rektumkarzinom betrifft Frauen und Männer gleichermaßen mit einem Erkrankungsgipfel zwischen 45 und 65 Jahren. Es wird entweder durch Vorsorgeuntersuchungen frühzeitig diagnostiziert oder aber erst in einem lokal fortgeschrittenen Stadium, weil Blutauflagerungen auf dem Stuhlgang gesehen werden, die meistens für längere Zeit dann auch noch als Hämorrhoiden interpretiert werden.

Auch chronische Stuhlunregelmäßigkeiten legen den Verdacht auf ein Rektumkarzinom nahe.

Es finden sich gelegentlich schon bei Diagnosestellung Metastasen in Lymphknoten, Lunge und Leber.

Eine Kombination von OP, RTX und CTX hat im nichtmetastasierten Stadium zunehmend die Chance auf lokale Sanierung. Liegen keine Fernmetastasen vor, ist dieser Tumor potenziell heilbar. Bei Tumoren, die näher als 4–5 cm am Analkanal sitzen, ist es technisch kaum möglich, den Schließmuskel zu erhalten. Die Anlage eines Anus praeter ist in diesem Fall unumgänglich (Tauchtauglichkeit mit Anus praeter: s. Kap. 13, Gastroenterologie).

Bei OP und RTX des Darms ist potenziell vor allem mit Verwachsungen und Engstellung sowie mit Verdauungsstörungen durch Verkürzung des Darms zu rechnen. Die Neigung zur Darmgasentwicklung steigt an. Analog zu den Darstellungen von Boyle-Mariotte kann es beim Auftauchen zu Schmerzen im Darmbereich kommen. Es ist denkbar, dass Rupturen auftreten können, da der Darm durch die Therapiemaßnahmen in seiner Elastizität beeinträchtigt ist.

Zur Feststellung der Tauchtauglichkeit sollten grundsätzlich die aktuellen Ergebnisse der Kontrolluntersuchungen vorliegen. In Kenntnis des Risikos der Gasentwicklung kann möglicherweise dieses Problem diätetisch günstig beeinflusst werden.

Relative Kontraindikationen

- Zustand nach kompletter Resektion ohne Funktionseinschränkungen (chirurgische Abklärung)
- Zustand nach Entfernung von Metastasen (Tauchtauglichkeit entsprechend der betroffenen Lokalisation)
- Persistierender Tumor
- Metastasierung
- Tumorerkrankung mit eingeschränkter Leistungsfähigkeit

8.2 Metastasen

Eine Tauchtauglichkeit ist bei Metastasenbildung grundsätzlich möglich. Studiendaten aus dem Bereich des Tauchens liegen zwar nicht vor, Studiendaten für die Hyperbare Sauerstofftherapie (HBO) zeigen aber insgesamt keine Hinweise für ein theoretisch denkbares beschleunigtes Tumor- oder Metastasenwachstum durch erhöhte Sauerstoffdrücke.

Es wurden hierbei sowohl tierexperimentelle Studien als auch klinische Studien systematisch analysiert. Während wenige Studien mit insgesamt

72 Patienten einen möglichen krebsfördernden Effekt der HBO vermuten, zeigt sich in der überwiegenden Mehrzahl der klinischen Studien mit insgesamt über 3000 Patienten für alle in den Studien untersuchten verschiedenen Krebsarten kein Nachteil im Vergleich zu Kontrollpatienten.

Die Übertragbarkeit dieser HBO-Daten auf die Verhältnisse beim Tauchen ist nicht ohne Weiteres möglich, da die geatmeten Sauerstoffmengen in der HBO-Therapie (pO_2 2,0–2,5 bar für 60–90 min täglich) nicht mit den beim Tauchen in der Regel geringeren pO_2-Werten zu vergleichen sind (z. B. bei 30 m mit Luft: pO_2 0,84 bar, mit Nitrox32: pO_2 1,28 bar).

Bei Ausschluss anderer Kontraindikationen kann das Tauchen im Einzelfall erlaubt werden. Der Patient ist jedoch auf eine trotz der o. g. Studienlage theoretisch denkbare mögliche Verkürzung der Überlebenszeit hinzuweisen. Ob eine Tauchtauglichkeit im Einzelfall gegeben ist, hängt hauptsächlich davon ab, ob die Lage und Ausdehnung der Metastase ein Problem darstellt. Hier gelten prinzipiell die gleichen Beurteilungsmaßstäbe wie für Primärtumoren.

8.3 Tauchtauglichkeit nach Chemotherapie

Für die systemische Therapie muss man generelle Folgen und Nebenwirkungen analysieren. Da zurzeit neue Zytostatika in großer Fülle Einzug in die Klinik halten, ist es kaum noch möglich, die Risiken abzuwägen. Hierzu können daher nur allgemeine Hinweise gegeben werden.

Bleomycin ist die am meisten gefürchtete Substanz. Nach Bleomycin kann sich eine Lungenfibrose entwickeln und es gibt Berichte, dass es bereits unter Beatmung mit PEEP („positive endexspiratory pressure") zum ARDS („acute respiratory distress syndrome") nach vorangegangener Bleomycin-haltiger Chemotherapie gekommen ist. Verantwortlich wird hier der oxydative Stress gesehen. Das Besondere an Bleomycin ist, dass es vielfach in der Behandlung von Hodentumoren und beim M. Hodgkin eingesetzt wird. Beides sind durchweg Kollektive jüngerer Menschen. Die Wahrscheinlichkeit ist relativ groß, dass Taucher betroffen sind. DeWit und Kollegen (2007) haben sich mit der Thematik auseinandergesetzt. Danach gibt es bereits viele Belege, dass die oben beschriebene Komplikation nicht zwingend auftreten muss. Vielmehr wird sie auf eine Kumulation der Substanz bei verminderter Ausscheidungsrate zurückgeführt. Ist die Substanz komplett ausgeschieden, bestünde nur ein minimales Restrisiko. Danach sinkt also das Risiko mit zunehmender Zeit nach Applikation.

Wahrscheinlich kann man diese Erkenntnis auch auf andere Substanzen übertragen. Da jedoch Studien fehlen, sollte nach abgeschlossener Chemotherapie mindestens ein Jahr abgewartet werden und grundsätzlich für jede Substanz vor dem 1. Tauchgang nach der Behandlung geprüft werden, ob evtl. Risiken bestehen. Zur Frage der Tauchtauglichkeit nach Chemotherapie ist ein HR-CT der Lunge anzufertigen, in dem fibröse Veränderungen auszuschließen sind.

8.4 Zusammenfassung

Für Sporttaucher muss immer eine sorgfältige Abwägung erfolgen. Grundsätzlich hat Tauchen für Krebspatienten eine besondere Bedeutung aus der Sicht der Psychoneuroimmunologie. Die Psyche von Krebskranken unterliegt sehr umfangreichen Mechanismen. Im Vordergrund hierbei steht der Verlust des Selbstwertgefühls und die Ausgrenzung aus der Gesellschaft bei Nichterfüllen der an sie gestellten Anforderungen.

Sport im Allgemeinen ist ein hilfreiches Instrument nach der Diagnose einer Krebserkrankung und der damit verbundenen Therapie wieder zur Normalität zurückzukehren. Sport dient u. a. dem Frustabbau, aber auch als Leistungsmaß, er kann auch zur Reintegration der Betroffenen in die Gesellschaft dienen.

Tauchen selbst ist eine Sportart, für die man eine gewisse Fitness benötigt. Geht ein Patient nach einer Krebserkrankung tauchen, ist das der praktische Beweis für die Wiedererlangung körperlicher Stärke. Da dies auch vom Umfeld so gesehen wird, kann dieser Sport einen hohen Beitrag zu Wiedereingliederung leisten.

Allerdings wird eine genaue Tauchtauglichkeitsuntersuchung unter Berücksichtigung der onkologischen Kontrolluntersuchungsergebnisse in mindestens jährlichen Abständen und möglichst zeitnah vor geplanten Tauchurlauben empfohlen.

Literatur

Herrmann T, Baumann M, Dörr W: Klinische Strahlenbiologie. München: Urban & Fischer, 2004.

Feldmeier JJ, Heimbach RD, Davolt DA, Brakora MJ, Sheffield PJ, Porter AT: Does hyperbaric oxygen have a cancer causing or promoting effect? A review of the pertinent literature. Undersea Hyper Med 1994; 21: 467–475.

Feldmeier JJ: Hyperbaric oxygen: does it have a cancer causing or growth enhancing effect? In: Proceedings of the Consensus Conference, sponsored by the European Society for Therapeutic Radiology and Oncology and the European Committee for Hyperbaric Medicine. Portugal, 2001, pp. 129–146.

Lartigau E, Mathieu D: Effect of HBO2 on cancer. In: Proceedings of the Consensus Conference, sponsored by the European Society for Therapeutic Radiology and Oncology and the European Committee for Hyperbaric Medicine. Portugal, 2001, pp. 65–67.

Macdonald HM: Hyperbaric oxgenation in the patient with malignancy: friend or foe? Diving and Hyperbaric Medicine. 2007; 37: 133–138.

9 Tauchunfall

> Unfälle beim Tauchen haben unterschiedliche Ursachen. Der „Tauchunfall" im Sinne der „Leitlinie Tauchunfall" der GTÜM e.V. ist ein potenziell lebensbedrohliches Ereignis, hervorgerufen durch Abfall des Umgebungsdruckes beim Tauchen mit und ohne Tauchgerät in der so genannten Dekompressionsphase. Er ist gekennzeichnet durch die Bildung freier Gasblasen in Blut und Geweben. Aus diesen Vorgängen kann eine Dekompressionserkrankung entstehen. Sie wird englisch als „decompression illness", "decompression incident" oder „decompression injury" bezeichnet, die international übliche Abkürzung hierfür ist „DCI". Im deutschen Sprachgebrauch wird auch die Bezeichnung Dekompressionsunfall verwendet. Tauchunfälle können abhängig vom Entstehungsmechanismus in Dekompressionskrankheit („decompression sickness", DCS) und arterielle Gasembolie („arterial gas embolism", AGE) unterschieden werden.

9.1 Definition des Tauchunfalls

Die DCS tritt nach längerem Aufenthalt im Überdruck und entsprechender Inertgasaufsättigung auf. Sie wird klassisch in die „DCS Typ I" mit dem Leitsymptom „muskuloskeletale Schmerzen" und die „DCS Typ II" mit dem Leitsymptom „neurologische Symptomatik" unterschieden. Diese Systematik wird auch in der Leitlinie Tauchunfall verwendet. Parallel hierzu wird weltweit eine für medizinische Laien (Taucher) gedachte Einteilung in „Milde Symptome" (auffällige Müdigkeit, Hautjucken) und „Schwere Symptome" unter Einbeziehung der AGE verwendet.

Die AGE ist typischerweise die Folge eines Lungenbarotraumas mit Überdehnung oder Riss von Lungengewebe. Ursächlich ist ein ungenügendes Entweichen von Luft aus der Lunge während der Reduktion des Umgebungsdrucks beim Aufstieg. Als Nebenbefunde sind ein Pneumothorax und/oder ein Mediastinalemphysem möglich. Darüber hinaus kann es bei massiver Blasenbildung auf der venösen Seite durch verschiedene Shunt-Mechanismen zu einem Übertritt von Gas ins arterielle System kommen, z. B. durch ein persistierendes Foramen ovale (PFO) oder direkte transpulmonale Passage von Gasbläschen. Klinisch sind DCS Typ II und AGE in vielen Fällen nicht differenzierbar.

Als „Zustand nach Tauchunfall" wird daher im Folgenden der Zustand nach einer dekompressionsbedingten Schädigung verstanden. Voraussetzung für die Erwägung einer erneuten Tauchtauglichkeit ist eine vollständige Beendigung der Tauchunfalltherapie und die Stabilität des Behandlungsergebnisses, auch im Fall von Residuen.

Hinweis Die nachfolgenden Empfehlungen zur Tauchtauglichkeit beziehen sich ausdrücklich nur auf Sporttaucher und können von arbeitsmedizinischen Empfehlungen für Berufstaucher sowie militärische und behördliche Taucher abweichen.

9.2 Basisuntersuchung

Entscheidende Hinweise liefert die Anamnese unter besonderer Berücksichtigung der Unfallursachen und der Begleitumstände des Unfalltauchganges. Bei der körperlichen Untersuchung ist besonderes Augenmerk auf Hinweise für neurologische Restschäden und körperliche Behinderungen zu legen.

Zur Beurteilung der Tauglichkeit nach einem Tauchunfall sind die folgenden Grundsatzfragen zu beantworten:
- ▶ Verschlechtert weiteres Tauchen den Gesundheitszustand?
- ▶ Beeinträchtigt der Gesundheitszustand die Sicherheit des Tauchers oder seines Tauchpartners?
- ▶ Prädisponiert der Gesundheitszustand zu einer tauchbedingten Erkrankung oder kann diese verschlimmert werden?
- ▶ Ist die medizinische Versorgung in abgelegenen Gegenden aufgrund des Gesundheitszustandes eventuell kritisch?
- ▶ Wird eine Dauermedikation benötigt?
- ▶ Beeinträchtigt diese Dauermedikation die Tauchsicherheit?

9.3 Weitergehende Untersuchungen

Ergibt die Anamnese oder die körperliche Untersuchung Hinweise auf eine relevante Beeinträchtigung, können abhängig von der zugrunde liegenden Schädigung zusätzliche apparative Untersuchungen (MRT, Spiral-CT, HNO-, neurologische oder psychiatrische Fachuntersuchung) notwendig werden.

9.4 Dekompressionserkrankung (DCI) mit Symptomen der Haut, der Gelenke und des Lymphsystems

Bei DCI sind die möglichen Erscheinungsformen vielfältig:
- Relativ häufig wird eine kutane Symptomatik beobachtet, die mit fleckig-marmorierter Haut und Juckreiz einhergeht. Häufig ist der Körperstamm (Bauch und Rücken) betroffen. Diese bei Tauchern als „Taucherflöhe" bekannte Erscheinungsform ist Ausdruck eines Blasenbefalls der Haut und des Unterhautgewebes mit Reizung entsprechender Nervenendigungen.
- Die Gelenk-Symptomatik betrifft meist die großen Gelenke: Schulter-, Ellbogen-, Hüft- und Kniegelenke. Hier kommt es zu Schmerzen im Gelenk und im Bereich der gelenknahen Strukturen („bends").
- Ferner kann das Lymphsystem betroffen sein. In diesem Fall finden sich schmerzhaft geschwollene Lymphknoten. Gelegentlich kann es auch durch einen von den Gasblasen hervorgerufenen Lymphstau zu ödematösen Schwellungen der Haut kommen, die dieser ein Apfelsinenhaut-ähnliches Aussehen gibt. Speziell weibliche Taucher berichten zudem häufiger über eine vorübergehende schmerzhafte Schwellung der Brüste.

Die kutane DCI-Symptomatik wird oft nicht als Tauchunfall erkannt. Eine Behandlung entsprechend der „Leitlinie Tauchunfall" soll aber dennoch unbedingt erfolgen, da Hautsymptome auch als erstes Zeichen einer DCI mit schweren, z. B. neurologischen, Symptomen auftreten!

Bei Symptomen der Haut, der Gelenke oder des Lymphsystems ist eine erneute Tauchtauglichkeit möglich, wenn eine erneute Tauchtauglichkeitsuntersuchung unauffällig ist,
- 1–2 Tage nach Behandlungsabschluss, wenn ohne oder nach höchstens einer (!) Druckkammerbehandlung gemäß Leitlinie Tauchunfall Symptomfreiheit besteht,
- eine Woche (Haut- und Lymphsymptome) oder einen Monat (Gelenksymptome) nach Behandlungsabschluss, wenn nach mehreren Druckkammerbehandlungen Symptomfreiheit besteht.

9.5 Dekompressionserkrankung mit neurologischen Symptomen (d. h. mit allen neurologischen Symptomen außer Gelenkschmerzen)

Bei dieser Verlaufsform besteht (evtl. zusätzlich zu den bislang beschriebenen Symptomen) eine neurologische Symptomatik. Diese können das Gehirn, das

Rückenmark und das periphere Nervensystem betreffen. Die Symptomatik kann hier ausgesprochen mild sein und lediglich mit umschriebenen Parästhesien einhergehen. Allerdings können auch isolierte Organe betroffen sein (z. B. Innenohr) oder eine Halbseiten- oder Querschnittssymptomatik bestehen. Kardiale (selten!) oder Lungensymptome können ebenfalls auftreten.

⚠️ Eine DCI mit neurologischen Symptomen wird meist als Tauchunfall erkannt. Die Symptomatik bildet sich ohne rasche spezifische Therapie oft nicht komplett zurück. Eine Behandlung entsprechend der „Leitlinie Tauchunfall" soll so rasch wie möglich erfolgen!

➡️ Bei einer Dekompressionserkrankung (DCI) mit neurologischen, kardialen oder Lungensymptomen ist eine erneute Tauchtauglichkeit nach einer Druckkammerbehandlung gemäß Leitlinie Tauchunfall möglich:
- ▶ 1–3 Monate nach Behandlungsabschluss, wenn eine erneute Tauchtauglichkeitsuntersuchung unauffällig ist,
- ▶ 3–6 Monate nach Behandlungsabschluss, wenn bei einer erneuten Tauchtauglichkeitsuntersuchung noch neurologische Restsymptome bestehen. Abhängig von den Restsymptomen kann die weitere Tauchtauglichkeit eingeschränkt sein (s. Kap. 6 – Behinderungen, Kap. 16 – HNO und Kap. 21 – Neurologie). Eine solche Tauchtauglichkeitsuntersuchung sollte je nach Art der Restsymptomatik entsprechende fachärztliche Beurteilungen einbeziehen.

Faktoren, die die Wartezeit nach Dekompressionserkrankungen beeinflussen
- ▶ Individuelle Empfindlichkeit für DCS
- ▶ Schweregrad der DCI
- ▶ Zeitabstand zur Rekompression
- ▶ Ansprechen auf die Behandlung
- ▶ Restbeschwerden
- ▶ Vorhandensein eines Rechts-Links-Shunts

Im Falle des Nachweises eines pulmonalen Barotraumas bzw. bei Nachweis pathologischer pulmonaler Läsionen z. B. im CT-Thorax (Bullae, Zysten) ist keine Tauchtauglichkeit gegeben. Auch wenn derartige Läsionen nicht nachzuweisen sind, aber die klinische Symptomatik am ehesten mit einem pulmonalen Barotrauma vereinbar war (Husten, Luftnot) und als Ursache ein PFO ausgeschlossen wurde, besteht zunächst keine Tauchtauglichkeit. Eine Wiedererlangung der Tauglichkeit sollte dann von dem gründlichen Ausschluss von Erkrankungen, die mit einem erhöhten Air-Trapping-Risiko einhergehen, abhängig gemacht werden! Nach operativer Entfernung von solitären pulmonalen Befunden (z. B. Bullae, Zysten) kann die Tauchtauglichkeit im Einzelfall wieder gegeben sein (s. Kap. 18, Lungen- und Atemwegserkrankungen).

Relative Kontraindikationen	Absolute Kontraindikation
– Pulmonale Barotraumen ohne pulmonale Veränderungen – Pulmonales Barotrauma als Folge pulmonaler Veränderungen (z. B. Bullae, Zysten), wenn diese operativ behoben wurden	– Pulmonales Barotrauma als Folge pulmonaler Veränderungen (z. B. Bullae, Zysten).

9.6 Dekompressionserkrankung des Innenohrs

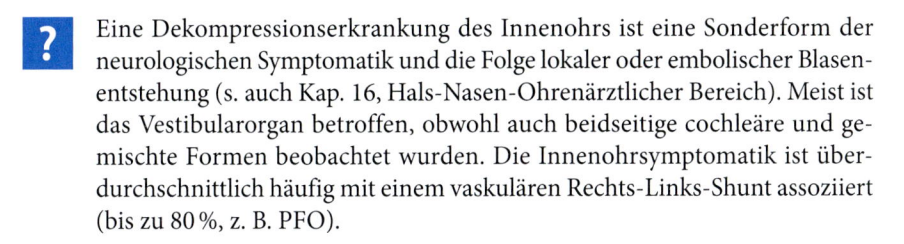

Eine Dekompressionserkrankung des Innenohrs ist eine Sonderform der neurologischen Symptomatik und die Folge lokaler oder embolischer Blasenentstehung (s. auch Kap. 16, Hals-Nasen-Ohrenärztlicher Bereich). Meist ist das Vestibularorgan betroffen, obwohl auch beidseitige cochleäre und gemischte Formen beobachtet wurden. Die Innenohrsymptomatik ist überdurchschnittlich häufig mit einem vaskulären Rechts-Links-Shunt assoziiert (bis zu 80 %, z. B. PFO).

Während des Akutstadiums besteht keine Tauchtauglichkeit. Nach Beendigung der Akuttherapie muss die verbliebene Innenohrfunktion evaluiert werden. Häufig verbleiben komplette Ausfälle des Vestibularorgans der betroffenen Seite. Des Weiteren sollte nach einem vaskulären Rechts-Links-Shunt gefahndet werden und bei Vorliegen eines solchen Shunts den Empfehlungen im Abschnitt „PFO" gefolgt werden.

Tauchtauglichkeit besteht bei Z.n. Innenohr-DCI ohne Residualschäden und ohne vaskulären Rechts-Links-Shunt.

Relative Kontraindikationen	Absolute Kontraindikationen
– Innenohr-DCI mit kompensiertem Vestibularisausfall – Innenohr-DCI mit vaskulärem Rechts-Links-Shunt	– Akute Innenohr-DCI – Innenohr-DCI mit persistierenden Gleichgewichtsstörungen

9.7 Psychische Traumatisierung

Tauchen bedeutet den Aufenthalt in einer für Menschen prinzipiell lebensfeindlichen Umgebung. Bereits kleine Vorfälle können ein erhebliches Gefährdungspotenzial für Taucher und Tauchpartner beinhalten. Als Folge von Tauchunfällen wurde für das professionelle Tauchen das „Posttraumatische Stresssyndrom" (PTSD) als Gefahr erkannt, dessen Diagnose nicht übersehen werden darf. Da das Tauchen selbst die stressauslösende Situation darstellt, kann auch bei Sporttauchern in der Folge die Tauchsicherheit massiv eingeschränkt und die Tauchtauglichkeit somit nicht mehr gegeben sein.

9.8 Bewusstlosigkeit unter Wasser

Als Folge jeder Bewusstlosigkeit unter Wasser droht Ertrinken, zumindest aber ein Sauerstoffmangel mit dem Risiko einer dauerhaften Schädigung von Nervenzellen. Nach einer Bewusstlosigkeit sollte die erneute Tauchtauglichkeitsuntersuchung im Zweifel nicht ohne fachärztliche neuropsychologische Beurteilung erfolgen. Nach längerer Bewusstlosigkeit kann ggf. für z. B. 6–12 Monate oder auf Dauer keine Tauchtauglichkeit bestehen.

9.9 Zusammenfassung

Auch nach einer vollständigen Wiederherstellung besteht die Möglichkeit subklinischer Schäden im Gehirn bzw. Rückenmark als Folge eines Tauchunfalles. Eine zweite Episode einer Dekompressionserkrankung könnte daher möglicherweise schlimmer verlaufen. Daher ist grundsätzlich nach einem Tauchunfall ein „konservatives" Tauchen zu empfehlen, denn schließlich ist eine Dekompressionserkrankung weitgehend vermeidbar. Wer also nach DCI wieder tauchen möchte, sollte explizit darauf hingewiesen werden.

Die abschließende Beurteilung und insbesondere eine Ausnahmeregelung im Einzelfall sollte nur durch einen erfahrenen Taucherarzt erfolgen.

Literatur

Elliot DE (ed.): Medical assessment of fitness to dive. Biomedical Seminars, Surrey England, 1995.
Fabricius C, Arnell P: Assessing fitness to return to diving after decompression illness and follow-up examinations. In: Proceedings of the 33rd Annual Scientific Meeting of the EUBS, Sharm el Sheikh, Egypt, September 8–15, 2007, pp. 51–52.
Leitlinie Tauchunfall der Gesellschaft für Tauch- und Überdruckmedizin e.V.: http://www.gtuem.org und http://www.awmf-online.de
Medical Assessment of Fitness to Dive: An Approach to European Harmonisation for Working Divers. Biomedical Semainars and the Medical Sub-Committee of the EDTC. Royal Society of Medicine, London, 8th & 9th April 2000.
Medical Assessment of Fitness for Diving: Biomedical Seminars and the Faculty of Occupational Medicine, Royal College of Physicians, London. The Sheraton Airport Hotel, Amsterdam, 1st & 2nd December 2001
Müller PHJ: Rückkehr zum Tauchen nach Tauchunfällen. Seminar Tauchmedizin des Sportärztebundes Nordrhein-Westfalen, Universitäts-Klinik Essen, 1997.
The Diving Medical Advisory Committee, Recommendations DMAC 07, DMAC 13: Guidance on assessing fitness to return to diving after decompression illness. Rev. 1, Oct. 1994.

Teil II

Spezialkapitel

10 Augen

> Das Sehen ist beim Tauchen unser wichtigster Sinn. Zur Orientierung über und unter Wasser und zum Erkennen von gefährlichen Situationen ist eine optimale Sehschärfe von großer Bedeutung. Ein Taucher sollte darüber und über evtl. vorhandene Sehfehler oder Augenerkrankungen Bescheid wissen, da beispielsweise eine zu geringe Sehschärfe, bestimmte Erkrankungen oder Operationen sich auch auf die Tauchtauglichkeit auswirken und vorübergehend oder dauerhaft zur Tauchuntauglichkeit führen können.

10.1 Allgemeines

10.1.1 Basisuntersuchung

Eine Basisuntersuchung (Augenscreening) sollte jeder Arzt im Rahmen der allgemeinen Tauchtauglichkeitsuntersuchung durchführen. Bei unauffälliger Vorgeschichte der Augen (keine optische Korrektur, Verletzungen oder Operationen) und kompletter Beschwerdefreiheit sind eine äußerliche Inspektion der Augen und eine Sehschärfenprüfung notwendig (z. B. Lesen kleiner Schrift auf dem Tauchtauglichkeitsuntersuchungsbogen [Nahsehen] und auf der Sehtafel in 5–6 m Distanz für den Fernbereich).

10.1.2 Weitergehende augenfachärztliche Untersuchungen

In allen anderen Fällen sollte eine augenfachärztliche Untersuchung, ggf. mit vollständiger Abklärung erfolgen. Das heißt: Bei Auffälligkeiten in der Vorgeschichte des Tauchers und der Basisuntersuchung, bei überstandenen oder bestehenden Augenerkrankungen bzw. Verletzungen, nach Operationen und natürlich bei aktuellen Beschwerden sollte der Taucher von einem tauchmedizinisch versierten Augenarzt untersucht werden.

Nach Tauchzwischenfällen und -unfällen mit Augenbeteiligung sollten augenärztliche Kontrolluntersuchungen erfolgen.

Zu achten ist auch auf Augenallergien und toxische Augenreizungen, vor allem durch Chlor (Tauchtraining im Schwimmbecken) oder durch Pflanzen, die im oder am Wasser wachsen, ferner durch UV- und sichtbares Licht.

Nach fistulierenden Operationen (z. B. Trabekulektomie) kommt es in seltenen Fällen bei langen Tauchgängen in der ersten postoperativen Zeit zu subjektiven Beschwerden, die wir auf den Druck in der Maske bei zunehmender Tauchtiefe auf die Filterzone zurückführen.

10.2 Optische Korrektur unter Wasser

Eine optimierte Sehfähigkeit ist sowohl für die Orientierung über als auch unter Wasser wichtig. Das Ablesen der Instrumente sowie das klare Erkennen von Gegenständen, Tauchern, Tieren und Gefahrensituationen in der Ferne und in der Nähe ist dabei von erheblicher Bedeutung. Notaufstiege, ausgelöst durch Sehprobleme, werden immer wieder in der Fachliteratur beschrieben. Daher muss jede relevante Minderung der Sehschärfe zu einer Untersuchung beim Augenarzt und einer möglichst optimalen optischen Korrektur führen.

Hinweis Die bestmögliche Sehschärfe ist beim Tauchen gerade gut genug!

Es gibt zwei Möglichkeiten der Korrektur vorhandener Fehlsichtigkeit beim Tauchen: Zum einen kann man die Tauchermaske korrigieren, zum anderen unter dieser Kontaktlinsen tragen.

Die Korrektur der Tauchermaske kann entweder innen auf der Rückseite der Maskenscheiben durch Einkleben von Gläsern erfolgen oder die Gläser der Frontscheiben werden selbst in der entsprechenden Korrekturstärke geschliffen. Die letztgenannte Korrekturart erlaubt es oft nicht, die Gläser genau zu zentrieren, was zu Sehproblemen führen kann. Daher sind eingeklebte Gläser vorzuziehen.

Eine optimale Tauchermaskenkorrektur kann nur von einem mit dem Tauchen vertrauten Optiker vorgenommen werden. Werden Scheitelabstand und Zentrierung nicht optimiert oder erfolgt das Einkleben nicht blasenfrei, so sind Sehstörungen und das Beschlagen der Gläser die Folge, was große Gefahren, vor allem unter Wasser, heraufbeschwören kann.

Der Ausgleich einer vorhandenen Fehlsichtigkeit sollte zumindest einseitig in der Ferne und in der Nähe erfolgen, da Taucher, wie ausgeführt, sowohl fern als auch nah eine optimale Sehfähigkeit benötigen.

Eine beidäugig vorhandene Kurzsichtigkeit (Myopie) sollte voll ausgeglichen werden, bei einseitigem Vorliegen ist nach Gewöhnung nicht in jedem Fall ein Ausgleich notwendig.

Weitsichtigkeiten (Hyperopien) sind ebenfalls entsprechend der noch vorhandenen Naheinstellungsfähigkeit (Akkommodationsbreite) zu korrigieren. Sie wirken sich beim Tauchen stärker als über Wasser aus, was insbesondere bei älteren Tauchern beachtet werden muss. Besteht eine Alterssichtigkeit (Presbyopie), so wird ein Ausgleich bereits ab einer Nahkorrektur von +0,5 bis +1,0 Dioptrien (dpt) erforderlich. Dieser kann dann durch ein reines Nahglas (evtl. auch nur einseitig auf der Seite, an der die Instrumente getragen werden) oder durch ein Bifokalglas (zweistufige Optik) erfolgen.

Bei Weitsichtigkeit können Gläser bis zu +7, bei Kurzsichtigkeit bis −20 dpt eingeklebt werden.

Wenn eine stärkere Hornhautverkrümmung (Astigmatismus) vorliegt, so lassen sich zum Ausgleich Zylindergläser bis +/− 6 dpt in die Tauchermaske einsetzen. Bei latenten Schielstellungen erforderliche Prismengläser können ebenfalls eingebaut werden.

Sind Taucher schon länger an Kontaktlinsen gewöhnt, so kommen auch diese unter der Maske als Korrektur zum Tauchen in Frage, vor allem, wenn eine Tauchermaskenkorrektur nicht möglich oder sinnvoll ist. Im Wasser werden im Allgemeinen weiche Kontaktlinsen bevorzugt, da sie seltener verloren werden.

Harte Linsen können von erfahrenen Trägern zum Tauchen ebenfalls getragen werden, weisen allerdings wegen der geringeren Haftfläche und größeren Beweglichkeit eine höhere Verlustgefahr auf als weiche Linsen.

Unter Kontaktlinsen können beim Tauchen Gasbläschen auftreten, die dann kleine Eindellungen in der Hornhaut hervorrufen und so zu einer Sehminderung führen. Kurz nach dem Auftreten sind diese Bläschen durch den Lidschlag gut zu beseitigen. Langsames Auftauchen und das Einhalten der Austauchzeiten, insbesondere bei sehr langen Tauchgängen, helfen, ihr Auftreten zu minimieren oder zu vermeiden. Dieses Phänomen kann prinzipiell bei weichen und bei harten Kontaktlinsen auftreten, unabhängig davon, ob die Linsen als „hoch sauerstoffdurchlässig" bezeichnet sind.

Eine Bemerkung am Rande: Bei Tauchurlauben sollten immer zwei (ggf. korrigierte) Tauchermasken mitgeführt werden, falls eine verloren oder zu Bruch geht. Bei fehlsichtigen Kontaktlinsenträgern sollte eine der zwei Masken korrigiert sein, für den Fall, dass die Kontaktlinsen wegen Entzündungen nicht getragen werden können. Auch sollte immer ein zweites Kontaktlinsenpaar mitgeführt werden.

Tauchtauglichkeit besteht bei Sehschärfe über 0,7 (70%) mit oder ohne Korrektur, wenn die Korrektur auch in der Tauchmaske oder durch Kontaktlinsen vorhanden ist.

Relative Kontraindikation	Absolute Kontraindikation
– Sehschärfe 0,5 bis 0,7 (50–70%) mit oder ohne Korrektur, Untersuchung beim Augenarzt und optische Korrektur erforderlich	– Sehschärfe kleiner als 0,5 (50%) in der Ferne und/oder Nähe mit oder ohne Korrektur

10.3 Grauer Star (Katarakt)

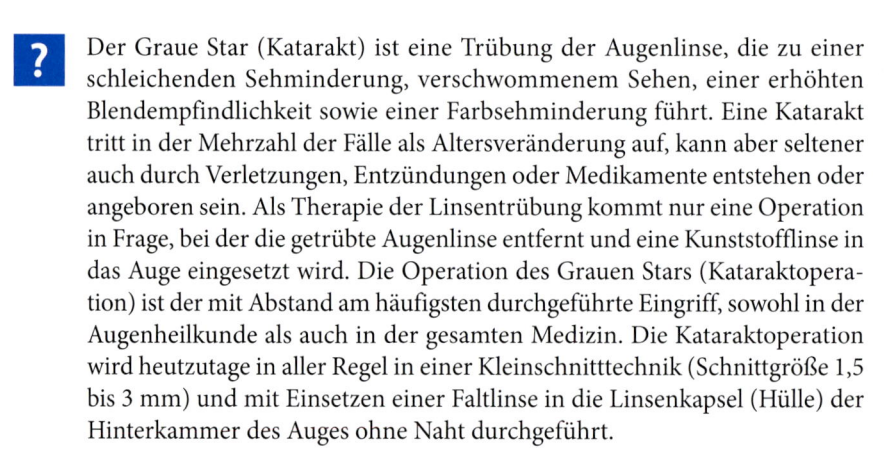

Der Graue Star (Katarakt) ist eine Trübung der Augenlinse, die zu einer schleichenden Sehminderung, verschwommenem Sehen, einer erhöhten Blendempfindlichkeit sowie einer Farbsehminderung führt. Eine Katarakt tritt in der Mehrzahl der Fälle als Altersveränderung auf, kann aber seltener auch durch Verletzungen, Entzündungen oder Medikamente entstehen oder angeboren sein. Als Therapie der Linsentrübung kommt nur eine Operation in Frage, bei der die getrübte Augenlinse entfernt und eine Kunststofflinse in das Auge eingesetzt wird. Die Operation des Grauen Stars (Kataraktoperation) ist der mit Abstand am häufigsten durchgeführte Eingriff, sowohl in der Augenheilkunde als auch in der gesamten Medizin. Die Kataraktoperation wird heutzutage in aller Regel in einer Kleinschnitttechnik (Schnittgröße 1,5 bis 3 mm) und mit Einsetzen einer Faltlinse in die Linsenkapsel (Hülle) der Hinterkammer des Auges ohne Naht durchgeführt.

Wird eine Linsentrübung durch einen Augenarzt festgestellt, kann getaucht werden, so lange eine ausreichende Sehschärfe vorhanden ist. Durch das Tauchen mit Pressluft kommt es nach heutigen Erkenntnissen zu keinem Fortschreiten der Linsentrübung, wenn in den empfohlenen Grenzen getaucht wird. Auf das Tauchen mit sauerstoffangereicherten Gasgemischen (Nitrox) sollte beim Vorliegen eines grauen Stars allerdings eher verzichtet werden, da erhöhte Sauerstoffpartialdrücke zu einer Progression der Linsentrübung führen können.

Nach einer Kataraktoperation ist eine Tauchkarenz bis zur endgültigen Abheilung des Auges einzuhalten, da sonst zum Beispiel schwere Entzündungen (Endophthalmitis) auftreten können. Die geschilderten neuen Operationstechniken erlauben eine deutlich kürzere Tauchkarenz. Derzeit ist bei absolut unkomplizierter Operation in Kleinschnitttechnik und regelrechter postoperativer Heilung eine Tauchpause von mindestens einem Monat einzuhalten. Den postoperativen Verlauf muss in jedem Fall ein Augenarzt überwachen, der dann auch über die Tauchtauglichkeit entscheidet.

Nach dem Einsetzen von Kunstlinsen kann evtl. eine erhöhte Blendempfindlichkeit beim Tauchen, insbesondere in Urlaubsländern mit intensiver Sonneneinstrahlung, schon über Wasser vorkommen, daher sollten Brillen zum Schutz vor UV- und grellem sichtbarem Licht mitgeführt werden.

Relative Kontraindikation	Absolute Kontraindikation
– Abgeheilte Kataraktoperation mit ausreichender Sehfunktion (> 4 Wochen postoperativ bei Kleinschnitttechnik, ansonsten längere Karenz abhängig vom OP-Verfahren), Beurteilung vom Augenarzt empfohlen	– Z.n. Kataraktoperation (Kleinschnitttechnik) innerhalb der ersten 4 Wochen

10.4 Grüner Star (Glaukom)

Der Grüne Star (Glaukom) kann zu einer Schädigung des Sehnerven (Papille) und einer resultierenden Funktionsstörung in Form von Gesichtsfeldausfällen und Sehminderung führen. Oft, aber nicht immer (Normal- oder Niederdruckglaukom), ist ein erhöhter Augeninnendruck vorhanden. Ursächlich liegt hierbei eine Störung der Kammerwasserzirkulation zugrunde, die zu einer Durchblutungsstörung des Sehnervs führen kann. Der Grüne Star stellt eine der häufigsten Erblindungsursachen ab dem 40. Lebensjahr dar. Wichtig für das Tauchen ist die Weite des Kammerwinkels des Auges, die in einer Kammerwinkeluntersuchung (Gonioskopie) beurteilt wird. Offenwinkelglaukome (mit weitem Kammerwinkel) machen den häufigsten Teil der Glaukome aus, Engwinkel- oder gar Winkelblockglaukome (mit engem bis extrem verengtem Kammerwinkel) kommen seltener vor.

Therapeutisch werden beim Offenwinkelglaukom mit hohem intraokularem Druck Augentropfen verabreicht, die den Augeninnendruck senken. Beim Versagen dieser Therapie oder bei Engwinkelglaukomen kommen Laser- oder filtrierende Operationen in Frage, durch die ein neuer Kammerwasserabfluss zur Drucksenkung geschaffen wird.

➡ Ein vorliegendes Glaukom bei einem Taucher erfordert im Rahmen der Tauchtauglichkeitsuntersuchung in jedem Fall die Untersuchung durch einen Augenarzt. Bei der Beurteilung der Tauchtauglichkeit kommt es zum einen auf die Form des Kammerwinkels (weit, eng, anfallsgefährdet etc.) an und zum anderen darauf, ob bereits Schäden am Sehnerven und Gesichtsfeldausfälle vorhanden sind. Auch können einige lokal applizierte drucksenkende Augentropfen, z. B. Betablocker, beim Tauchen zu unerwünschten Wirkungen führen, was bei der Tauchtauglichkeitsuntersuchung berücksichtigt und besprochen werden sollte.

Ein Offenwinkelglaukom erlaubt das Tauchen, wenn der Augendruck gut eingestellt ist und noch kein Sehnervenschaden bzw. Gesichtsfeldausfälle vorhanden sind. Beim Glaukom mit weitem Kammerwinkel treten nur geringe und schnell vorübergehende Änderungen des Augeninnendrucks beim Tauchen auf.

Liegt jedoch bereits ein Papillen- und/oder Gesichtsfeldschaden vor, so ist eine Tauchtauglichkeit nicht gegeben. Durch eine Gefäßverengung während des Tauchens oder erhöhte Sauerstoffpartialdrücke kann es zu Mikroembolien (Gefäßverschlüssen) und Ernährungsstörungen durch kleine Gasblasen kommen, die einen bestehenden Schaden verstärken.

Absolutes Tauchverbot besteht beim Glaukom mit engem Kammerwinkel, weil dieser beim Tauchen zu einem Glaukomanfall mit der Gefahr von bleibenden Schäden bis hin zur Erblindung führen kann. Hier ist der Abfluss des Kammerwassers behindert. Bei einer Mydriasis (wie sie z. B. als physiologische Pupillenreaktion bei Zwi- und Dämmerlicht regelhaft auftritt) wird diese Störung aggraviert. Dabei kann es zu einem Glaukomanfall kommen.

Insgesamt ist die Inzidenz eines schweren Glaukomanfalls beim Engwinkelglaukom sehr viel höher als bei den anderen Glaukomformen, wobei viele Faktoren auslösend sein können. Dabei droht nicht nur der Verlust des Auges, sondern, durch den auftretenden erheblichen Schmerz bedingt, auch der unkontrollierte Notaufstieg.

Ist bei einem Taucher ein enger Kammerwinkel ohne begleitenden Sehnervenschaden bzw. Gesichtsfeldausfälle durch einen Augenarzt diagnostiziert worden, so kann das Auge prophylaktisch mittels Laser (Nd-YAG-Iridotomie) oder chirurgisch (Iridektomie) versorgt werden. Hierbei wird ein kleines Loch in die Regenbogenhaut gelasert oder geschnitten. Danach ist das Tauchen wieder möglich. Der Taucher sollte jedoch gut über sein Krankheitsbild inkl. Risiken sowie eine mögliche Progredienz der Erkrankung informiert sein und regelmäßige augenärztliche Kontrollen vornehmen lassen.

Relative Kontraindikationen	Absolute Kontraindikationen
– Engwinkelglaukom mit offener Iridotomie/Iridektomie und gut eingestelltem Augeninnendruck ohne Sehnervenschaden bzw. Gesichtsfeldausfälle – Offenwinkelglaukom mit gut reguliertem Augeninnendruck ohne Sehnervenschaden bzw. Gesichtsfeldausfälle, cave: Art der Augentropfen, Progredienz des Glaukoms möglich! Tauchtauglichkeit muss vom Augenarzt bescheinigt werden!	– Engwinkelglaukom – Jedes Glaukom mit vorhandenem Sehnervenschaden und Gesichtsfeldausfällen

10.5 Netzhautriss, Netzhautablösung (Amotio retinae)

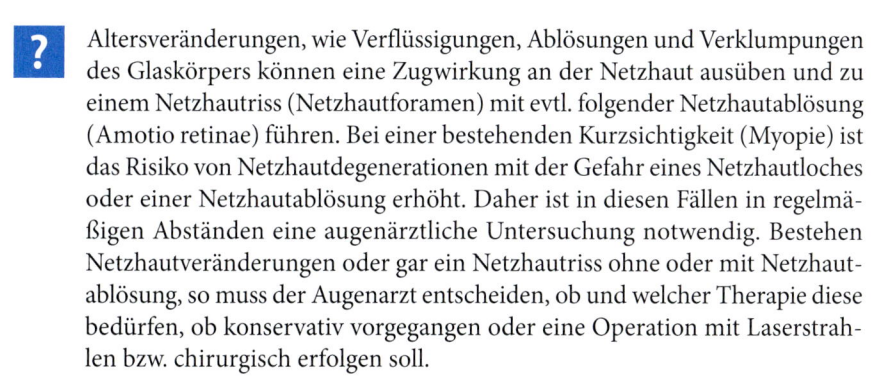

Altersveränderungen, wie Verflüssigungen, Ablösungen und Verklumpungen des Glaskörpers können eine Zugwirkung an der Netzhaut ausüben und zu einem Netzhautriss (Netzhautforamen) mit evtl. folgender Netzhautablösung (Amotio retinae) führen. Bei einer bestehenden Kurzsichtigkeit (Myopie) ist das Risiko von Netzhautdegenerationen mit der Gefahr eines Netzhautloches oder einer Netzhautablösung erhöht. Daher ist in diesen Fällen in regelmäßigen Abständen eine augenärztliche Untersuchung notwendig. Bestehen Netzhautveränderungen oder gar ein Netzhautriss ohne oder mit Netzhautablösung, so muss der Augenarzt entscheiden, ob und welcher Therapie diese bedürfen, ob konservativ vorgegangen oder eine Operation mit Laserstrahlen bzw. chirurgisch erfolgen soll.

Grundsätzlich erhöht das Tauchen die Gefahr einer Netzhautablösung nicht. Nach einer operativen Behandlung (z. B. einer Laser- oder Kältekoagulation, Plombenoperation oder augeneröffnenden Operation (Vitrektomie) der Netzhaut) muss eine Tauchkarenz eingehalten werden. Eine postoperative Tauchtauglichkeit sollte nur ein Augenarzt bescheinigen. Dazu muss ein stabil verheiltes Auge vorliegen.

Tauchtauglichkeit besteht bei Myopie ohne versorgungsbedürftige Netzhautdegenerationen oder mit ausreichend behandelten Veränderungen (augenärztliche Kontrollen sind wichtig).

Relative Kontraindikation	Absolute Kontraindikation
– Stabil verheilter Befund nach Netzhautoperation	– Nicht abgeheilte Netzhautoperation (Tauchkarenz unterschiedlich je nach vorliegender Erkrankung, durchgeführter OP und postoperativem Befund, z. B. nach Laserbehandlung mind. 1 Woche, nach Vitrektomie mind. 3 Monate)

10.6 Refraktive Chirurgie

Mit refraktiv-chirurgischen Eingriffen können gewisse Fehlsichtigkeiten behandelt werden mit dem Ziel, die Brechkraft des Auges möglichst gut einem gewünschten Wert anzunähern. Brillen oder Kontaktlinsen sowie geschliffene Gläser in einer Maske können entbehrlich werden. Die wichtigsten Laserverfahren sind die photorefraktive Keratektomie (PRK) und die Laser-in-situ-Keratomileusis (LASIK).

Bei der PRK wird die oberste Schicht der Hornhaut, das Epithel, mechanisch entfernt und anschließend die darunter liegende Schicht (das Stroma) entsprechend der Fehlsichtigkeit mit Excimer-Laserstrahlen abgetragen. Das Epithel bildet sich in wenigen Tagen neu und schließt die oberflächliche Wunde. Wegen meist stärkerer Schmerzen während des Epithelheilungsprozesses muss nach dem Eingriff einige Tage lang eine therapeutische Kontaktlinse (Verbandlinse) getragen werden.

Bei der LASIK wird zunächst mit einem Mikrokeratom („Hobel") eine dünne Hornhautlamelle (Flap) geschnitten und wie ein Deckel umgeklappt. Anschließend wird mittels eines Excimer-Lasers das Innere der Hornhaut behandelt, so dass die gewünschte Korrektur erreicht wird. Anschließend wird der Flap ohne Naht zurückgeklappt. Er saugt sich von selbst fest und muss nicht angenäht werden. Danach treten kaum Schmerzen auf. Der Flap verklebt innerhalb der folgenden vier bis fünf Wochen, verwächst aber erst nach 1–2 Jahren, so dass beim Tauchen Vorsicht geboten ist.

Diese Eingriffe sind natürlich auch für fehlsichtige Wassersportler sehr interessant. Fragen zum Tauchen nach solchen Eingriffen häufen sich. Zur postoperativen Tauchtauglichkeit gibt es jedoch momentan noch keine absolut verbindlichen Empfehlungen. Der Verband der Laserchirurgen empfiehlt eine Mindestkarenz von 3 Monaten. Im Einzelfall muss ein Augenarzt darüber befinden. Ein refraktiver Eingriff ändert die optischen Eigenschaften des Auges, so dass Nebeneffekte wie Blendung oder Sehprobleme bei Dämmerlicht auftreten können. Es kann auch z. T. zu (meist vorübergehenden) Trübungen der Hornhaut („haze") kommen. Die Stabilisierung der Sehschärfe kann, je nach Ausgangsbefund, bis zu 9 Monate dauern. Während des Heilungsprozesses der Hornhaut kann ein Teil der Fehlsichtigkeit zurückkehren (Regression), so dass ein erneuter Eingriff oder weiterhin eine Brille bzw. Kontaktlinsen notwendig sind. Bei zu frühem Beginn kann sich das Tauchen ungünstig auswirken.

Relative Kontraindikation	Absolute Kontraindikation
– Stabil verheilte refraktive OP (kann im Einzelfall bis zu 6–12 Monate dauern)	– Z.n. refraktivem Eingriff innerhalb der ersten 3 Monate

10.7 Gefäßveränderungen der Netzhaut (Gefäßverschlüsse, diabetische Retinopathie u. a.)

Gefäßverschlüsse der Netzhaut (venös oder arteriell), Zuckerveränderungen der Netzhaut (diabetische Retinopathie) und andere Gefäßveränderungen unterschiedlicher Genese (hypertensive Retinopathie, Arteriosklerose, Morbus Raynaud, Morbus Coats etc.) führen zu einem Netzhautschaden mit einer resultierenden Sehminderung und haben je nach Grunderkrankung und Ausmaß der Schädigung eine unterschiedliche Prognose.

Die Behandlung und die Entscheidung über eine mögliche Tauchtauglichkeit bei vorhandenen Gefäßveränderungen gehören in jedem Fall mit in die Hand eines Augenarztes, der u. a. das Ausmaß des Netzhautschadens und das mögliche Progressionsrisiko beurteilt.

Beim Tauchen verliert der Körper intravasale Flüssigkeit, was zu einer Erhöhung des Hämatokritwertes führt. Die Immersionseffekte und die Kopf-unter-Körper-Situation führt beim Abtauchen zur Erhöhung des zerebralen und intraokularen Venendruckes sowie zu einem Augeninnendruckanstieg, begünstigt durch die klappenlosen Halsvenen. Schwer erkrankte Gefäße neigen unter Belastung zu Blutaustritten und Ödemen, zudem sind Embolien (auch vorübergehende TIAs) oder die Bildung von Mikrothromben möglich.

Hieraus resultiert, dass bei allen fortgeschrittenen Gefäßveränderungen, egal welcher Ursache, absolutes Tauchverbot besteht, da evtl. akute oder chronische Funktionsverschlechterungen des Sehorgans beim Tauchen auftreten, die unter Wasser sogar zu lebensgefährlichen Situationen führen können.

Relative Kontraindikation	Absolute Kontraindikation
– Beginnende Gefäßveränderungen und stabil abgeheilte Gefäßverschlüsse ohne Komplikationen, Cave: Progredienz möglich!	– Fortgeschrittene Gefäßveränderungen unabhängig von der Ursache

10.8 Verletzungen

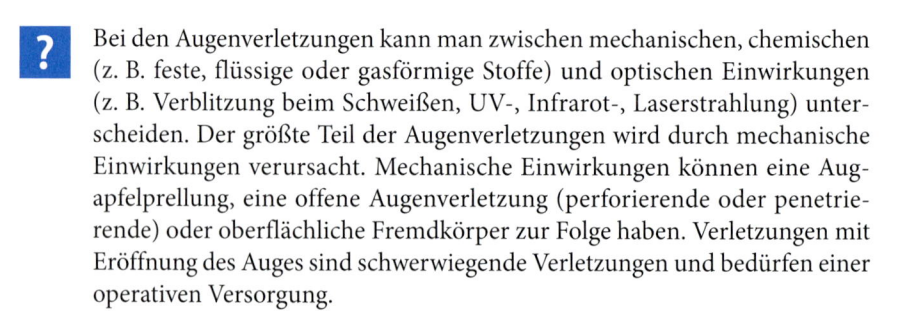

Bei den Augenverletzungen kann man zwischen mechanischen, chemischen (z. B. feste, flüssige oder gasförmige Stoffe) und optischen Einwirkungen (z. B. Verblitzung beim Schweißen, UV-, Infrarot-, Laserstrahlung) unterscheiden. Der größte Teil der Augenverletzungen wird durch mechanische Einwirkungen verursacht. Mechanische Einwirkungen können eine Augapfelprellung, eine offene Augenverletzung (perforierende oder penetrierende) oder oberflächliche Fremdkörper zur Folge haben. Verletzungen mit Eröffnung des Auges sind schwerwiegende Verletzungen und bedürfen einer operativen Versorgung.

Nach Augenverletzungen ist eine Tauchtauglichkeit erst nach vollständiger Wundheilung gegeben. Eine Tauchtauglichkeit sollte danach von einem Augenarzt bescheinigt werden.

Tauchtauglichkeit besteht bei stabil abgeheilten leichten Augenverletzungen mit ausreichender Sehfunktion. Eine augenärztliche Kontrolle ist wichtig.

Relative Kontraindikation	Absolute Kontraindikation
– Zustand nach schweren Augenverletzungen	– Nicht abgeheilte Augenverletzungen

10.9 Augenprothese

Augenprothesen aus Glas müssen vor dem Tauchen entfernt werden. Besonders doppelwandige Augenprothesen bergen das Risiko der Implosion wegen des herstellungsbedingten Unterdrucks. Bei allen Augenprothesen aus

Glas ist die Zerbrechlichkeit problematisch. Schwere Schnittverletzungen der Augenhöhle mit Blut in der Tauchmaske und nachfolgender Panikreaktion können die Folge sein.

➡ Nach Entfernung der Augenprothese besteht Tauchtauglichkeit. Bei einwandigen Schalenprothesen aus Kunststoff wird wegen der dennoch bestehenden Möglichkeit eines Barotraumas auch hier grundsätzlich empfohlen, die Prothese für das Tauchen zu entfernen.

Hinweis Grundsätzlich wird empfohlen, Augenprothesen beim Tauchen zu entfernen.

Absolute Kontraindikationen
– Tauchen mit Augenprothesen aus Glas
– Nach Entfernung besteht Tauchtauglichkeit!

10.10 Weitere augenärztliche Kontraindikationen

Relative Kontraindikation	Absolute Kontraindikationen
– Sonstige Gesichtsfeldeinschränkungen auf weniger als 60° horizontal und 50° vertikal in den Außengrenzen sowie binokulare, deckungsgleiche Ausfälle im zentralen Gesichtsfeld innerhalb von 30°	– Akute oder nicht abgeheilte schwere Infektionen – Nach allen Augenoperationen bis zum endgültigen Verheilen – Alle fortgeschrittenen Gefäßerkrankungen der Netz- und Aderhaut (z. B. Veränderungen bei Diabetes mellitus, sklerotische oder entzündliche Gefäßveränderungen, Folgen von Embolien oder Thrombosen etc.) – Alle fortgeschrittenen degenerativen Veränderungen (z. B. altersabhängige Makuladegeneration [AMD] etc.) – Schwere Hornhaut-, Strahlenkörper-, Netzhaut- und Sehnerverkrankungen Funktionsverlust eines Auges bis zur Gewöhnung an die Einäugigkeit

Literatur

Butler FK: Diving and hyperbaric ophthalmology. Surv Ophthalmol 1995; 39: 347–366.
Holden R, Morsman CD, Lane CM: Ocular fundus lesions in sports divers using safe diving practices. Brit J Sports Med 1992; 26: 90–92.
Klingmann C, Tetzlaff K (Hrsg.).: Moderne Tauchmedizin. Stuttgart: Gentner, 2007, S. 449–469.
Muth C-M, Rademacher P : Kompendium der Tauchmedizin, 2. überarb. Aufl. Köln: Deutscher Ärzte-Verlag, 2007, S. 109–112.
Ostochowics MZ: History of the ophthalmological investigations in decompression sickness. Bull Inst Marit Trop Med Gdynia 1987; 38: 207–209.
Parker J: The sports diving medical. Melbourne: J. L. Publications, 1994, pp. 87–93.
Polkinghorne PJ, Sehmi K, Cross MR, Minassian D, Bird AC: Ocular fundus lesions in divers. Lancet 1988; 2 (8625): 1381–1383.
Schnell D: Sportophthalmologische Aspekte des Tauchsports. Teil 1. Z Prakt Augenheilkd 2002; 23: 457–462.
Schnell D: Sportophthalmologische Aspekte des Tauchsports. Teil 2. Z Prakt Augenheilkd 2003; 23: 27–34.
Schnell D: Sport mit Kontaktlinsen. Z Prakt Augenheilkd (Sonderveröffentlichung) 2003: 1–32.

11 Dermatologie

Die wenigsten Hauterkrankungen führen zu vitalen Gefährdungen und stellen somit keine generellen Kontraindikationen für das Tauchen dar. Es gibt jedoch Ausnahmen: Tauchen mit latexhaltigen Ausrüstungsgegenständen bei Latexallergie, Erythrodermie, generalisierte Exantheme, Phlebothrombosen.

Es ist möglich, dass durch das Tauchen, unter anderem durch Wasserkontakt (z. B. Temperatureinfluss, Feuchtigkeit), durch Kontakt mit Ausrüstungsgegenständen (Druck, Reibung, Schwitzen, Inhaltsstoffe) oder physiologische Vorgänge unter Wasser (Druckveränderung, Anstrengung bei Strömung) eine Verschlechterung vorher bestehender geringfügiger Hauterkrankungen auftritt. Die Folgen mit systemischen Reaktionen können eine plötzliche vitale Gefährdung darstellen. Hieraus ergeben sich für einige Hauterkrankungen zumindest relative Kontraindikationen. Die Tauchtauglichkeit muss hier individuell dem Schweregrad der Erkrankung angepasst werden. Gerade bei großflächigen Erkrankungen ist daran zu denken, dass sich der Hydratationsgrad des Gewebes (z. B. bei Narbenbildung), die Perfusion oder die Homogenität des Gewebes ändern können. Hieraus sind Abweichungen der Gaslöslichkeit und der Blasenbildung im überkritischen Bereich, gerade beim Übergang vom Nullzeit- zum dekompressionspflichtigen Tauchgang, abzuleiten. Es kann hier empfohlen werden, einen Hinweis auf konservativere Tauchprofile anzubringen.

Bei einigen dermatologischen Krankheitsbildern kommt es als Multiorganerkrankung zu einer Beteiligung innerer Organe, so dass es im Rahmen der Tauchtauglichkeitsuntersuchung gilt, bei Erkennen dieser Hauterkrankung die betroffenen Organfunktionen abzuklären und dann im Hinblick hierauf eine Einschätzung der Tauchtauglichkeit vorzunehmen.

11.1 Allgemeines

Basisuntersuchung. Im Rahmen der Tauchtauglichkeitsuntersuchung wird auch das Hautorgan untersucht. Hierzu sollte in der Anamnese auch auf die dermatologische Vorgeschichte und Allergien, aber auch auf die systemische Beteiligung einer vorbestehenden Dermatose eingegangen werden.

Einzelne, auch in der allgemeinmedizinischen Praxis durchführbare, simple Untersuchungstechniken zur groben Diagnostik dermatologischer Krankheitsbilder sind in den betreffenden Kapiteln mit angeführt.

Eine Vorstellung beim Dermatologen/Allergologen kann zur weiteren Abklärung notwendig sein.

11.2 Urtikaria

11.2.1 Physikalische Urtikaria

Gemeinsam ist den verschiedenen Formen die Auslösung von Urticae durch exogene physikalische Faktoren (mechanisch, thermisch, elektromagnetische Wellen etc.). Bei Meiden der entsprechenden Auslöser besteht Beschwerdefreiheit. Es ist beschrieben, dass häufig nach ca. 4–7 Jahren Dauer ein Übergang in Spontanremission statt findet. Die Relevanz für das Tauchen besteht darin, dass diese Urtikariaformen durch das Tauchen ausgelöst werden können und dann ggf. auch in schwerer Ausprägung systemische Reaktionen wie Schwindel, Bewusstlosigkeit, Anaphylaxie möglich sind, die eine vitale Gefährdung für das Tauchen darstellen können.

Die Beurteilung der Tauchtauglichkeit muss individuell anhand des Schweregrades der Urtikariaform bzw. ihrer Symptome erfolgen.

Kälteurtikaria

Die Kälteurtikaria gehört zu den häufigen Formen von physikalischer Urtikaria und wird durch direkte Kälteeinwirkung (Kontakttyp) an Haut oder Schleimhaut (fester kalter Gegenstand, kalte Flüssigkeit – extern, oral oder i.v. – bzw. kalte Luft) oder auch als entfernte Reaktion (Reflextyp) nach örtlicher oder innerlicher Kälteeinwirkung ausgelöst. Entscheidend ist hierbei sowohl die absolute Temperatur des Auslösers als auch die Geschwindigkeit des relativen Temperaturabfalls der Haut oder der zentralen Körpertemperatur.

So kann auch Verdunstungskälte beim Schwitzen (Temperaturabfall an der Haut) die Symptome hervorrufen.

Die Effloreszenzen sind entweder genau auf die Kontaktstelle begrenzt oder treten generalisiert auf, meistens schon wenige Minuten nach Kälteexposition im Kontaktareal, ggf. aber auch erst wenige Minuten nach Ende des Kältekontaktes bei Wiedererwärmung. Bei mehr als 70 % der Patienten werden die Urticae von einem Angioödem begleitet.

> Generell muss bei allen Formen der Kälteurtikaria auch an die Möglichkeit systemischer Reaktionen gedacht werden. Die Symptome entsprechen den allgemeinen Symptomen bei massiver Histaminfreisetzung und können von Allgemeinerscheinungen (Müdigkeit, Kopfschmerz, Tachykardie, Dyspnoe) über ein Angioödem bis hin zu schockartigen Symptomen reichen, die eine vitale Gefährdung bedeuten. Sie sind im Rahmen der Untersuchung vor allem anamnestisch zu erheben.

Für Diagnostik und zur weiteren Abklärung ist die Vorstellung bei einem Allergologen/Dermatologen sinnvoll.

Dennoch kann unter Umständen ein gewisser Einfluss auf die relevanten (gefährdenden) exogenen Faktoren genommen werden.

Zum Beispiel ist es therapeutisch möglich, eine Kältetoleranz zu induzieren und entsprechend der Vorgeschichte besteht außerdem ggf. Planbarkeit der Umgebungsverhältnisse (Ausrüstungsart wie z. B. Trockenanzug mit entsprechendem Handschuhsystem und evtl. Vollgesichtsmaske, Umgebungstemperatur, Wassertemperatur und Tauchtiefe bzw. Tauchzeit, Ab- und Aufstiegsgeschwindigkeit).

> So muss die Tauchtauglichkeit entsprechend des individuellen Schweregrades der Erkrankung beurteilt werden, d. h., es besteht eine relative Kontraindikation für das Tauchen.

Als Screening in der Praxis kann der Eiswürfeltest durchgeführt werden: man platziert Eiswürfel (ggf. in Plastikbeutel) für 3–20 min auf die Haut des Unterarms (cave Kälteschäden!). Bei negativem Test: Kaltwasserbad (10–20 min bei 8–10 °C, ggf. bei 37 °C beginnen und alle 5 min um 2 °C absenken, um Temperaturschwelle zu erfassen), Ablesung nach 2–5 min. Falls erneut negativ, dann ggf. kühles Vollbad, Kaltlufttest etc.

Hinweis Es ist besonders wichtig, Patienten mit Kälteurtikaria darauf hinzuweisen, dass unerwartete Kältereize (z. B. ein Sprung ins kalte Wasser, sehr kalte Getränke) u. U. lebensgefährlich sind. Gegebenenfalls sollten sie ein Notfallset wie bei Insektengiftallergien sowie einen Notfallausweis bei sich haben.

Aquagene Urtikaria

? Sehr seltene Dermatose. Durch Kontakt mit Wasser (temperaturunabhängig) innerhalb von 2–30 min ausschließlich an der Kontaktstelle auftretende kleine Quaddeln (ähnlich denen der cholinergischen Urtikaria), v. a. am Oberkörper.

→ Keine Angaben/Literatur zu finden bzgl. Wahrscheinlichkeit zu systemischen Reaktionen. Da aber allgemein bei physikalischen Urtikariaformen beschrieben, sollte dementsprechend eine relative Kontraindikation für das Tauchen in Betracht gezogen werden. Die Abklärung durch den Allergologen/Dermatologen ist sinnvoll.
   Als Screening kann ein Bad in hautwarmem Wasser (35–36 °C) durchgeführt werden.

Wärmeurtikaria

? Sehr seltene Dermatose. Im Kontaktbereich mit direkter äußerlicher Wärmeapplikation (heiße Bäder, Speisen, Haarfönen oder Sonnenbäder) treten Erytheme mit typischen Quaddeln meist schon innerhalb weniger Minuten auf. Auslösetemperatur zwischen 38 °C und 42 (bis 56) °C.

⚠ Wegen des doch eher höheren Temperaturspektrums besteht geringere Relevanz für Patienten während des Tauchens, ggf. besteht aber Relevanz für den Aufenthalt außerhalb des Wassers vor bzw. zwischen Tauchgängen in warmen Breitengraden und damit verbundener Exposition zu hoher Außentemperatur.

→ Aufgrund der o. g. Möglichkeit des Auftretens systemischer Reaktionen (vgl. Kälteurtikaria) besteht auch hier gewisse Relevanz für das Tauchvorhaben mit relativer Kontraindikation.
   Toleranzinduktion durch warme Bäder ist als therapeutisch erfolgreich beschrieben.
   Die Abklärung durch den Allergologen/Dermatologen ist sinnvoll.
   Als Screening in der Praxis kann ein warmes Wasserbad am Unterarm durchgeführt werden (Beginn mit 37 °C, bis Temperaturschwelle 42 °C) für 30 sec bis 5 min, Ablesung nach 2–5 min.

Lichturtikaria

Seltene Dermatose. Aktionsspektrum UVC bis Infrarot.
An allen Körperstellen, v. a. aber an sonst UV-geschützten Arealen (Sonderform: fixe Lichturtikaria, nur in bestimmten Körperarealen) treten mit einer nur kurzen Latenzzeit von 1–2 min unmittelbar nach Bestrahlung (Sonne, künstliche Strahlen) Urticae auf. Bei der Sonderform der verzögerten Lichturtikaria vergehen ggf. sogar Stunden bis zum Auftreten der Hauterscheinungen.

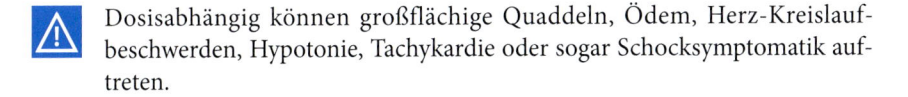

Dosisabhängig können großflächige Quaddeln, Ödem, Herz-Kreislaufbeschwerden, Hypotonie, Tachykardie oder sogar Schocksymptomatik auftreten.

Wegen der dosisabhängig möglicherweise auftretenden systemischen Reaktionen besteht eine relative Kontraindikation für das Tauchen.
Durch das breite Aktionsspektrum sind therapeutisch einsetzbarer Lichtschutz und Lichtkonditionierung u. U. schwierig.
Die Abklärung durch den Allergologen/Dermatologen ggf. in der Klinik ist notwendig.

Druckurtikaria

Auftreten von tiefer gelegenen örtlichen (evtl. auch schmerzhaften) Schwellungen in der Region der Krafteinwirkung, evtl. mit zentraler Blässe. Typisch ist eine verzögerte Latenzzeit mit Auftreten 4–8 h nach dem auslösenden Stimulus (sehr selten auch Soforttyp mit ca. 10–30 min Latenzzeit). Auslöser sind Druck, Stoß oder Schlag (cave nicht verwechseln mit Urticaria factitia!), so z. B. bei Stehen, Laufen, Sitzen auf hartem Gegenstand, schwerer manueller Tätigkeit und Tragen von Lasten (wie Pressluftflasche, Blei, sonstige Ausrüstungsgegenstände). Daher sind oft betroffen: Handflächen, Fußsohlen, Gesäß, oberer Rücken.

Das Auftreten von extrakutanen Beschwerden wie Fieber, Arthralgien, Kopfschmerzen, Übelkeit und Schwindel wird bei bis zu ca. 50 % der Patienten beschrieben.

Durch die mögliche systemische Symptomatik muss die Beurteilung der Tauchtauglichkeit individuell anhand des Schweregrades der Erkrankung erfolgen, so dass eine relative Kontraindikation für das Tauchen besteht.

Relevanz besteht vor allem z. B. für Wiederholungstauchgänge (bei der häufigeren Form der verzögerten Druckurtikaria).

Des Weiteren gilt zu beachten, dass die im Rahmen der Druckurtikaria auftretenden Schwellungen klinisch einer kutanen Form der Dekompressionserkrankung ähneln können und somit die Diagnosestellung einer möglichen Dekompressionserkrankung nach einem Tauchgang erschwert wird.

Die Abklärung durch den Allergologen/Dermatologen ist sinnvoll.

Als Screening in der Praxis kann ein Drucktest durchgeführt werden: z. B. ein Gewicht von 3–10 kg (z. B. mit Büchern beschwerte Tasche) auf einen Oberschenkel oder über einen Gurt auf die Schulter einwirken lassen, Ablesung nach 10–30 min (sehr seltene Druckurtikaria vom Soforttyp) und nach 2, 4, 6, 8 und 24 h (verzögerter Typ).

Relative Kontraindikationen
- Kälteurtikaria
- Aquagene Urtikaria
- Wärmeurtikaria
- Lichturtikaria
- Druckurtikaria

11.2.2 Andere tauchrelevante Urtikariaformen

Cholinergische Urtikaria

Synonym: Schwitzurtikaria, zweithäufigste Urtikariaform.

Ausgelöst durch körperliche Anstrengung (z. B. Tragen von Equipment), die mit schnellem Anstieg der Körper(kern)temperatur und Schwitzen vergesellschaftet ist, aber auch z. B. durch Essen scharfer Gewürze oder emotionalen Stress (v. a. Tauchanfänger). Auftreten währenddessen bis ca. 10 min danach, häufig Refraktärperiode von 8–24 h.

Typisch sind disseminierte stecknadelkopfgroße Quaddeln mit erythematösem Hof v. a. am oberen Rumpf.

Bei schwer betroffenen Personen auch Auftreten von extrakutanen Beschwerden: am häufigsten Übelkeit, Schwindel und Kopfschmerzen, weniger häufig Rhinorrhoe oder Bronchospasmus, sehr selten systemische Reaktionen wie Blutdruckabfall oder anaphylaktischer Schock.

Durch die mögliche systemische Symptomatik besteht eine relative Kontraindikation für das Tauchen (in der möglichen Refraktärperiode theoretisch keine!!), die Tauchtauglichkeit muss individuell je Schweregrad der Erkrankung beurteilt werden.

Die Abklärung durch den Allergologen/Dermatologen ist sinnvoll.

Als Screening in der Praxis kann ergänzend zur wegweisenden Anamnese eine Provokation über Anstrengung (z. B. Fahrradergometer bis Schweißausbruch) oder warmes Vollbad (40 °C über 10–15 min) erfolgen, am besten im warmen Raum mit warmer Kleidung!

Hinweis Wichtig ist die Bestimmung der Körpertemperatur vor und nach der Provokation.

Kontakturtikaria

Nach exogenem Kontakt mit entsprechendem Auslöser Entstehen von Quaddeln am Einwirkungsort. Unterschieden wird eine allergische (z. B. Naturlatex) und eine nichtallergische Form.

Für das Tauchen besteht Relevanz, da die Hautveränderungen nicht nur auf den Einwirkort beschränkt bleiben müssen, sondern auch sekundär generalisierte Quaddeln, Bronchoobstruktion oder anaphylaktische Symptome möglich sind (v. a. bei der allergischen Form). Daher besteht relative Kontraindikation für das Tauchen, die Beurteilung der Tauchtauglichkeit muss individuell je Schweregrad der Erkrankung erfolgen.

Die Abklärung durch den Allergologen/Dermatologen ist empfehlenswert.

Relative Kontraindikationen
– Cholinergische Urtikaria
– Kontakturtikaria

11.3 (Natur)Latexallergie/Gummiallergie

Es gibt zum einen natürlichen Gummi = natürlicher Kautschuk = Naturlatex. Naturkautschuk ist ein Polyisopren, das aus dem Milchsaft (botanisch Latex) verschiedener Pflanzen (v. a. Gummibaum Hevea brasiliensis/Südostasien) gewonnen wird. Dieser Milchsaft enthält allergisierende Proteine. Bedeutsam ist die Latexallergie i. S. der meist IgE-vermittelten Sofortreaktionen (Typ-I-Reaktion) gegen Proteine im Latex mit einer Latenzzeit < 30 min. Die Sensibilisierung erfolgt dabei durch Kontakt zu naturlatexhaltigen Gegenständen perkutan über intensiven Haut-/Schleimhautkontakt (z. B. Tauchartikel, Handschuhe) oder aerogen über die Atemwege (z. B. Handschuhpuder, Abriebpartikel). Cave: Kreuzallergie zu bestimmten Lebensmitteln. Klinisch können auftreten: Kontakturtikaria (Generalisation möglich), Rhinokonjunctivitis allergica/Asthma allergicum, systemische Reaktionen bis zur Anaphylaxie und daher relevant für die Beurteilung der Tauchtauglichkeit. Selten besteht eine Latexallergie im Sinne einer Typ-IV-Reaktion mit Auftreten von (Kontakt)Ekzemen.

Zum anderen gibt es synthetisch hergestellten Gummi (z. B. Chloropren/Neopren), dem eigentlich keine allergisierende Wirkung nachgesagt wird, der aber aus dem Herstellungsprozess verschiedene Chemikalien enthält. Hierunter können Hilfsstoffe sein, auf die empfindliche Personen reagieren. Diese Gummihilfsstoffe werden sowohl bei der Herstellung/Verarbeitung von natürlichem Gummi/Latex als auch von synthetischem Gummi eingesetzt: Schwefel, Vulkanisationsbeschleuniger (wie Thiurame, Thiazole, Thioharnstoffe, Thiocarbamate/Dithiocarbamate; Aldehydamine, Guanidine etc.), oder Vulkanisationsverzögerer (wie Phthalsäureanhydrid, Benzoesäure etc.), Konservierungs- und Vernetzungsmittel, Alterungsschutzmittel, Antioxidanzien, Verdickungsmittel, Füllstoffe, Pigmente und Weichmacher.

⚠️ Die meisten Tauchartikel mit Kontakt zu Haut/Schleimhaut bestehen zwar aus Silikon oder aus synthetischem Gummi und wirken daher nur seltenst allergisierend bzw. wenn, dann meist aufgrund der während der Herstellung beigefügten Gummihilfsstoffe. Aber es können auch teilweise Bestandteile aus Naturlatex (z. B. Manschetten in Trockentauchanzügen) enthalten sein und bei entsprechender Latexallergie/-sensibilisierung nicht nur zu einer lokalen (Kontaktdermatitis), sondern auch zu einer systemischen Reaktion bis hin zur Anaphylaxie führen, was eine absolute Kontraindikation zum Tauchen mit entsprechenden Gegenständen darstellt.

➡️ Die Abklärung beim Allergologen/Dermatologen bzw. in der Klinik (z. B. für Testung mit Titrationsreihen) ist zu empfehlen.

Hinweis Bei Unklarheit ggf. Differenzierung, ob Allergie/Sensibilisierung gegen den synthetischen Gummi, Einzelbestandteile der Gummihilfsstoffe oder Naturlatex besteht, da verschiedene Hersteller von Tauchartikeln einzelne allergisierende Zusatzstoffe nicht mehr verwenden und so das Risiko einer Unverträglichkeit minimiert werden kann. Ausrüstung die als „hypoallergen" gekauft wurde (meist aus Silikon oder synthetischem Gummi), sollte vor dem Tauchen vorsichtshalber vorab gestestet werden! Bei Latexallergie: Ausstellung eines Notfallpasses und Verordnung eines Notfallsets.

Relative Kontraindikation	Absolute Kontraindikation
– Latexallergie, Gummiallergie, bzw. Allergie gegen Gummihilfsstoffe bei lokalen Symptomen	– Latexallergie, Gummiallergie, bzw. Allergie gegen Gummihilfsstoffe, wenn systemische Nebenwirkungen durch Nutzung der Ausrüstung auftreten

11.4 Mastozytose/Urticaria pigmentosa

Mastozytose ist der Oberbegriff für Krankheitsbilder, die durch Anreicherung von Mastzellen in der Haut und in inneren Organen gekennzeichnet sind.

Etwa 80–90 % der Mastozytosen entfallen auf die kutanen, ca. 5–10 % auf die systemischen Mastozytosen (Mastzellinfiltration mindestens eines inneren Organs mit oder ohne Hautbeteiligung. Häufig betroffene innere Organe sind Herz-Kreislaufsystem, Lunge, zentrales Nervensystem, Leber, Lymphknoten und Milz, Gastrointestinaltrakt, Knochenmark, Skelettsystem; erhöhtes Risiko für massive Mastzelldegranulation mit ihren systemischen Folgen).

Unter 1 % entfällt auf die lymphadenopathische Mastozytose mit Eosinophilie, < 1 % entfällt auf die maligne Mastozytose (Mastzelleukämie).

Die häufigste Manifestation ist die Urticaria pigmentosa, eine meist rein kutane Mastozytose. Allerdings können entsprechende (teils schwächer ausgeprägte) Hautveränderungen auch bei allen anderen Mastozytoseformen vorkommen und schließen somit eine systemische Form nicht aus!

Kindliche Mastozytosen sind häufiger als rein kutan beschrieben und meist selbstlimitiert, Mastozytosen der Erwachsenen sind nur zu etwa einem Viertel rein kutan.

Alle Mastozytosen können von Allgemeinsymptomen durch Mastzelldegranulation und Mediatorausschüttung (Histamin!) begleitet sein und sind somit wegen der Gefahr systemischer Reaktionen bis hin zum anaphylaktischen Schock eine Gefahr für das Tauchen.

→ Je nach Schweregrad bzw. Ausmaß der Symptomatik bei der kutanen Form besteht relative Kontraindikation für das Tauchen. Bei den systemischen Formen muss die Tauchtauglichkeit entsprechend der beteiligten Organe beurteilt werden, so dass sich entweder relative oder absolute Kontraindikation ergeben kann.

Mastzellaktivierende Stimuli (sog. Histaminliberatoren) umfassen v. a. für das Tauchen relevante physikalische Faktoren wie Kälte, Hitze, Druck, Erschütterung, Licht und Wasser sowie diverse Arzneimittel, Hormone, Wespen-/Bienengift etc.

Die Abklärung beim Allergologen/Dermatologen (und ggf. in der Klinik zum Ausschluss systemischer Beteiligung) ist ratsam.

Hinweis Daher müssen Patienten v. a. mit flächenhafter Ausbreitung der Hautveränderungen und mit systemischer Mastozytose über Mastzelldegranulatoren/Histaminliberatoren (s. oben) aufgeklärt und insbesondere darauf hingewiesen werden, plötzliche Temperaturänderungen (z. B. Sprung ins kalte Wasser) oder mechanische Reize (z. B. Trockenrubbeln) zu vermeiden. Ein Notfallausweis und ein Notfallset sollten ausgehändigt werden.

Als Screening in der Praxis können die Serumtryptase und eine Hautprobe entnommen werden. Nahezu diagnostisch ist das Darier-Zeichen: Reiben der makulösen Läsion führt zur Quaddelentstehung aufgrund Histaminausschüttung, häufig kann auch urtikarieller Dermographismus ausgelöst werden.

Relative Kontraindikation	Absolute Kontraindikation
– Kutane Mastozytose (je Schweregrad und Ausmaß)	– Systemische Mastozytose (entsprechend der beteiligten Organe)

11.5 Hautinfektionen und Irritationen

? Bei durch Viren (z. B. Herpes labialis), Bakterien (z. B. Impetigo contagiosa, Erysipel), Pilzen (z. B. Mykosen/Tinea corporis/pedum) oder parasitär verursachten Hauterkrankungen sowie Ekzemen, entzündlichen und blasenbildenden Dermatosen, starkem Sonnenbrand mit Blasenbildung, Erosionen/Schnitt-/Schürfwunden, Ulzera etc., die z. T. mit (offenen) Wundflächen einhergehen können, kann eine Exazerbation bzw. Ausbreitung der Hautveränderungen durch Feuchtigkeitskontakt (Schwitzen, Wasser), Wärme (UV-

Licht) oder Kontakt zur Tauchausrüstung (z. B. Reibung) möglich sein. Des Weiteren können sie Eintrittspforten für diverse Keime sein.

⚠ Hieraus könnten eine ausgedehnte Superinfektion, Erysipel oder Sepsis entstehen, die durch entsprechende Allgemeinsymptome als akutes Krankheitsbild das Tauchen verbieten.

➡ Bei korrekter Wundpflege und lokaler Behandlung sowie Abdeckung/Trockenhaltung während des Tauchganges bei geringem Ausmaß und fehlender Verschlechterung vorbestehender geringer Läsionen, ergibt sich keine oder eine relative Kontraindikation für das Tauchen.
Tauchtauglichkeit besteht bei Hautinfektionen und Irritationen mit geringem und gut zu schützenden Ausmaß.

Hinweis Auf bestehenden Tetanusschutz sollte geachtet werden.

Relative Kontraindikationen	Absolute Kontraindikationen
– Hautinfektionen und Irritationen bei mäßigem und gut zu schützendem Ausmaß	– Hautinfektionen und Irritationen bei großem und nicht gut zu schützendem Ausmaß – Erysipel – Sepsis

11.6 Erythrodermie

❓ Generalisierte Rötung der Haut (> 90 % des Hautorgans) häufig mit intensivem Juckreiz (> 90 %) und ausgeprägter Schuppung, meist hervorgerufen durch Ausbreitung zuvor bestehender Hauterkrankungen (z. B. Psoriasis, Neurodermitis, systemischer Lupus erythematodes, Dermatomyositis, Arzneimittelexanthem, Kontaktekzem, Sonnenbrand, Alterserythrodermie, Scabies norvegica, Ichthyose, Pityriasis rubra pilaris, Lichen ruber planus), aber auch z. B. bei einer hämatologischen Grunderkrankung, UV-induziert bei Einnahme von die Lichtempfindlichkeit steigernden Medikamenten (z. B. Amiodaron, MTX, bestimmte Psychopharmaka, Tetracycline etc) oder idiopathisch möglich.
Die zugrunde liegende Erkrankung ist häufig in diesem Zustand nicht erkennbar.
Es handelt sich um eine schwere, ggf. vital bedrohende Erkrankung.

> ⚠️ Zu fürchtende Komplikationen sind: Herz-Kreislauf-Belastung durch deutlich erhöhte Hautdurchblutung, exzessive Wärmeabstrahlung (Patient friert), Störung der Hautbarriere mit erhöhtem Flüssigkeitsverlust/Elektrolytverlust, erhöhte Desquamation mit erhöhtem Protein- und Albuminverlust, Störung der immunologischen Abwehr und gesteigerte Infektneigung; ggf. Superinfektion/Sepsis.

> ➡️ Es besteht eine relative Kontraindikation für das Tauchen wegen der akuten und flächig ausgedehnten Erkrankung der Haut. Bei einer milderen Form ohne Allgemeinsymptome besteht die Möglichkeit einer weiteren akuten Exazerbation durch das Tauchen (Reizung durch Wasser, Equipment, ggf. körperlicher Anstrengung) mit einer potenziellen Gefahr einer Auslösung vital gefährdender Komplikationen, auf die der Taucher hingewiesen werden sollte. Bei Organbeteiligung und Reduktion der Leistungsfähigkeit besteht eine absolute Kontraindikation gegen das Tauchen entsprechend den Empfehlungen der betroffenen Organsysteme. Die Abklärung durch den Dermatologen und ggf. Internisten ist empfehlenswert.

Relative Kontraindikation	Absolute Kontraindikation
– Erythrodermie ohne systemische Organbeteiligung	– Erythrodermie mit Organbeteiligung entsprechend den Empfehlungen in den jeweiligen Kapiteln

11.7 Exantheme

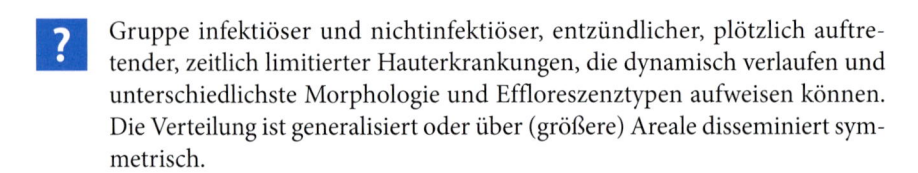

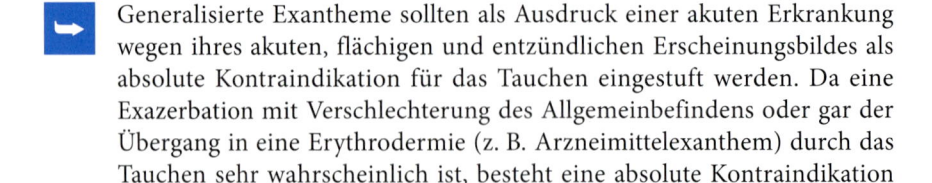

> ❓ Gruppe infektiöser und nichtinfektiöser, entzündlicher, plötzlich auftretender, zeitlich limitierter Hauterkrankungen, die dynamisch verlaufen und unterschiedlichste Morphologie und Effloreszenztypen aufweisen können. Die Verteilung ist generalisiert oder über (größere) Areale disseminiert symmetrisch.

> ➡️ Generalisierte Exantheme sollten als Ausdruck einer akuten Erkrankung wegen ihres akuten, flächigen und entzündlichen Erscheinungsbildes als absolute Kontraindikation für das Tauchen eingestuft werden. Da eine Exazerbation mit Verschlechterung des Allgemeinbefindens oder gar der Übergang in eine Erythrodermie (z. B. Arzneimittelexanthem) durch das Tauchen sehr wahrscheinlich ist, besteht eine absolute Kontraindikation

zum Zeitpunkt der Hauterscheinungen, die in der Regel zeitlich limitiert sind. Die Abklärung durch den Dermatologen ist empfehlenswert.

11.8 Kollagenosen (diffuse Bindegewebskrankheiten)

Auslöser sind (Auto-)Immunmechanismen. Autoimmunmechanismen können bei bestimmter genetischer Disposition durch Infektionen oder andere exogene Faktoren wie starke körperliche Belastung, UV-Strahlung oder Arzneimittel ausgelöst oder verstärkt werden.

Hierauf sollten die betroffenen Patienten hingewiesen werden, da diese Provokationsfaktoren unter Umständen den Verlauf der Erkrankung und somit die Tauchtauglichkeit (zusätzlich zu den unten genanntem) beeinflussen können und nicht unbedingt vorhersehbar sind.

11.8.1 Systemische Sklerodermie

Seltene Systemerkrankung mit Sklerosierung von Haut und Unterhaut sowie Beteiligung innerer Organe (Lunge, Herz, Gefäße, Darm, Skelett, Niere) unterschiedlicher Ausprägung. Meist fallen die Patienten durch die kutane Manifestation (90–95 %) auf.

Relevanz besteht für die Tauchtauglichkeit auch wegen der möglichen Beteiligung innerer Organe.

Bei zunehmender Sklerosierung der Haut besteht bei Bewegungseinschränkungen (z. B. dermatogene Streckkontrakturen der Beine, behinderte Atemexkursion etc.) je Ausmaß und Lokalisation und Art des geplanten Tauchganges eine relative Kontraindikation. Dies gilt auch bei der zirkumskripten Sklerodermie und bei z. B. durch Epidermolysen oder ausgedehnte (hypertrophe) Narben/Keloide bedingten Bewegungseinschränkungen.

Wegen der extrakutanen Manifestation (v. a. Herz in bis zu 60–90 % und Lunge in 40–70 %) besteht besondere Relevanz für das Tauchen, so dass bei kutaner Manifestation dringend eine innere Beteiligung geprüft werden muss.

Die Abklärung sollte durch Zusammenarbeit der zuständigen Fachärzte erfolgen, um dann eine abschließende Beurteilung der Tauchtauglichkeit nach den Leitlinien der jeweiligen Fachrichtungen vornehmen zu können.

11.8.2 Dermatomyositis

? Seltene systemische chronisch-entzündliche Autoimmunerkrankung, die die Haut und bevorzugt die Skelettmuskulatur, aber auch andere (innere) Organe betrifft. Overlap mit anderen autoimmunbedingten Bindegewebserkrankungen möglich. Bei Erwachsenen in 20–50 % paraneoplastisch. Die alleinige Hautbeteiligung stellt keine Kontraindikation (bei Fehlen leistungsmindernder Allgemeinsymptome) für das Tauchen dar. Es besteht aber Relevanz für die Tauchtauglichkeit, v. a. wenn eine Beteiligung der Skelettmuskulatur und der inneren Organe vorliegt.

Die kutane Manifestation geht in einem Drittel der Muskelschwäche voraus, die Muskulatur kann aber zunächst auch ohne Haut erkranken.

→ Wegen der extrakutanen Manifestation (v. a. Muskulatur, Lunge, Herz, Gelenke) besteht besondere Relevanz für das Tauchen, so dass bei Hauterscheinungen eine innere Beteiligung geprüft werden muss.

Die Abklärung sollte durch Zusammenarbeit der zuständigen Fachärzte erfolgen, um dann eine abschließende Beurteilung der Tauchtauglichkeit nach den Leitlinien der jeweiligen Fachrichtungen vornehmen zu können.

11.8.3 Systemischer Lupus erythematodes (SLE)

? Schubweise verlaufende, chronisch-entzündliche Autoimmunkrankheit, die v. a. das Gefäßbindegewebe der Haut betrifft, mit der Möglichkeit der Beteiligung zahlreicher Organsysteme. Die Hauterkrankung stellt keine Kontraindikation (bei fehlenden leistungsmindernden Allgemeinsymptomen) für das Tauchen dar; eventuelle Ausnahme: Ulzera (vgl. 11.5). Relevanz für Tauchtauglichkeit besteht insbesondere wegen möglicher Beteiligung innerer Organe.

Die kutane Manifestation ist bei ca. 80 % der Patienten vorhanden.

→ Bei extrakutaner Manifestation (v. a. Muskulatur 50 %; Gelenke 90 %, Lunge 40 %, Herz 25 %, Niere 65 %, Augen, ZNS) besteht besondere Relevanz für das Tauchen, so dass die innere Beteiligung bei Vorliegen der Hauterscheinungen geprüft werden muss.

Die Abklärung sollte durch Zusammenarbeit der zuständigen Fachärzte erfolgen, um dann eine abschließende Beurteilung der Tauchtauglichkeit nach den Leitlinien der jeweiligen Fachrichtungen vornehmen zu können.

Hinweis Klassifikationsleitlinien: ACR Kriterien des American College of Rheumatology, früher ARA Kriterien (nach Tau et al. 1982, Hochberg 1997). Von den 11 Kriterien müssen mindestens 4 positiv sein, um die Diagnose des SLE zu stellen.

Der subakut-kutane Lupus erythematodes (SCLE) ist eine Sonderform des Lupus erythematodes (LE), die zwischen der systemischen (SLE) und der rein kutanen (DLE) Form steht. Daher sind auch hier Organmanifestationen möglich, so dass die Beurteilung der Tauchtauglichkeit dem systemischen Lupus erythematodes entsprechend erfolgen sollte. Bei allen Formen des Lupus erythematodes ist erhöhte UV-Empfindlichkeit möglich, die einen Schub auslösen oder aggravieren kann. Daher sollte die direkte UV-Exposition während des Tauchens (z. B. während der Oberflächenpause) vermieden werden.

Tauchtauglichkeit besteht bei ausschließlich kutaner Manifestation (bei Fehlen leistungsmindernder Allgemeinsymptome)

Relative Kontraindikationen
- Bei extrakutaner Manifestation (entsprechend der betroffenen Organe kann auch eine absolute Tauchuntauglichkeit resultieren)
    - Systemische Sklerodermie
    - Dermatomyositis
    - Systemischer Lupus erythematodes
    - Subakut-kutaner Lupus erythematodes
- Bei kutaner Manifestation, sofern Bewegungseinschränkungen bestehen

11.9 Wegener-Granulomatose

Seltene Multisystemerkrankung mit nekrotisierender Vaskulitis kleiner bis mittelgroßer Venen und Arterien und destruierenden Granulomen v. a. im oberen und unteren Respirationstrakt und Nierenbefall (in 90 % davon Glomerulonephritis) = ELK-Manifestation („ear/nose-lung-kidney"). Haut- und Schleimhautbeteiligung häufig (ca. 50 %); andere häufig befallene Organe sind Gelenke, Augen, ZNS, selten das Herz (10 %).

Die Hauterkrankung stellt keine Kontraindikation für das Tauchen dar (Ausnahme: Ulzera je Ausdehnung und Lokalisation, vgl. 11.5 und Kap. 16), wohl besteht aber Relevanz für die Tauchtauglichkeit wegen der Mitbeteiligung innerer Organe.

Bei kutaner Manifestation muss eine Systembeteiligung geprüft werden. Hier sind v. a. Befall der HNO-Region, der Lunge und ggf. der Niere relevant für die folgende Beurteilung der Tauchtauglichkeit.

Hinweis Potenziell lebensbedrohlich. Im Frühstadium in 50 % und bei Generalisation in 90 % der Fälle positiv! Unter Therapie Komplettremission > 90 %. Auch bei allen anderen Vaskulitiden ist stets zu beachten, dass Hautulzerationen entstehen können sowie Systembeteiligung vorliegen kann.

Die Abklärung sollte durch Zusammenarbeit der zuständigen Fachärzte erfolgen, um dann eine abschließende Beurteilung der Tauchtauglichkeit nach den Leitlinien der jeweiligen Fachrichtungen vornehmen zu können.

Tauchtauglichkeit besteht bei ausschließlich kutaner Manifestation (bei Fehlen leistungsmindernder Allgemeinsymptome und ausgedehnter Ulzera). Ein erhöhtes Risiko für eine Dekompressionskrankheit ist nicht bekannt.

Relative Kontraindikation	Absolute Kontraindikation
– Bei extrakutaner Manifestation (entsprechend der beteiligten Organe)	– Bei extrakutaner Manifestation (entsprechend der beteiligten Organe)

11.10 Lues/Syphilis

Es handelt sich dabei um eine nicht namentlich meldepflichtige, klinisch oft vielgestaltig verlaufende Infektionskrankheit, am häufigsten (90 %) durch sexuelle Kontakte, aber auch intrauterin (Syphilis connata), durch Bluttransfusionen oder Schmierinfektion übertragbar. Unbehandelt ist ein Verlauf über Jahrzehnte sowie auch Spontanheilung möglich. Lues ist nicht in allen Stadien ansteckungsfähig.

Hinweis Da es sich bei der Lues um eine im Normalfall gut und schnell (meist in maximal 3 Wochen) antibiotisch behandelbare Erkrankung handelt, ist prinzipiell eine Behandlung vor Antritt einer Tauchreise der einfachste Weg, um der Fragestellung der Tauchtauglichkeit weitestgehend zu entgehen. Sollte es sich aber um einen komplizierteren Verlauf oder einen längeren Therapiezeitraum handeln bzw. schon während der Behandlung Tauchwunsch bestehen (cave Jarisch-Herxheimer-Reaktion nach der ersten Penicillingabe, daher absolute Kontraindikation für das Tauchen am 1. Behandlungstag!), kann unten Genanntes gelten.

Syphilis unterteilt sich in 3 Krankheitsstadien: das Primär- und Sekundärstadium (Frühsyphilis) sowie das Tertiärstadium (Spätsyphilis, hierzu zählt auch die Neurosyphilis). Die Hauterscheinungen stellen (bei voller Leistungsfähigkeit) keine Kontraindikation für das Tauchen dar (bei Ulzera/Erosionen vgl. 11.5). Im Sekundärstadium ist eine Miterkrankung innerer Organe (v. a. Herz, ZNS, Augen) selten, im Tertiärstadium eher wahrscheinlich, was die Tauchtauglichkeit beeinflussen kann.

Relevant für das Tauchen ist am ehesten die mögliche Beteiligung des Herzens und der Blutgefäße (Tertiärstadium) durch Aneurysmenbildung mit ggf. Aortenruptur und Reizleitungsstörungen, weshalb eine entsprechende Stadieneinordnung mit Hilfe der Hauterscheinungen hilfreich sein kann.

Weitere Abklärung sollte durch Zusammenarbeit der zuständigen Fachärzte erfolgen, um dann eine abschließende Beurteilung der Tauchtauglichkeit nach den Leitlinien der jeweiligen Fachrichtungen vorzunehmen.

Hinweis: Bei Vorliegen von Ansteckungsgefahr (Hautkontakt, syphilitischer Primäraffekt), wird vorausgesetzt, dass keine Leihausrüstung benutzt wird bzw. die Ansteckung anderer Taucher ausgeschlossen ist.

Tauchtauglichkeit besteht im Primärstadium (ausschließlich kutane Manifestation) bei Fehlen leistungsmindernder Allgemeinsymptome.

Relative Kontraindikationen	Absolute Kontraindikationen
– Im Tertiärstadium (bei extrakutaner Manifestation) – Im Sekundärstadium bei nur selten vorkommender extrakutaner Manifestation – Jeweils entspr. der beteiligten Organe	– Im Tertiärstadium (bei extrakutaner Manifestation) – Im Sekundärstadium bei nur selten vorkommender extrakutaner Manifestation – Jeweils entspr. der beteiligten Organe

11.11 Lyme-Borreliose

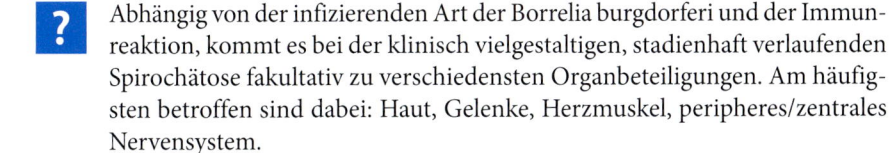

Abhängig von der infizierenden Art der Borrelia burgdorferi und der Immunreaktion, kommt es bei der klinisch vielgestaltigen, stadienhaft verlaufenden Spirochätose fakultativ zu verschiedensten Organbeteiligungen. Am häufigsten betroffen sind dabei: Haut, Gelenke, Herzmuskel, peripheres/zentrales Nervensystem.

Der Verlauf der Borreliose wird grob in 3 Stadien unterteilt, wobei nicht jedes Stadium durchlaufen werden muss. So können Stadien übersprungen werden und sich klinisch erst im Stadium II oder III manifestieren.

Die Hauterscheinungen allein (rein kutane Manifestation, Stadium I) stellen (bei voller Leistungsfähigkeit) keine Kontraindikation für das Tauchen dar.

Hinweis Da die Borreliose v. a. im Stadium I häufig einfach und schnell (ca. in 2–4 Wochen) antibiotisch behandelbar ist, ist hier prinzipiell eine Behandlung vor Antritt der Tauchreise der einfachste Weg, der Fragestellung der Tauchtauglichkeit weitestgehend zu entgehen. Sollte es sich aber um einen komplizierteren Verlauf bzw. ein fortgeschritteneres Stadium oder einen längeren Therapiezeitraum handeln bzw. Tauchwunsch schon während der Behandlung bestehen, dann kann unten Genanntes gelten:

Tauchtauglichkeit besteht im Stadium I bei rein kutaner Manifestation (bei isoliertem Erythema chronicum migrans) bei voller Leistungsfähigkeit

Relevant für das Tauchen sind am ehesten die mögliche Beteiligung des Herzens im Stadium II (Karditis, AV-Block) sowie allgemeines (schweres) Krankheitsgefühl v. a. in den Stadien II und III mit u. U. fehlender körperlicher Belastbarkeit (absolute Kontraindikation). Des Weiteren kann eine neurologische Symptomatik in den Stadien II und III (starke Kopfschmerzen, Muskelkrämpfe/-paresen, ataktisches Gangbild, Meningopolyneuritis Bannwarth) von Relevanz sein. So kann ggf. eine Stadienzuordnung mit Hilfe der Hauterscheinungen/Symptome erfolgen.

Weitere Abklärung sollte durch Zusammenarbeit der zuständigen Fachärzte erfolgen, um dann eine abschließende Beurteilung der Tauchtauglichkeit nach den Leitlinien der jeweiligen Fachrichtungen vorzunehmen.

Relative Kontraindikation	Absolute Kontraindikation
– Stadium II und III: je nach möglicher Organbeteiligung	– Stadium II und III: je nach möglicher Organbeteiligung

11.12 Varikosis/Chronisch venöse Insuffizienz (CVI)/Thrombophlebitis

Varikosis: Häufig. Erweiterte Venenabschnitte des oberflächlichen Venensystems (Abstromgebiet V. saphena magna/parva, Vv. perforantes). Komplikationen: Entwicklung einer CVI, Varizenruptur, Entstehen von Thrombophlebitis oder Thrombose.

CVI: Chronische Rückflussstörung des Blutflusses mit folgender Ödembildung, irreversible Veränderungen der Venen, der Haut und des subkutanen Bindegewebes.

➡ Das alleinige Vorhandensein von Hauterscheinungen (z. B. Stauungsekzem, Atrophie blanche, Ulcus cruris venosum) stellt normalerweise keine (absolute) Kontraindikation für das Tauchen dar, vgl. aber Kap. 17.

Sofern deutliche Rupturgefahr der Varizen besteht, bedeutet dies absolute Kontraindikation für das Tauchen.

❓ Thrombophlebitis: Akute Entzündung oberflächlicher Venen, v. a. an den Beinen vorkommend, oft bei Varikosis, nach Bagatelltrauma, nach Injektion/Infusion (Arm), gilt als akute Erkrankung, daher Tauchverbot.

Mögliche Komplikation: sekundär Thrombenbildung; in der Nähe der Krosse (gekrümmter Mündungsbereich der oberflächlichen Stammvenen in das tiefe System) aszendierende Beckenvenenthrombose, ggf. mit Lungenembolie; septische Erscheinungen; postphlebitisches Ulkus. Bei akut stark entzündlicher und langstreckiger Phlebitis besteht wegen der drohenden Komplikationen absolute Kontraindikation bis zur vollständigen Abheilung.

➡ Bei fehlender hämodynamischer Relevanz, wenig entzündlicher und nur kurzstreckiger, chronisch stabiler Phlebitis besteht relative Kontraindikation entsprechend des Gesamtausmaßes.

Tauchtauglichkeit besteht bei Varizen ohne Rupturgefahr.

Relative Kontraindikation	Absolute Kontraindikation
– Wenig entzündliche und nur kurzstreckige, chronisch stabile Phlebitis ohne hämodynamische Relevanz entsprechend des Gesamtausmaßes	– Varizen bei Rupturgefahr – Akut stark entzündliche und langstreckige Phlebitis (bis zur vollständigen Abheilung)

Literatur

Altmeyer P: Therapielexikon Dermatologie und Allergologie, Berlin Heidelberg New York: Springer, 2005, S. 206–207, 267, 274, 336–338, 366, 415, 438, 529–531, 533, 537–558, 684, 697, 811–812, 840–845, 909, 913, 921, 931–941, 947–948, 958, 979–980.

Altmeyer P, Dirschka T, Hartwig R: Klinikleitfaden Dermatologie. München: Urban & Fischer, 2003, S. 224, 230–231, 233, 278–279, 282, 289–290, 337, 373, 435, 470–473, 508, 550, 676–680, 700.
AWMF: http://www.awmf.org (26.08.07).
Bonamonte D: Dermatology and Sport. Giornale italiano di Dermatologia e Venerologia 2004; 139: 47–65.
Braun-Falco O, Plewig G, Wolff HH, Burgdorf WHC, Landthaler M: Dermatologie und Venerologie. Berlin Heidelberg New York: Springer, S. 2005: 93, 98, 150, 227–228, 234–237, 331–335, 523–526, 607, 676, 680–684, 706–708, 710, 790, 809, 815–818, 820, 825–827, 1395, 1399.
Brooks C, Kujawska A, Patel D: Coutaneus allergic reactions induced by sporting activities. Sports Med 2003; 33: 699–708.
Deady B, Glezos J, Blackie S: Diagnostik challenge. Can J Emerg Med 2006; 8: 297.
Edmonds C, Lowry C, Pennefather J, Walker R: Diving and Subaquatic Medicine. London: Hodder Arnold, 2005, S. 434, 441.
Fritsch P: Dermatologie Venerologie. Berlin Heidelberg New York: Springer, 2004, S. 204, 206–208, 214–216, 245, 250–251, 257, 292, 327–228, 379, 396–398, 484, 487, 489–492, 496–498, 501, 505–509, 538, 790–795, 865–876, 979, 982–983, 988–989, 992.
Germonpre P: The medical risk of underwater diving and their control. ISMJ 2006; 7.
Godden D et al.: British Thoracic Society Guidelines on respiratory aspects of fitness for diving, Thorax. BMJ 2003; 58: 3–13.
Klingmann C, Tetzlaff K: Moderne Tauchmedizin. Stuttgart: Gentner, 2007, S. 530–531, 534.
Korting HC, Callies R, Reusch M, Schlaeger M, Sterry W: Dermatologische Qualitätssicherung, Leitlinien und Empfehlungen. Berlin: ABW Wissenschaftsverlag, 2007, S. 51–52, 197, 487, 516, 571.
Kraft E, van der Valk P: Environmental and occupational dermatitis. Contact Dermatitis 2007; 57: 194–195.
Mandojana RM: Clinics in dermatology. Aquatic Dermatology 1987; 5: 36–49.
Muth CM, Wendling J, Tetzlaff K: Tauchtauglichkeitsuntersuchungen bei Sporttauchern mit Berücksichtigung medizinischer Grenzfälle. Dtsch Zschr Sportmed 2002; 53: 170–173.
Muth CM, Tetzlaff K: Tauchen und Herz. Herz 2004; 29: 406–412.
Parker J: The Sports Diving Medical. Melbourne: JL Publications, 1994, pp. 42–45.
Ring J: Angewandte Allergologie. München: Urban & Vogel, 2004, S. 129–131, 151, 208.
Saloga J, Klimek L, Buhl R, Mann W, Knop J: Allergologie Handbuch. Stuttgart: Schattauer, 2005, S. 152–153, 164, 345–352.
Trautmann A: Allergiediagnose Allergietherapie. Stuttgart: Thieme, 2006; S. 206–208, 105–107, 111, 113.

12 Endokrinologie und Stoffwechsel

> Erkrankungen aus dem endokrinologischen Bereich und Stoffwechselstörungen haben eine hohe Inzidenz in der Bevölkerung mit steigender Tendenz. Davon ist auch eine Vielzahl von Tauchern betroffen. Hier spielen vor allem der Diabetes mellitus, die Hyperlipidämien und die Erkrankungen der Schilddrüse eine wesentliche Rolle. Die möglichen Auswirkungen auf die Tauchsicherheit sind vielfältig und reichen von einer begünstigten Blasenbildung während der Dekompression über die Bewusstlosigkeit unter Wasser bis hin zu Panikattacken mit einem unkontrollierten Aufstieg.
> Eine sorgfältige Erfassung dieser gesundheitlichen Probleme und eine entsprechende Risikoabwägung mit ggf. auch einer Beratung des Tauchers sind daher erforderlich.

12.1 Diabetes mellitus

Unter der Bezeichnung Diabetes mellitus werden Störungen des Stoffwechsels zusammengefasst, deren gemeinsamer Leitbefund eine Erhöhung der Blutzuckerwerte (Hyperglykämie) ist. Die Ursachen für eine solche Hyperglykämie sind unterschiedlich und reichen von echtem Insulinmangel über eine Insulinunempfindlichkeit (Insulinresistenz) bis zur Kombination aus beidem. Entsprechend können unterschiedliche Diabetestypen unterschieden werden, die jedoch verbindende Gemeinsamkeiten haben.

Weit verbreitet ist die Unterscheidung in einen insulinpflichtigen Diabetes (IDDM = „insulin-dependent diabetes mellitus") und einen Diabetes ohne externe Insulinzufuhr (NIDDM = „non-insulin-dependent diabetes mellitus"), bzw. in den Typ-1-Diabetes und den Typ-2-Diabetes (s. unten).

In Westeuropa und Nordamerika steigt die Erkrankungsrate an Diabetes mellitus derzeit kontinuierlich an, da immer mehr Menschen eine häufig ernährungsbedingte diabetische Stoffwechselstörung aufweisen. In Deutschland liegt die Inzidenz für einen behandlungsbedürftigen Diabetes bei sieben bis acht Prozent aller Erwachsenen, die Tendenz ist weiter steigend und betrifft Männer wie Frauen in jedem Lebensalter.

> ⚠️ Gefahren beim Tauchen: Körperliche Anstrengung oder Stresssituationen während eines Tauchgangs führen zu einem erhöhten Verbrauch von Glukose. Bei Diabetikern kann dies sowohl über Wasser als auch während des Tauchens eine Hypoglykämie (Unterzuckerung) auslösen. Die Hypoglykämie ist anhand der typischen Symptome meist schnell zu erkennen und entsprechend mit zuckerhaltigen Präparaten zu behanden. Unter Wasser können die typischen Anzeichen durch die Umgebungs- und Tauchbedingungen teilweise maskiert sein und somit erst verspätet bemerkt werden. Die adäqaute Behandlung ist unter diesen Bedingungen erschwert. Eine verzögert einsetzende oder nicht ausreichende Glukosezufuhr kann in kurzer Zeit zur Bewusstlosigkeit und damit vollständigem Kontrollverlust führen. Unter Wasser kann dies sehr schnell tödliche Konsequenzen haben.

12.1.1 Typ-1-Diabetes

Ein Typ-1-Diabetes manifestiert sich häufig schon in der Kindheit, Pubertät oder im jungen Erwachsenenalter. Ursächlich für diese Diabetesform ist eine Zerstörung der Insulin produzierenden Zellen (Langerhans'sche Inseln) im Pankreas mit einem daraus resultierenden so genannten absoluten Insulinmangel. Bei mangelnder Fähigkeit zur körpereigenen Insulinproduktion ist zur Regulierung des Blutzuckerspiegels eine Insulinzufuhr von außen erforderlich.

Die Insulingabe kann in unterschiedlicher Weise erfolgen, die Art der Zufuhr hat aber einen ganz wesentlichen Einfluss auf die Tauchtauglichkeit (s. unten).

Bei der konventionellen Insulintherapie werden in festen Abständen, entsprechend des aktuell gemessenen Blutzuckerspiegels, festgelegte Mengen an Insulin subkutan injiziert. Die verschiedenen Insulinarten verfügen über unterschiedliche Wirkzeiten. Die konventionelle Insulintherapie wird bei Typ-1-Diabetikern immer seltener angewandt, da sie erhebliche Nachteile aufweist. Ist eine programmierte Nahrungsaufnahme nicht möglich, treten nicht selten starke Schwankungen des Blutzuckerspiegels und Hypoglykämien auf.

Bei der intensivierten Insulintherapie erfolgt die Insulinzufuhr bedarfsgesteuert, setzt aber einen sehr gut geschulten Patienten voraus. Typischerweise wird der basale Insulinbedarf durch die zweimalige Gabe eines so genannten Intermediärinsulins oder die einmalige Gabe eines Langzeitinsulins sichergestellt, der verbleibende Insulinbedarf wird dann bedarfsorientiert mit Hilfe von kurz wirksamen Insulinen, die nach Bestimmung des aktuellen Blutzuckerwertes appliziert werden, gedeckt.

Ergänzend werden externe Insulinpumpen eingesetzt, die eine kontinuierliche Rate von kurz wirksamen Insulinen subkutan applizieren. Bei einer Insulinpumpentherapie geben die Geräte eine Basalrate an Insulin ab, weiterhin ist jedoch mehrfach täglich die Glukosekonzentration im Blut zu bestimmen und bedarfsorientiert ein kurzwirksames Insulin nachzuspritzen.

Die intensivierte Insulintherapie setzt einen kooperativen Patienten voraus, der in der Lage ist, Blutzuckermessungen eigenständig und regelmäßig durchführen zu können und die daraus abzuleitenden therapeutischen Entscheidungen selbstständig treffen zu können. Eine intensive Diabetesschulung ist Grundvoraussetzung, dennoch können vor allem zu Beginn der intensivierten Therapie gehäuft Hypoglykämien auftreten.

Typ-1-Diabetiker sind häufig jüngeren Alters und sportlich aktiv. Für die Erteilung einer Tauchtauglichkeit sind sportliche Tätigkeiten auch außerhalb des Tauchens, vorzugsweise Ausdauersportarten und/oder Kraftausdauersport, eine zwingende Voraussetzung!

Die Entscheidung zur Tauchtauglichkeit von Diabetikern sollte immer zusammen mit dem behandelnden Diabetologen oder Hausarzt gefällt werden. Ist die Tauchtauglichkeit gegeben, sind jährliche Nachuntersuchungen, auch bei jungen Tauchern, zu fordern.

Typ-1-Diabetiker mit stark schwankenden Blutzuckerwerten, gehäuftem Auftreten von Hypoglykämien oder der Gabe von Insulin nach einem feststehenden Schema ohne sonstige regelmäßige körperliche Aktivität (Sport) sind nicht tauchtauglich.

Sportlich erfahrene Diabetiker, die über eine gute körperliche Leistungsfähigkeit verfügen und deren Blutzucker auch über längere Zeit gut eingestellt ist, können bei Beachtung einiger Vorsichtsmaßnahmen und nach individueller Einzelfallabwägung den Tauchsport ausüben. Wichtig ist, dass der Blutzuckerwert auch bei körperlichen Belastungen konstant gehalten werden kann und keine Hypoglykämien auftreten. Vor Erteilung einer Tauchtauglichkeit sollten mindestens ein Jahr lang keine Hypoglykämien oder Hyperglykämien aufgetreten sein, bei denen der Diabetiker auf die Hilfe anderer angewiesen war. Mit dem Tauchen darf frühestens ein Jahr nach dem Beginn der Insulintherapie begonnen werden. Zusätzliche Erkrankungen, die ebenfalls die Tauchtauglichkeit einschränken, dürfen nicht vorliegen. Im Rahmen einer Tauchtauglichkeitsuntersuchung sind neben der körperlichen Beurteilung auch der verantwortungsbewusste Umgang mit der Erkankung und die Disziplin der Blutzuckereinstellung mit zu bewerten. Das Mindestalter sollte daher über 18 Jahren liegen.

Die Vermeidung von Hypoglykämien auch bei Belastung wird durch neuere Insulinpräparate erleichtert, die eine schnelle Anpassung des Blutzuckers an die körperliche Belastung erlauben. Neben diesen Medikamenten sind jedoch zudem eine ausreichende Erfahrung des Patienten mit seinen jeweiligen Blutzuckerspiegeln auch unter körperlicher Belastung und eine intensive Schulung des Patienten in dem korrekten Gebrauch notwendig. Je nach geplanter körperlicher Anstrengung ist die benötigte Insulinmenge selbst zu berechnen und zu spritzen. Dadurch kann ein optimaler Blutzuckerwert erreicht werden.

Die Insulinpumpentherapie wird v. a. bei Patienten eingesetzt, die unter den bisherigen Therapiemaßnahmen gehäuft Hypoglykämien aufwiesen.

Patienten mit einer Diabeteseinstellung über eine externe Insulinpumpe können allerdings tauchtauglich sein, wenn sie die oben aufgeführten Kriterien erfüllen. In jedem Falle ist aber ein mindestens 12-monatiger Beobachtungszeitraum einzuhalten, in dem unter Insulinpumpentherapie nachweislich keine hypoglykämen Episoden aufgetreten sind.

Bei der Insulinpumpentherapie werden kurzwirksame Insuline genutzt, womit bei entsprechend leicht hyperglykämischer Blutzuckereinstellung vor dem Tauchgang die Gefahr einer Hypoglykämie unter Wasser eher gering ist. Insulinpumpen sind nicht für einen Betrieb im Überdruck geprüft und zugelassen und können deshalb beim Tauchen nicht mitgeführt werden. Hierdurch ist die Gefahr von Hyperglykämien nach dem Tauchen erhöht und der Blutzuckerspiegel anschließend engmaschig zu kontrollieren, ggf. sind hyperglykämische Werte entsprechend zu behandeln.

Grundsätzlich ist tauchenden Diabetikern zu einer speziellen Schulung zu raten. Im Folgenden werden detaillierte Handlungsempfehlungen für insulinpflichtige Diabetiker und deren Tauchpartner dargestellt.

Insulinpflichtige Diabetiker

- ▶ dürfen keine Folgeerkrankungen des Diabetes haben,
- ▶ müssen schon über längere Zeit aktive Sportler mit guter Leitungsfähigkeit sein,
- ▶ müssen ein unauffälliges Belastungs-EKG nachweisen
- ▶ müssen ihren Blutzucker mindestens 4-mal täglich selbst kontrollieren, Insulin und ihre Kohlenhydratzufuhr entsprechend der aktuellen Situation anpassen können,
- ▶ sollten eine intensivierte Insulintherapie seit mindestens einem Jahr mit guten Einstellwerten durchgeführt haben,
- ▶ müssen über längere Zeit eine gute Zuckereinstellung nachweisen und dürfen auch unter Belastung keine hypoglykämischen Episoden gehabt haben (die HbA1c-Werte sollten zwischen 5,5–6,5 % liegen),

- müssen in der Lage sein, eine beginnende Unterzuckerung rechtzeitig zu bemerken und entsprechend zu reagieren,
- sollen eine verantwortungsbewusste Psyche besitzen und dürfen sich nicht selbst- oder fremdgefährdend verhalten,
- müssen Tauchguide und -partnern die Krankheit bekannt geben, und diesen erklären, was eine Unterzuckerung bewirkt, wie sie sich äußert und welche Maßnahmen zu treffen sind,
- dürfen nicht ausschließlich mit einem Tauchpartner tauchen, der selbst Diabetiker ist (mindestens ein Nichtdiabetiker pro Gruppe),
- müssen Zucker-/Glukoselösung an Bord des Tauchbootes bereithalten; den Tauchpartnern muss bekannt sein, wo sich diese befinden,
- dürfen nicht tauchen, wenn sie sich unwohl fühlen oder akute Infekte haben,
- müssen nach dem Tauchen erneut den Blutzuckerspiegel kontrollieren, auf ausreichende Flüssigkeitszufuhr achten und eine entsprechende Dokumentation der Daten führen.

Für Diabetiker gilt außerdem ein striktes Alkoholverbot vor, während und nach der Tauchaktivität (also während des gesamten Tauchurlaubs).

Tauchpartner von diabetischen Tauchern sollen
- vor dem Tauchen noch einmal das Notfallmanagement (auch im Hinblick auf die Zuckerkrankheit) durchsprechen,
- sich merken, wo die Zuckerreserve (z. B. Jubin® Glukose-Gel) des Diabetikers zu finden ist,
- bei Zwischenfällen unter Wasser und merkwürdigen Verhaltensweisen des Diabetikers den Tauchgang abbrechen und kontrolliert aufsteigen,
- bei Tauchzwischenfällen immer auch an eine Unterzuckerung denken, dabei aber die Basismaßnahmen der Notfallbehandlung nicht vergessen (Sauerstoff schadet auch bei einer Unterzuckerung nicht). Wenn möglich, Blutzuckerspiegel kontrollieren, ggf. Zuckerlösung geben, wenn Taucher bei Bewusstsein. Wenn nicht: Glukagon Hypokit injizieren (vorher erklären lassen!!),
- bei schweren Tauchzwischenfällen den behandelnden Arzt über die Zuckerkrankheit informieren.

Tauchguides sollten die Gruppengröße klein halten, wenn Diabetiker in der Gruppe sind. Bei Anfängern sollte nie mehr als ein Diabetiker in der Gruppe sein.

12.1.2 Typ-2-Diabetes

> **?** Die Erkrankung tritt vorwiegend nach dem 40. Lebensjahr auf, wobei zunehmend auch jüngere Menschen und sogar Kinder betroffen sind. Diese Diabetesform beruht auf einer verringerten Insulinwirkung (Insulinresistenz) mit unzureichender Aufnahme bzw. Verwertung der Glukose. Typ-2-Diabetiker haben meist eine normale Insulinproduktion. Die verringerte Wirkung des Insulins kann in dieser Gruppe mit einer entsprechenden Diät und unterstützenden Medikamenten behandelt werden. Im Verlauf der Erkrankung kann jedoch auch hier die Gabe von zusätzlichem Insulin notwendig sein.

> **⚠** Beim Typ-2-Diabetes ohne Insulintherapie treten kaum Hypoglykämien auf, bei der Notwendigkeit zu einer ergänzenden oder ausschließlichen Insulintherapie ist die Gefahr hingegen erhöht.
>
> Sehr häufig finden sich Begleiterkrankungen wie arterieller Hypertonus, Adipositas oder der Verdacht auf eine koronare Herzerkrankung (KHK). Bei länger bestehendem Diabetes sind zudem noch Folgeerkrankungen wie diabetische Nephropathie, Neuropathie oder auch eine arterielle Verschlusskrankheit (AVK) nicht ungewöhnlich. Bei der Beurteilung der Tauchtauglichkeit ist dies ggf. zu berücksichtigen und abzuklären!
>
> Wird Metformin zur oralen antidiabetischen Therapie eingesetzt, ist auf eine mögliche Beeinträchtigung des Reaktionsvermögens und die Gefahr der Laktazidose hinzuweisen.

> **➡** Für einen insulinpflichtigen Typ-2-Diabetiker gelten im Prinzip die gleichen Voraussetzungen wie für einen Typ-1-Diabetiker. Typ-2-Diabetiker ohne erforderliche Insulintherapie können tauchtauglich sein, sofern keine weiteren, eine Tauchtauglichkeit ausschließenden Erkrankungen bestehen und eine ausreichende körperliche Leistungsfähigkeit gegeben ist. In dieser Gruppe finden sich jedoch häufig Personen mit Übergewicht und arteriellem Hypertonus. Zudem bestehen häufig bereits diabetogene Folgeschäden im Bereich der Augen, Blutgefäße, Nerven und Nieren. In diesen Fällen besteht keine Tauchtauglichkeit.
>
> Mit dem Tauchen sollte erst mindestens sechs Monate nach Beginn der Therapie mit oralen Antidiabetika begonnen werden.
>
> Ist beim Typ-2-Diabetiker eine ergänzende oder alleinige Insulintherapie erforderlich, so ist dies in der Regel nicht mehr mit dem Tauchen vereinbar. Bei der Insulintherapie eines Typ-2-Diabetikes werden in der Regel mittellang und lang wirksame Insuline in einer festen Dosierung eingesetzt. Mit dieser Einstellung ist keine individuelle, der jeweiligen Situation entsprechende Anpassung des Glukosespiegels möglich, die Gefahr des Auftretens

einer Hypoglykämie, vor allem unter Nahrungskarenz und/oder Belastung, ist gegenüber der alleinigen oralen Diabetestherapie deutlich erhöht.

Tauchtauglichkeit besteht für diätetisch oder mit oraler Medikation gut eingestellten Diabetes mit:
- ▶ stabilen BZ- und HbA1c-Werten,
- ▶ Abwesenheit von typischen Folgeerkrankungen,
- ▶ gut eingestelltem Hypertonus und
- ▶ einem Mindestalter von 18 Jahren.

Relative Kontraindikationen	Absolute Kontraindikation
– Oral eingestellter Diabetes mit rezidivierenden Hyperglykämien und/oder grenzwertigen HbA1c-Werten bei sonst guter körperlicher Leistungsfähigkeit ohne Folgeerkrankungen – Bei Insulinpflicht: Intensivierte Insulintherapie seit mindestens 12 Monaten, darunter gute BZ-Einstellung ohne Hypoglykämien, auch bei sportlichen Aktivitäten – Insulinpumpentherapie: seit mindestens 12 Monaten, darunter gute BZ-Einstellung ohne Hypoglykämien – Fehlen von Folgeerkrankungen (ausführliche Liste: s. oben)	– Konventionelle Insulintherapie – Vorliegen von diabetischen Folgeerkrankungen und/oder relevanten Begleiterkrankungen – Rezidivierende Hypoglykämien – Insulintherapie gleich welcher Art ohne sportliche Tätigkeit – < 6 Monate seit Beginn einer Therapie mit oralen Antidiabetika

12.2 Erkrankungen der Schilddrüse

Die Schilddrüse ist eine schmetterlingsförmige, hormonproduzierende Drüse, die am Hals unterhalb des Kehlkopfes und vor der Luftröhre (Trachea) gelegen ist. Die Hormonproduktion wird von übergeordneten Zentren gesteuert. Die Hypophyse setzt das Hormon TSH (thyroidstimulierendes Hormon) frei, bzw. der Hypothalamus reguliert die TSH-Produktion über das Hormon TRH. Die von der Schilddrüse produzierten Schilddrüsenhormone sind das jodhaltige Thyroxin (T4) und Trijodthyronin (T3), die eine wichtige Rolle für den Energiestoffwechsel des Körpers spielen. Erkrankungen der Schilddrüse können mit einer Organvergrößerung (Struma oder

Kropf) sowie einer Über- oder Unterfunktion einhergehen (Hyperthyreose bzw. Hypothyreose). Jede der genannten Erscheinungsformen der Schilddrüsenerkrankung kann bei entsprechender Ausprägung tauchmedizinische Relevanz erlangen.

12.2.1 Struma

Der Begriff Struma (umgangssprachlich „Kropf") bezeichnet eine Vergrößerung oder knotige Veränderung der Schilddrüse unabhängig von der Stoffwechsellage. Hierbei ist es zunächst gleichgültig, ob die Schilddrüsenfunktion normal ist, eine Überfunktion (Hyperthyreose, s. unten) oder eine Unterfunktion (Hypothyreose, s. unten) besteht.

Das klinische Bild bei Strumapatienten hängt zum einen von der Größe der Struma, zum anderen von der Stoffwechsellage ab. Letzteres wird separat behandelt (s. dort).

Eine geringe Vergrößerung der Schilddrüse macht in der Regel keine lokalen Beschwerden. Mit zunehmender Größe der Schilddrüse können bei den Betroffenen ein Druck-, Enge- oder Kloßgefühl im Halsbereich, Missempfindungen beim Tragen von eng am Hals anliegenden Kleidungsstücken sowie Kragen (Tauchanzug!) und Schluckbeschwerden auftreten. Bei stark vergrößerter Schilddrüse mit Druckausübung auf die larynxnahe Luftröhre sind in Abhängigkeit von der Kopfhaltung oder bei körperlicher Belastung Episoden akuter Luftnot möglich.

Eine ausgeprägte (drittgradige) Struma kann benachbarte Strukturen wie vor allem Trachea und Ösophagus, aber auch die Halsgefäße, mechanisch verdrängen und zu entsprechenden Symptomen wie ausgeprägten Schluckbeschwerden, Stridor und Luftnot auch in Ruhe führen (Tabelle 12.1).

Zur Therapie der Struma stehen verschiedene Behandlungsansätze zur Verfügung. Die medikamentöse Substitutionstherapie mit Schilddrüsenhormonen, die Radiojodtherapie und die Operation mit teilweiser oder vollständiger Entfernung des Schilddrüsengewebes stellen sich teilweise gegenseitig ergänzende Optionen dar.

Von tauchmedizinischer Bedeutung ist vor allem die operative Therapie der Schilddrüse, weil als seltene, aber typische Komplikationen aller Schilddrüsenoperationen die Schädigung des Nervus recurrens mit nachfolgender Rekurrensparese und Stimmlippenlähmung sowie eine postoperative Unterfunktion der Nebenschilddrüsen (Hypoparathyreoidismus, s. dort) bekannt sind. In seltenen Fällen ist als Operationsfolge eine beiderseitige Rekurrensparese mit kompletter Stimmbandlähmung möglich, was Erstickungsanfälle auslösen kann.

Tabelle 12.1: Einteilungen der Struma-Grade nach AWMF-Leitlinie

Stadium 0	Keine Struma
Stadium 1a	Palpatorische, aber nicht sichtbare Vergrößerung
Stadium 1b	Bei maximaler Halsreklination sichtbare Vergrößerung
Stadium 2	Bei normaler Kopfhaltung sichtbare Schilddrüse
Stadium 3	Stark vergrößerte Schilddrüse

Nach einer Schilddrüsenoperation ist eine ausreichend lange Wartezeit bis zur Wiederaufnahme von Tauchaktivitäten zu empfehlen, weil im Bereich der Operationswunde durch die eng anliegende Tauchbekleidung mechanische Reizungen ausgelöst werden können.

Die Struma, wie auch die operative Therapie der Schilddrüse, können zu einer Beeinträchtigung der Atemwege mit einem erhöhten Risiko für Air-Trapping-Mechanismen und nachfolgender Lungenüberblähung beim Auftauchen führen. Ein entsprechender Befund ist daher sicher auszuschließen!

Bei bekannter Struma wird in der Regel bereits eine hausärztliche Betreuung bestehen. Zur Beurteilung der Tauchtauglichkeit sind vorhandene Befunde anzufordern. Ist der Patient nicht in hausärztlicher Behandlung, so ist vor Beginn der Tauchtauglichkeitsuntersuchung eine Schilddrüsendiagnostik durchzuführen. Bei entsprechender Größe der Struma sollte zudem auf bildgebende Verfahren nicht verzichtet werden. Hier sind als ergänzende Untersuchung die sonografische Bestimmung der Größe und Konsistenz der Struma zu empfehlen und eine Beteiligung der Trachea auszuschließen, auch eine radiologische Abklärung sollte ggf. situationsbezogen erfolgen.

Bei einer trachealen Einengung ist die Tauchtauglichkeit ausgeschlossen. Besteht nach operativem Eingriff der Verdacht auf eine Rekurrensparese, ist eine konsiliarische HNO-ärztliche Untersuchung angezeigt.

Tauchtauglichkeit besteht bei euthyreoter Stoffwechsellage, adäquater Therapie und guter körperlicher Leistungsfähigkeit.

Relative Kontraindikationen	Absolute Kontraindikationen
– Mittelgroße Struma (Struma II°) mit euthyreoter Stoffwechsellage und ohne Organverdrängung – Z.n. operativer Entfernung und einseitiger Rekurrensparese (HNO-ärztliche Abklärung)	– Große Struma mit Verdrängung von Gefäßen und Trachea bzw. Trachealeinengung – Struma mit Schilddrüsenfehlfunktion – Z.n. operativer Entfernung und beidseitiger Rekurrensparese – Tracheomalazie

12.2.2 Hyperthyreose (Schilddrüsenüberfunktion)

Eine Hyperthyreose geht mit einem Überangebot von Schilddrüsenhormonen einher. Die häufigsten Ursachen einer Hyperthyreose sind v. a. Prozesse, bei denen sich hormonproduzierende Zellen verselbstständigen, sowie Autoimmunprozesse (Morbus Basedow, Hashimoto-Thyreoiditis). Selten führen entzündliche Erkrankungen, eine Überdosierung von Schilddrüsenhormonen oder hormonproduzierende Schilddrüsentumore zu einer Hyperthyreose.

Eine Hyperthyreose kann in verschiedenen Schweregraden auftreten. Bei der latenten Form ist der Spiegel der Schilddrüsenhormone im Blut normal, aber das Hormon des übergeordneten Zentrums (TSH) erniedrigt. Bei der Hyperthyreose ohne klinische Beschwerden sind die Schilddrüsenhormone erhöht, der Patient aber noch symptomlos, während bei der manifesten Hyperthyreose auch eine entsprechende Symptomatik vorliegt. Die schwerste Form einer Schildrüsenüberfunktion ist die thyreotoxische Krise mit einem krisenhaften Anstieg der Hormonproduktion und einer akut lebensbedrohlichen Symptomatik.

Symptome einer Schilddrüsenüberfunktion
- ▶ Nervosität, Schlaflosigkeit, innere Unruhe, Reizbarkeit, leichte Tränenausbrüche,
- ▶ Zittern der Hände,
- ▶ schneller, regelmäßiger oder unregelmäßiger Puls,
- ▶ Hitzewallungen, Wärmeempfindlichkeit und rasches Schwitzen,
- ▶ warme und feuchte Haut,
- ▶ Gewichtsverlust trotz erhöhten Appetits,
- ▶ Muskelschwäche,
- ▶ Muskelschmerzen und -trägheit,
- ▶ häufiger, weicher bis flüssiger Stuhlgang,

- vermehrter Haarausfall,
- bei Frauen auch Störungen des Menstruationszyklus.

Abhängig vom Grad der Schilddrüsenüberfunktion kann eine Gefährdung beim Tauchen sowohl von einer erhöhten Neigung zu Panikreaktionen als auch aus einer relativen Muskelschwäche und raschen Ermüdbarkeit resultieren. Es ist anzunehmen, dass die bei einer manifesten Schilddrüsenüberfunktion vorliegende erhöhte Stoffwechselrate einen Einfluss auf die dekompressionsphysiologischen Vorgänge und auf die Empfindlichkeit gegenüber erhöhten Sauerstoffpartialdrücken (Nitrox-Tauchen) haben kann. Untersuchungen zu diesen Themen liegen jedoch nicht vor.

Bei bekannter Schilddrüsenüberfunktion wird in der Regel bereits eine hausärztliche Betreuung bestehen Zur Beurteilung der Tauchtauglichkeit sind vorhandene Befunde anzufordern. Ist der Patient nicht in einer hausärztlichen Behandlung, so ist vor Beginn der Tauchtauglichkeitsuntersuchung eine Schilddrüsendiagnostik durchzuführen.

Tauchtauglichkeit besteht bei euthyreoter Stoffwechsellage, adäquater Therapie und guter körperlicher Leistungsfähigkeit.

Relative Kontraindikation	Absolute Kontraindikationen
– Latente Hyperthyreose mit Symptomfreiheit und guter körperl. Belastbarkeit (Bei latenter Hyperthyreose ist eine vierteljährliche Befundkontrolle zu fordern und Kontrastmittelexposition zu meiden)	– Manifeste Hyperthyreose – Z.n. operativer Entfernung und beidseitiger Rekurrensparese – Hypokalzämie – Postop. Hypoparathyreoidismus (s. dort)

12.2.3 Hypothyreose (Schilddrüsenunterfunktion)

Bei einer Schilddrüsenunterfunktion liegt eine zu geringe Freisetzung von Schilddrüsenhormonen vor, was dazu führt, dass der Stoffwechsel des Körpers langsamer als normal abläuft. Die Folge ist eine geringere körperliche und geistige Leistungsfähigkeit. Die Unterfunktion der Schilddrüse kann vielfältige Ursachen haben. Hier kommen Entzündungen, Autoimmunerkrankungen der Schilddrüse (Hashimoto-Thyreoiditis), Probleme im Bereich der übergeordneten Zentren (Hypophyse, Hypothalamus), aber vor allem auch die postoperative Hypothyreose nach Schilddrüsenoperation in Betracht. Unreflektiert eingenommene Thyreostatika oder Lithium können ebenfalls eine Hypothyreose verursachen.

Symptome einer Schilddrüsenunterfunktion
- Müdigkeit und rasche Ermüdbarkeit,
- Muskelschwäche und geringe körperliche Leistungsfähigkeit,
- Beinödeme,
- Lustlosigkeit und Antriebsschwäche,
- Kälteempfindlichkeit und rasches Frieren,
- Gewichtszunahme bei normaler Kalorienzufuhr,
- trockene Haut,
- Verstopfung,
- bei Frauen auch Störungen des Menstruationszyklus.

Abhängig vom Grad der Schilddrüsenunterfunktion kann eine Gefährdung beim Tauchen sowohl aus der Kälteintoleranz als auch aus einer relativen Muskelschwäche und raschen Ermüdbarkeit resultieren. Es ist anzunehmen, dass die bei einer manifesten Schilddrüsenunterfunktion vorliegende erniedrigte Stoffwechselrate einen Einfluss auf die dekompressionsphysiologischen Vorgänge haben kann. Untersuchungen dazu liegen jedoch nicht vor.

Bei bekannter Schilddrüsenunterfunktion wird in der Regel bereits eine hausärztliche Betreuung bestehen. Zur Beurteilung der Tauchtauglichkeit sind vorhandene Befunde anzufordern. Ist der Patient nicht in einer hausärztlichen Behandlung, so ist vor Beginn der Tauchtauglichkeitsuntersuchung eine Schilddrüsendiagnostik durchzuführen.

Tauchtauglichkeit besteht bei euthyreoter Stoffwechsellage, adäquater Therapie und guter körperlicher Leistungsfähigkeit.

Relative Kontraindikation	Absolute Kontraindikationen
– Hypothyreose mit Symptomfreiheit und adäquater körperlicher Belastbarkeit, wobei die Behandlung einzuleiten ist	– Manifeste Hypothyreose – Z.n. operativer Entfernung und beidseitiger Rekurrensparese

12.3 Erkrankungen der Nebenschilddrüse

12.3.1 Hyperparathyreoidismus (HPT)

Der Hyperparathyreoidismus (HPT) ist eine Regulationsstörung der Epithelkörperchen, die auch als Nebenschilddrüsen bezeichnet werden. Die etwa linsengroßen Epithelkörperchen liegen in der Regel jeweils hinten am oberen und unteren Pol der Schilddrüse und produzieren das Parathormon, das den Kalziumspiegel im Körper reguliert. Ein erhöhter Parathormonspiegel führt zu einer gesteigerten Kalziumreabsorption sowie zu einem gesteigerten Knochenabbau und damit zu einer erhöhten Kalziumkonzentration im Blut. Die typischen Folgen sind eine Demineralisation der Knochen, was zu Knochenschmerzen führen kann. Die verminderte Kalziumausscheidung über die Niere kann die Bildung von Nierensteinen zur Folge haben. Zudem kann es auch zur Bildung von Gallensteinen kommen, die wiederum eine Entzündung der Bauchspeicheldrüse (Pankreatitis) bedingen können.

Es werden verschiedene Formen des HPT unterschieden, wobei besonders der sekundäre Hyperparathyreoidismus hier besondere Erwähnung finden muss. Die Ursache ist eine verstärkte Hormonproduktion als Reaktion auf einen erhöhten Kalziumverlust des Körpers. Der Kalziumverlust ist meist die Folge von Grunderkrankungen wie der chronischen Niereninsuffizienz, einer Leberzirrhose oder einem Malassimilationssyndrom (durch z. B. M. Crohn, Colitis, Sprue). Bei der Beurteilung der Tauchtauglichkeit sind die bestehenden Grunderkrankungen meist wichtiger und ausschlaggebender als die daraus resultierenden Hormonstörungen.

⚠️ Die Symptomatik bestimmt die tauchmedizinische Relevanz. Zu den wichtigsten Symptomen des Vollbildes des HPT gehören:
- ▶ Osteoporose durch Demineralisation des Knochens und in der Folge ein deutlich erhöhtes Frakturrisiko,
- ▶ Bildung von Kalziumsteinen in der Niere mit Nierenkoliken,
- ▶ Ablagerungen von Kalzium in Blutgefäßen und an den Herzklappen mit Anstieg des Risikos für kardiovaskuläre Erkrankungen (bei renalem sekundären HPT).

➡️ Eine Tauchtauglichkeit ist bei unbehandeltem Hyperparathyreoidismus ausgeschlossen. Bei erfolgreicher Behandlung kann eine Tauchtauglichkeit erteilt werden, wenn es nicht zu Sekundärschäden gekommen ist bzw. wenn diese die Leistungsfähigkeit nicht beeinträchtigen. Tauchtauglichkeit besteht bei Beschwerde- und Symptomfreiheit mit Serum-Kalzium-Werten und intaktem Parathormon (iPHT) im Normbereich.

Relative Kontraindikationen	Absolute Kontraindikationen
– Serum-Kalzium-Werte > 2,85 mmol/l – iPHT > 1,5fach über der Norm	– Unbehandelter Hyperparathyreoidismus – Höhergradige Osteoporose – Vorliegen von Nierensteinen (je nach Befund, s. dort)

12.3.2 Hypoparathyreoidismus

Beim Hypoparathyreoidismus führt eine Unterfunktion der Nebenschilddrüsen über eine mangelnde Parathormonausschüttung zu einem Kalziummangel. Die häufigste Ursache ist die versehentliche Entfernung der Epithelkörperchen bei chirurgischen Eingriffen an der Schilddrüse.

Die Symptomatik ist durch einen Kalziummangel (Hypokalzämie) und dadurch auftretende Parästhesien und eine Tetanieneigung geprägt. Die Therapie des Hypoparathyreoidismus besteht aus der oralen Gabe von Kalziumpräparaten in Kombination mit Vitamin-D-Präparaten bzw. deren Analoga Dihydrotachysterol oder Rocaltrol. Dabei ist eine laufende Kontrolle des Serum-Kalzium-Spiegels nötig.

Die durch eine Hypokalzämie hervorgerufenen Parästhesien können eine Tauchunfalldiagnostik erschweren!

Eine Tauchtauglichkeit ist bei gut eingestellten Serum-Kalzium-Werten möglich, bei Auftreten von Parästhesien (Kribbelparästhesien) jedoch nicht. Zum Ausschluss von Nierensteinen ist eine sonografische Kontrolle zu empfehlen.

Tauchtauglichkeit besteht bei völliger Symptom- und Beschwerdefreiheit, unauffälligen und stabilen Serum-Kalzium-Werten.

Absolute Kontraindikationen

- Unbehandelter Hypoparathyreoidismus
- Rezidivierende Hypokalzämien
- Parästhesien
- Vorliegen von Nierensteinen (je nach Befund, s. dort)

12.4 Erkrankungen der Nebenniere

Die Nebennieren befinden sich beim Menschen auf den oberen Polen beider Nieren und sind hormonproduzierende Drüsen. Die Nebennierenrinde produziert die Steroidhormone, das Nebennierenmark bildet die Katecholamine Adrenalin und Noradrenalin.

12.4.1 Erkrankungen der Nebennierenrinde

Die von der Nebennierenrinde gebildeten Hormone sind vor allem das Aldosteron, das eine wichtige Rolle im Wasser- und Elektrolythaushalt sowie in der Regulation des arteriellen Blutdrucks spielt, und die Glukokortikoide, die den Stoffwechsel beeinflussen und antiinflammatorisch sowie immunsuppressiv wirken.

Überproduktion von Aldosteron: Conn-Syndrom

Eine Überproduktion von Aldosteron führt zum Hyperaldosteronismus bzw. zum Conn-Syndrom mit erhöhtem Blutdruck und häufiger auch zu einer Hypokaliämie, die mit muskulärer Schwäche und Herzrhythmusstörungen einhergehen kann. Ursächlich sind in der Regel einseitige Nebennierenadenome. Die Behandlung erfolgt durch operative Entfernung des Adenoms bzw. bei mildem Hyperaldosteronismus durch eine symptomatische Behandlung mit Aldosteronantagonisten.

Die Patienten sind unbehandelt häufig in ihrer Leistungsfähigkeit eingeschränkt und weisen einen schwer einzustellenden Bluthochdruck auf.

Unbehandelt besteht keine Tauchtauglichkeit. Nach erfolgreicher Behandlung hängt die Tauchtauglichkeit vor allem von einer guten Blutdruckeinstellung und einer guten körperlichen Leistungsfähigkeit ab.

Relative Kontraindikation	Absolute Kontraindikationen
– Erfolgreiche Behandlung mit guter Blutdruckeinstellung, gute körperliche Leistungsfähigkeit	– Unbehandelter Hyperaldosteronismus – Arterieller Hypertonus trotz Therapie bei gleichzeitigem Hyperaldosteronismus

Vermehrte Glukokortikoidproduktion: Morbus Cushing

Häufig wird die vermehrte Bildung von Glukokortikoiden in den Nebennieren durch eine Stimulation mit adrenokortikotropem Hormon (ACTH) aufgrund eines Hypophysenvorderlappenadenoms (HVL-Adenom) hervorgerufen, sie kann aber auch Folge eines Cortisol-produzierenden Adenoms in der Nebenniere selbst sein. Eine entsprechende Abklärung ist daher zwingend erforderlich.

Als Folge der vermehrten Bildung von Glukokortikoiden treten erhöhte Blutzuckerspiegel, Stammfettsucht, Hautveränderungen sowie Knochen- und Muskelabbau und ein arterieller Hypertonus auf.

Die Patienten sind unbehandelt häufig in ihrer Leistungsfähigkeit eingeschränkt und weisen schwer einzustellende Blutzuckerwerte, die eine Insulintherapie erforderlich machen, sowie einen arteriellen Hypertonus auf.

Unbehandelt besteht keine Tauchtauglichkeit. Nach erfolgreicher Behandlung (Operation des HVL-Adenoms oder des Adenoms der Nebennierenrinde) hängt die Tauchtauglichkeit vor allem von einer normalisierten Blutdruck- und Diabeteseinstellung (s. jeweils dort) sowie von einer guten körperlichen Leistungsfähigkeit ab. (Bei Eingriffen an der Hypophyse siehe auch Kap. 20, Neurochirurgie!)

Relative Kontraindikation	Absolute Kontraindikation
– Erfolgreiche Behandlung mit normalisierter Blutdruck- und Blutzuckerstoffwechsellage sowie guter körperlicher Leistungsfähigkeit	– Unbehandelter Morbus Cushing und Cushing-Syndrom

Nebennierenrindeninsuffizienz (Morbus Addison)

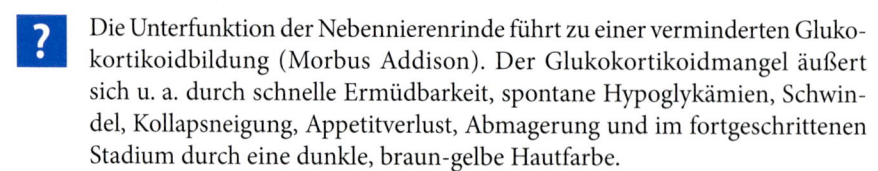

Die Unterfunktion der Nebennierenrinde führt zu einer verminderten Glukokortikoidbildung (Morbus Addison). Der Glukokortikoidmangel äußert sich u. a. durch schnelle Ermüdbarkeit, spontane Hypoglykämien, Schwindel, Kollapsneigung, Appetitverlust, Abmagerung und im fortgeschrittenen Stadium durch eine dunkle, braun-gelbe Hautfarbe.

Besondere Belastungssituationen können zudem einen lebensbedrohlichen Zustand verursachen, der durch eine Bewusstseinstrübung bis hin zu Koma, Blutdruckabfall, massive Austrocknung des Organismus, Hypoglykämien und massive Abdominalbeschwerden gekennzeichnet ist.

Die Therapie besteht in der exogenen Zufuhr der fehlenden Hormone.

Unbehandelt besteht keine Tauchtauglichkeit. Nach erfolgreicher Behandlung hängt die Tauchtauglichkeit vor allem von stabilen Kreislaufverhältnis-

12 Endokrinologie und Stoffwechsel

sen und Blutzuckerwerten (s. jeweils dort) sowie einer guten körperlichen Leistungsfähigkeit ab. Kandidaten müssen daher regelmäßig Sport treiben und darunter stabil und leistungsfähig sein.

Relative Kontraindikation	Absolute Kontraindikation
– Nach erfolgreicher Behandlung mit stabilen Kreislaufverhältnissen und Blutzuckerwerten sowie einer guten körperlichen Leistungsfähigkeit	– Unbehandelter Morbus Addison

12.4.2 Erkrankungen des Nebennierenmarks: Phäochromozytom

Die wichtigste Erkrankung des Nebennierenmarks ist eine durch Tumore bedingte Überfunktion (Phäochromozytom).

Beim Phäochromozytom handelt es sich um einen katecholaminproduzierenden Tumor der Nebenniere. Die Symptomatik ist dementsprechend ein anfallsartig auftretender Bluthochdruck, häufig verbunden mit Schwindel, Kopfschmerzen, Schwitzen und Herzrasen. Daneben kann es auch zu einer dauerhaften Blutdruckerhöhung mit kaum einstellbarem Hypertonus und zu Hyperglykämien kommen. Die definitive Therapie besteht in der operativen Resektion. In ca. 10 % der Fälle handelt es sich bei den Tumoren um maligne Tumoren, bei denen insbesondere auch Metastasen auszuschließen sind.

Die anfallsartig auftretende Symptomatik kann die Sicherheit unter Wasser erheblich beeinträchtigen!

Unbehandelt besteht keine Tauchtauglichkeit. Nach erfolgreicher Behandlung hängt die Tauchtauglichkeit v. a. von stabilen Kreislaufverhältnissen, Blutdruckverhältnissen und Blutzuckerwerten (s. jeweils dort) sowie einer guten körperlichen Leistungsfähigkeit ab. Tauchtauglichkeit besteht bei völliger Beschwerdefreiheit nach Operation und normalen Blutdruckwerten.

Relative Kontraindikation	Absolute Kontraindikation
– Nach erfolgreicher Behandlung mit stabilen Kreislaufverhältnissen und Blutzuckerwerten sowie einer guten körperlichen Leistungsfähigkeit	– Unbehandeltes Phäochromozytom

12.5 Hyperlipoproteinämie (HLP)

Unter einer Hyperlipoproteinämie (HLP) oder Hyperlipidämie wird eine erhöhte Konzentration der Blutfette verstanden. Hierbei handelt es sich im engeren Sinn um die Konzentrationen des Cholesterins, der Triglyzeride und der Lipoproteine mit einer Verschiebung des relativen Anteils der HDL-, LDL- bzw. VLDL-Fraktion.

Bei der Hyperlipoproteinämie wird zwischen primären und sekundären Hyperlipoproteinämien unterschieden. Primäre Hyperlipoproteinämien stellen eine eigene, meist genetisch bedingte Erkrankung dar, während sekundäre Hyperlipoproteinämien Folgeerscheinungen von anderen Grunderkrankungen sind. Meist ist bei der Beurteilung der Tauchtauglichkeit die Relevanz der Grunderkrankungen schwerwiegender als die bestehende HLP.

Folgende Erkrankungen können Ursache einer sekundären HLP sein:
- Diabetes mellitus,
- Alkoholismus,
- Überernährung und Fehlernährung,
- Nephrotisches Syndrom,
- Pankreatitis,
- Lebererkrankungen,
- Cholestase,
- Hyperurikämie,
- Hypothyreose.

Erhöhte Blutfettwerte begünstigen die dekompressionsbedingte Gasblasenbildung und erhöhen dadurch möglicherweise den Dekompressionsstress, bzw. das Risiko eines Dekompressionsunfalls. Es ist daher auch bei ansonsten gegebener Tauchtauglichkeit auf die Notwendigkeit zu einem konservativen Tauchverhalten hinzuweisen!

Die HLP ist grundsätzlich mit der Tauchtauglichkeit vereinbar, ein konservatives Tauchverhalten wird jedoch empfohlen. Die Tauchtauglichkeit wird primär von der Leistungsfähigkeit, den gleichzeitig vorhandenen Grunderkrankungen und/oder eventuellen Folgeschäden (Arteriosklerose, koronare Herzerkrankung, Diabetes etc.) bestimmt, die ausreichend mit abgeklärt werden müssen.

Tauchtauglichkeit besteht bei unbehandelter HLP mit grenzwertigen Befunden ohne Folge- bzw. Begleiterkrankungen, und bei guter diätetischer oder medikamentöser Einstellung ohne Folge- bzw. Begleiterkrankungen.

Relative Kontraindikation	Absolute Kontraindikation
– Massive Hyperlipoproteinämie, abhängig von Begleit- und Folgeerkrankungen (s. dort)	– Abhängig von Begleit- und Folgeerkrankungen (s. dort)

12.6 Hyperurikämie (Gicht)

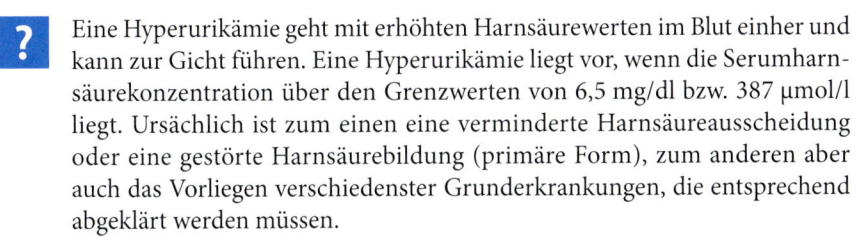

Eine Hyperurikämie geht mit erhöhten Harnsäurewerten im Blut einher und kann zur Gicht führen. Eine Hyperurikämie liegt vor, wenn die Serumharnsäurekonzentration über den Grenzwerten von 6,5 mg/dl bzw. 387 µmol/l liegt. Ursächlich ist zum einen eine verminderte Harnsäureausscheidung oder eine gestörte Harnsäurebildung (primäre Form), zum anderen aber auch das Vorliegen verschiedenster Grunderkrankungen, die entsprechend abgeklärt werden müssen.

Eine Hyperurikämie bleibt häufig asymptomatisch. Je nach Ausmaß der Erhöhung der Harnsäurekonzentration im Blut oder Gewebe kann sich eine Beschwerdesymptomatik in verschiedenen Formen manifestieren:
- ▶ akuter Gichtanfall,
- ▶ chronische Gicht mit Weichteil- und Knochentophi (Knötchen),
- ▶ Bildung von Nierensteinen und/oder einer Urat-Nephropathie.

Es ist nicht bekannt, inwieweit erhöhte Harnsäurewerte einen Einfluss auf die Dekompressionsphysiologie haben. Gichtbedingte entzündliche Veränderungen können sich dekompressionsphysiologisch auswirken, wobei es hier auf das Ausmaß der Veränderungen ankommt. Eine Gichtsymptomatik an einem einzelnen kleinen Gelenk (etwa Großzehengrundgelenk) ist von geringer Relevanz, wenn dadurch die Schwimmfähigkeit und die Fähigkeit zum Flossenschlag nicht eingeschränkt sind. Ein akuter Gichtanfall kann hingegen die Sicherheit unter Wasser negativ beeinflussen.

Die symptomlose Hyperurikämie ist grundsätzlich mit der Tauchtauglichkeit vereinbar, ein konservatives Tauchverhalten wird jedoch empfohlen. Die Tauchtauglichkeit wird daher primär von den gleichzeitig vorhanden Grunderkrankungen (s. Liste) und/oder eventuellen Folgeschäden bestimmt, die evaluiert werden müssen.

Tauchtauglichkeit besteht bei unbehandelter Gicht mit grenzwertigen Befunden ohne Folge- bzw. Begleiterkrankungen, und bei guter medikamentöser Einstellung ohne Folge- bzw. Begleiterkrankungen.

Relative Kontraindikation	Absolute Kontraindikation
– Manifeste Gicht im beschwerdefreien Intervall unter Behandlung	– Manifeste Gicht mit Beschwerdesymptomatik, abhängig von Begleit- und Folgeerkrankungen (s. dort)

Internet

Homepage der International Diabetic Athletes Association mit weiterführenden Informationen zum Thema Sport und Diabetes: www.idaa.de
Internet Info zum Thema Diabetes: www.diabetes-deutschland.de, www.deutsche-diabetes-gesellschaft.de

Literatur

Carturan D, Boussuges A, Burnet H et al.: Circulating venous bubbles in recreational diving: relationships with age, weight, maximal oxygen uptake and body fat percentage. Int J Sports Med 1999; 20: 410–414.

Dear Gde L, Pollock NW, Uguccioni DM, Dovenbarger J, Feinglos MN, Moon RE: Plasma glucose responses in recreational divers with insulin-requiring diabetes. Undersea Hyperb Med 2004; 31: 291–301

Dufaitre L, Vialettes B: Is scuba diving allowed in diabetic patients treated with insulin? Diabetes Metab 2000; 26: 411–415.

Edge CJ, Grieve AP, Gibbons N, O'Sullivan F, Bryson P: Control of blood glucose in a group of diabetic scuba divers. Undersea Hyperb Med 1997; 24: 201–207.

Edge CJ, St Leger Dowse M, Bryson P: Scuba diving with diabetes mellitus – the UK experience 1991–2001. Undersea Hyperb Med 2005; 32: 27–37.

Jauchem JR, Waligora JM, Conkin J et al.: Blood biochemical factors in humans resistant and susceptible to formation of venous gas emboli during decompression. Eur J Appl Physiol Occup Physiol 1986; 55: 68–73.

Jauchem JR, Waligora JM, Johnson PC Jr: Blood biochemical and cellular changes during decompression and simulated extravehicular activity. Int Arch Occup Environ Health 1990; 62: 391–396.

Kruger DF, Owen SK, Whitehouse FW: Scuba diving and diabetes. Practical guidelines. Diabetes Care 1995; 18: 1074.

Lerch M, Lutrop C, Thurm U: Diabetes and diving: Can the risk of hypoglycaemia be banned? SPUMS J 1996; 26: 62–66.

Lormeau B, Sola A, Tabah A, Chiheb S, Dufaitre L, Thurninger O, Bresson R, Lormeau C, Attali JR, Valensi P: Blood glucose changes and adjustments of diet and insulin doses in type 1 diabetic patients during scuba diving (for a change in French regulations). Diabetes Metab 2005; 31: 144–151.

Piepho T: Tauchen mit Diabetes. In: Klingmann C, Tetzlaff K (Hrsg.): Moderne Tauchmedizin. Stuttgart: Gentner, 2007.

Pollock NW, Uguccioni DM, Dear GdeL: Diabetes and recreational diving: guidelines for the future. Proceedings of the UHMS/DAN 2005 June 19 Workshop. Durham, NC: Divers Alert Network; 2005.

Pollock NW, Uguccioni DM, Dear G, Bates S, Albushies TM, Prosterman SA: Plasma glucose response to recreational diving in novice teenage divers with insulin-requiring diabetes mellitus. Undersea Hyperb Med 2006; 33: 125–133.

Wendling et al.: Manual Tauchtauglichkeit, 2. Aufl. Gesellschaft für Tauch- und Überdruckmedizin, Schweizerische Gesellschaft für Unterwasser- und Hyperbarmedizin, Österreichische Gesellschaft für Tauch- und Hyperbarmedizin, 2001.

13   Gastroenterologie

Generell müssen während des Tauchgangs bzw. der Austauchphase zwei Umstände im Magen-Darm-Trakt berücksichtigt werden, die bei bestimmten Erkrankungen zu einer Einschränkung der Tauchfähigkeit führen.

Beim Eintauchen ins Wasser wird die auf den Magen-Darm-Trakt wirkende Schwerkraft weitgehend aufgehoben. So kommt es selbst bei Gesunden häufiger zur Regurgitation von Mageninhalt.

Neben den klassischen Refluxsymptomen („Sodbrennen") verursacht die Magensäure Husten- und Brechreiz, der unter Wasser eine Panikreaktion auslösen kann. Panik ist wiederum ein häufiger Auslöser von Ertrinkungsunfällen. Führt die Situation zum Erbrechen, kann eine Aspiration lebensbedrohliche Folgen haben.

Ein zweiter Punkt sind die schon physiologischerweise im Magen-Darm-Trakt vorhandenen Gasansammlungen. Neben verschluckter Luft während des regulären Schluckakts sind dies auch Gärgase, die während des Verdauungsprozesses anfallen. Zudem verschluckt jeder Mensch täglich kleinere Mengen von Luft – vermehrt bei häufigem Einsatz der Bauchpresse. Beim Tauchen ist dies an Land beim Anlegen der schweren Ausrüstung sowie bei der Unterwasserarbeit der Fall. Besondere Beachtung gilt hier den während eines Tauchgangs entstehenden Gärgasen. Diese sammeln sich im Vergleich zur Oberfläche unter einem erhöhten Umgebungsdruck an und dehnen sich nach dem Boyle-Mariotte'schen Gesetz in der Austauchphase aus. Wird ein Abstrom in andere Bereiche des Magen-Darm-Trakts und damit eine regionale Druckentlastung verhindert, kommt es vor dem Abströmhindernis zur Überdehnung der Magen-Darm-Wand bis hin zu Rupturen mit den Folgen eines Pneumoperitoneums oder auch -mediastinums (abdominelles Barotrauma). Auch wenn in vielen Fällen keine Ursache ermittelt werden kann, so sind doch etwa 20 % auf eine Magenruptur, bevorzugt an der kleinen Kurvatur zurückzuführen. Etwa 20 Beschreibungen finden sich dazu in der Literatur.

Mangels kontrollierter Studien zu diesem Aspekt der Tauchmedizin können nur auf niedrigstem Evidenzgrad basierende Empfehlungen ausgesprochen werden.

13 Gastroenterologie

13.1 Allgemeines

Untersuchungen. Zur Tauchtauglichkeitsuntersuchung gehört die Anamnese bezüglich früherer oder vorliegender Magen-Darm-Erkrankungen und die körperliche Untersuchung des Abdomens. Dieses sollte eine Befragung nach Stuhlgewohnheiten (Konsistenz, Frequenz) und deren Wandel einschließen. Hieraus kann sich dann der Hinweis auf Störungen des Magen-Darm-Trakts ergeben. Gegebenenfalls sind weiterführende Untersuchungen wie etwa eine Magen- oder Darmspiegelung sinnvoll.

Neu aufgetretene gastrointestinale Beschwerden sollten vor Durchführung eines Tauchgangs ärztlich abgeklärt werden.

13.2 Störungen des Magen-Darm-Trakts

13.2.1 Funktionsstörungen

Achalasie

Die Achalasie beschreibt eine Ösophagusmotilitätsstörung mit Verlust der koordinierten Erschlaffung des unteren Ösophagussphinkters. Hieraus resultiert eine anfangs ineffektive und später aufgehobene Peristaltik des tubulären Ösophagus.

Die Achalasie führt durch Retention von Speisebrei zu einer Dilatation des Ösophagus proximal des gastroösophagealen Übergangs. Neben damit verbundenen Schmerzen zählt zu den Symptomen das Erbrechen unverdauter Nahrung.

Wegen des erhöhten Aspirationsrisikos v. a. beim Tauchen ist je nach Ausprägung der Symptomatik vom Tauchen abzuraten (relative Kontraindikation).

Hiatushernie

Stülpt sich ein Teil des Magens durch die Zwerchfellpforte der Speiseröhre in den Brustraum, so spricht man von einer Hiatushernie. Hierbei unterscheidet man die häufige axiale Gleithernie von den selteneren paraösophagealen oder kombinierten Hernien. Nur ein geringer Anteil der Hernien bereitet Beschwerden und dann werden vor allem Symptome des Reflux angegeben.

⚠️ Luft kann sich während eines Tauchgangs in der Hernie fangen und bei Druckentlastung während des Aufstiegs dann zu einer Magenüberdehnung bis hin zur Ruptur führen.

➡️ Bei symptomatischen Hernien sollte eine chirurgische Sanierung angestrebt werden, eine absolute Operationsindikation stellen die paraösophagealen Hernien dar. Deshalb ist vom Tauchen bei symptomatischen Hernien abzusehen (absolute Kontraindikation) bis eine chirurgische Revision erfolgt ist.

13.2.2 Entzündungen

(Reflux-)Ösophagitis

❓ Eine Entzündung im unteren Ösophagus ist häufig Folge eines Rückflusses von Magensaft. Ursache ist zumeist ein nicht funktionsfähiger unterer Ösophagussphinkter (s. Hernie). Das Ausmaß der Refluxösophagitis kann von ausschließlichen Symptomen bis hin zu zirkulären Entzündungen reichen. Die ablaufende Entzündungsreaktion verursacht brennende Schmerzen hinter dem Brustbein („Sodbrennen").

Eine medikamentöse Therapie mit Protonenpumpeninhibitoren kann Linderung verschaffen.

⚠️ Durch die veränderten Druckbedingungen beim Tauchen, vor allem beim Abtauchen mit dem Kopf voraus, kommt es selbst bei Gesunden zu einem Magensäurerückfluss in die Speiseröhre. Bei Patienten mit bestehender Refluxerkrankung ist eine Verstärkung der Beschwerden möglich.

➡️ Aufgrund der säurebedingten Risiken (u. a. Aspiration) ist vom Tauchen im Akutstadium abzuraten (relative Kontraindikation).

Magengeschwür (Ulkuskrankheit)

❓ Sind die Schutzmechanismen der Magenschleimhaut gegen die eigene Magensäure beeinträchtigt (u. a. Helicobacter pylori, NSAR), so kann diese angegriffen werden und es entwickelt sich ein Ulcus ventriculi. Je nach Ausmaß und Destruktion der Magenwand reichen die Symptome von Oberbauchschmerz bis hin zu lebensbedrohlichen Blutungen. Zudem ist die Widerstandskraft der Magenwand für Dehnungsreize stark herabgesetzt.

Begleitend tritt oft eine Funktionsstörung des Magenpförtners auf, so dass die expandierende Luft beim Aufstieg nicht entweichen und den Magen überdehnen kann bis hin zur Ruptur.

Zwölffingerdarmgeschwür

Bei einem Geschwür des Zwölfingerdarms (Ulcus duodeni) handelt es sich um eine gutartige, entzündliche Erkrankung, bei der es zu einem Defekt in der Wand des Zwölffingerdarms kommt.

Ein Einriss der Darmwand bei Drucksteigerung im Zwölffingerdarm ist jedoch nicht zu erwarten, da sich das expandierende Volumen nach unten in den Dünndarm ausdehnen kann, da hier keine anatomischen Barrieren vorliegen.

Eine akute Ulkuserkrankung stellt eine absolute Kontraindikation dar, während das in Abheilung befindliche Ulkus eine relative Kontraindikation ist. Nach kompletter Heilung bestehen keine Einschränkungen zur Ausübung des Tauchsports.

Morbus Crohn/Colitis ulcerosa

Zu den chronisch-entzündlichen Darmerkrankungen zählen der Morbus Crohn und die Colitis ulcerosa. Es handelt sich um unspezifische Entzündungen, die beim Morbus Crohn alle Abschnitte des Magen-Darm-Trakts betreffen kann, während die Entzündung bei der Colitis ulcerosa auf den Dickdarm beschränkt bleibt. Ein weiteres Unterscheidungsmerkmal ist der diskontinuierliche und transmurale Charakter der Entzündung beim Morbus Crohn. Dagegen befällt die Colitis ulcerosa nahezu immer den Mastdarm, dehnt sich variabel nach proximal aus und betrifft nur die Schleimhaut. Betroffene Personen weisen meist eine lange Krankheitsgeschichte auf, wobei Bauchschmerzen und Durchfälle zu den führenden Symptomen zählen. Durch die chronische Entzündung im Dünn- und Dickdarm entstehen Geschwüre, die oft narbig abheilen. Sowohl die Entzündung selbst wie auch die Narben können den Darm verengen und so zu einer Passagestörung führen.

Im gestauten Stuhl entstehen Gärgase, die sich nach dem Boyle-Mariotte'schen Gesetz in der Dekompression ausdehnen. Die entzündlich veränderte Darmwand hat nicht die Dehnungsfähigkeit des gesunden Darms und kann perforieren. Vor einer Stenose erfolgt zudem eine Distension, die ebenfalls im Falle der Gasexpansion zu einer Ruptur Anlass geben kann. Eine lebensbedrohliche Bauchfellentzündung wäre die Folge.

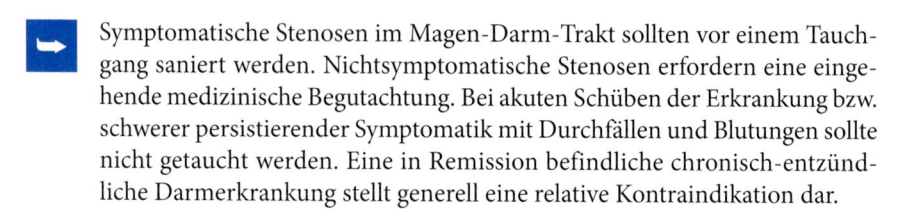

➡ Symptomatische Stenosen im Magen-Darm-Trakt sollten vor einem Tauchgang saniert werden. Nichtsymptomatische Stenosen erfordern eine eingehende medizinische Begutachtung. Bei akuten Schüben der Erkrankung bzw. schwerer persistierender Symptomatik mit Durchfällen und Blutungen sollte nicht getaucht werden. Eine in Remission befindliche chronisch-entzündliche Darmerkrankung stellt generell eine relative Kontraindikation dar.

Divertikulose

❓ Mit steigendem Lebensalter nimmt die Häufigkeit der Divertikulose, Aussackungen der Dickdarmschleimhaut durch Muskellücken der Darmwand, zu. In den meisten Fällen bereitet dieses keine Probleme, erfordert im Falle einer Entzündung (Divertikulitis) jedoch eine medizinische Behandlung. Zumeist klagen die Patienten über linksseitige Unterbauchschmerzen („Linksseiten-Appendizitis"), weitere Symptome sind ein verändertes Stuhlverhalten und Fieber. Neben einer antibiotischen Therapie bei unkomplizierten Verläufen spielt die Operation bei Problemsituationen und Rückfällen eine bedeutende Rolle.

➡ Generell gelten dieselben Überlegungen wie bei chronisch-entzündlichen Darmerkrankungen. Beschwerdefreie Patienten können uneingeschränkt am Tauchen teilnehmen.

Cholezystitis

❓ Eine Entzündung der Gallenblase, Cholezystitis, führt in der Regel zu einem ausgeprägten Krankheitsgefühl mit Fieber, Bauchschmerzen und Übelkeit. Verdauungsstörungen sind obligatorisch vorhanden. Hauptursache ist das Gallensteinleiden, wobei fettreiche Speisen die Entzündung auslösen können. Meist ist eine medikamentöse und ggf. auch operative Therapie notwendig.

➡ Im akuten Stadium sollte nicht getaucht werden. Nach operativer Sanierung und Beschwerdefreiheit besteht wieder Tauchtauglichkeit nach allgemein gültigen Beurteilungskriterien.

Pankreatitis

Die Bauchspeicheldrüsenentzündung (Pankreatitis) geht mit einem gürtelförmigem Oberbauchschmerz einher. Hinzutreten können Fieber, Übelkeit und Erbrechen. Nahezu die Hälfte aller Erkankungen wird durch ein Gallensteinleiden verursacht, das durch Verlegung der Mündungswege von Galle und Pankreas zu einem Aufstau führt. Etwa gleich viele Fälle trägt in westlichen Nationen die Genussdroge Alkohol bei.

Aufgrund der starken körperlichen Beeinträchtigung ist das Risiko eines Tauchgangs im akuten Stadium nicht vertretbar. Nach Ausheilung kann nach allgemein gültigen Beurteilungskriterien getaucht werden.

Ileus

Eine Darmlähmung oder Ileus ist meist Ausdruck eines Passagehindernisses durch Narbenzüge in Folge vorausgegangener Operationen oder Tumoren. Aber auch Gifte oder neurologische Störungen können eine Darmlähmung mit begleitender Passagestörung verursachen. Die vorgeschalteten noch intakten Darmabschnitte werden durch Stuhlaufstau und Gärgasbildung erweitert. Hierbei entstehen erhebliche Schmerzen, begleitet von vegetativen Störungen, Übelkeit und Erbrechen.

Vom Tauchen muss im Akutstadium bis zur Klärung und gegebenenfalls Sanierung der Ursache abgeraten werden. Das Risiko für ein Barotrauma ist sehr hoch.

Grundsätzlich gilt: Jede akute Entzündung des Magen-Darm-Trakts stellt eine Kontraindikation für das Tauchen dar. Begleitende vegetative Symptome wie z. B. Übelkeit und Brechreiz erhöhen das Aspirations- und damit Ertrinkungsrisiko. Störungen der Magen-Darm-Passage und eine herabgesetzte Wiederstandskraft der Magen-Darm-Wand erhöhen die Gefahr eines abdominellen Barotraumas.

Sofern keine Passagestörung des Magen-Darm-Trakts vorliegt, ist bei stabilen Krankheitsstadien oder nach Abheilung ein Tauchen meist bedenkenlos möglich.

13.3 Vermehrte Gasbildung im Magen-Darm-Trakt

? Neben diversen Lebensmitteln wie z. B. Bohnen kann auch ein Stuhlverhalt, meist aufgrund von Flüssigkeitsmangel (Koprostase) zu einer vermehrten Faulgasbildung im Darmtrakt führen. Durch die Dehnung des Darms können starke Bauchschmerzen mit begleitendem Unwohlsein auftreten.

⚠ Entwickeln sich diese Gärgase unter Druck so treten die Beschwerden beim Auftauchen in der Regel rasch auf. Darmeinrisse entstehen jedoch selten, da meist ein Abstrom der Gase in andere Darmbereiche und damit eine lokale Druckentlastung noch möglich ist.

➡ Nach Einnahme von blähenden Nahrungsmitteln und oder Stuhlverhalt sollte daher nicht getaucht werden.

13.4 Leber- und Tumorerkrankungen, Operationen

13.4.1 Leberzirrhose

? Virale Infektionen wie z. B. eine chronische Hepatitis oder Giftstoffe wie Alkohol können eine Leberzirrhose auslösen. Hierbei erfolgt ein Umbau der physiologischen Leberarchitektur, der über eine Fibrose zur Zirrhose führt und einen pseudolobulären Charakter aufweist. Die Folge ist neben einer verminderten Synthese und Entgiftung des Organs, eine portale Hypertension mit der Ausbildung von Umgehungskreisläufen. Diese können dann zu Hämorrhoiden oder Ösophagusvarizen führen. Bei Druckerhöhungen im Bauchraum wie z. B. beim Erbrechen können diese aufplatzen und eine lebensbedrohliche Blutung auslösen.

➡ Eine Lebererkrankung im fortgeschrittenen Stadium ist mit eingeschränkter Leistungsfähigkeit verbunden und daher nicht tauchtauglich.

13.4.2 Anus praeter

? Bei Darmoperationen kann die Anlage eines Anus praeter (künstlicher Darmausgang) nötig werden. Erfahrungsberichte Betroffener zeigen, dass ein Tauchen dennoch möglich ist.

Der auf das Darmende geklebte Auffangbeutel enthält neben dem ausgeschiedenen Stuhl auch Luft bzw. Gärgase. Entsprechend dem Boyle-Mariotte'schen Gesetz kann es so schon beim Abtauchen zu einem lokalen Barotrauma am Stoma und der umliegenden Haut kommen, was schmerzhaft sein kann. Zudem können sich während der Dekompression die im Beutel befindlichen Darmgase ausdehnen und zu einer Abhebung des Beutels mitsamt Inhalt oder Platzen führen.

Diese unangenehmen Erfahrungen können durch den Verschluss des Darmausgangs mit einer Kappe weitgehend vermieden werden. Grundsätzlich ist aus hygienischen Gründen auch der Einsatz eines Trockentauchanzugs zu empfehlen

Literatur

Chanson C: Gastric and omental incarceration through an occult traumatic diaphragmatic hernia in a scuba diver. J Trauma 2002; 52: 146–148.
Cheung HY: Spontaneous pneumomediastinum in a scuba diver. Hong Kong Med J 2006; 12: 152–153.
Cramer FS et al.: Stomach rupture as a result of gastrointestinal barotrauma in a Scuba diver. J Trauma 1982; 22: 238–240.
Edge CJ et al.: Control of blood glucose in a group of diabetic scuba divers. Undersea Hyperb Med 1997; 24: 201–207.
Haller et al.: Intestinal barotraumas after diving-mechanical ileus in incarceration of the last loop of the small intestine between a mobile cecum and sigmoid. Swiss Surg 2003; 9: 181–183.
Halpern P et al.: Rupture of the stomach in a diving accident with attempted resuscitation: a case report. Br J Anaesth 1986; 58: 1059–1061.
Halpern P et al.: Rupture of the stomage in a diving accident with attempted resuscitation. N Eng J Med 1993; 329: 542–544.
Huls G et al.: Bleomycin and scuba diving: to dive or not to dive. Neth J Med 2003; 61: 50–53.
Hunter JD, Roobottom CA, Bryson PJ, Brown C: Conservative management of gastric rupture following scuba diving. J Accid Emerg Med 1998; 15: 116–117.
Johnson LF et al.: Gastroesophageal dynamics during immersion in water to the neck. J Appl Physiol 1975; 38: 449–454.
Kotz J et al.: Pneumoperitoneum after diving – 2 clinical cases and literature review. Int Marit Health 2005; 56: 135–145.
Kusch NL: Hyperbaric oxygenation in the comprehensive treatment of children who had operations on the abdominal organs. Klin Khir 1991; 6: 47–49.
Lundgren CD: Nausea and abdominal discomfort-possible relation to aerophagia during diving: an epidemiologic study. Undersea Biomed Res 1975: 2: 155–160.

Mihos P et al.: Sports-related spontaneous pneumomediastinum. Eur J Cardiothorac Surg 2000; 18: 64–655.

Mueller PH, Franke A, Benninger J: Severe esophageal bleeding after scuba diving: a case report. Undersea Hyperb Med 2004; 3: I116

Nguyen MH: Massive variceal bleeding caused by scuba diving. Am J Gastroenterology 2000; 95: 3677–3678.

Nguyen MH, Ernsting KS, Proctor DD: Massive variceal bleeding caused by scuba diving. Am J Gastroenterol 2000; 95: 3677–3678.

Novomesky F: Gastro-esophageal barotraumas in diving: similarities with mellory weiss syndrome. Soud Lek 1999; 44: 21–24.

Oh ST: Massive pneumoperitoneum after scuba diving. J Korean Med Soc 2003; 18: 281–283.

Petri NM et al.: Gastric rupture in a diver due to rapid ascent. Croat Med J 2002; 43: 42–44.

Titu LV et al.: Gastric barotraumas in a scuba diver: report of a case. Surg Today 2003; 33: 299–301.

Tskhai VF: A rare case of intestinal barotraumas. Vestn Khir Im I I Grek 1990; 145: 64.

Waller SO: Autopsy features in scuba diving fatalities. Med J Aust 1970; 1: 1106–1108.

Wang J et al.: Diver with acute abdominal pain, right leg paresthesias and weakness: a case report. Undersea Hyperb Med 2002; 29: 242–246.

14 Gynäkologie

> Ein Drittel aller Sporttaucher sind weiblichen Geschlechts. Die Besonderheiten der weiblichen Anatomie und Physiologie bedingen spezifische Wechselwirkungen mit den physiologischen Konsequenzen des erhöhten Umgebungsdruckes und erfordern daher eine eigenständige Betrachtung.

14.1 Allgemeines

14.1.1 DCS-Risiko der Taucherinnen

Während ursprünglich von einem prinzipiell höheren DCS-Risiko bei Frauen im Vergleich zu Männern aufgrund ihres vergleichsweise höheren Körperfettanteils ausgegangen wurde, zeigten neuere Untersuchungen, dass das DCS-Risiko für Frauen zumindest nicht höher ist als bei Männern. Einige Studien zeigen sogar ein niedrigeres Risiko, wobei die Ursachen multifaktoriell sind. Im Unterschied zu männlichen Tauchern scheint aber der Monatszyklus bzw. der hormonelle Status der Frau einen Einfluss auf die Dekompressionsempfindlichkeit von Frauen zu haben

14.1.2 Hormoneller Status

Das DCS-Risiko der Taucherinnen scheint nicht gleichmäßig über die Zyklusphasen verteilt zu sein. Studien an größeren Kollektiven fanden eine signifikante Häufung der DCS-Fälle bei Frauen in der ersten Zykluswoche und eine verringerte Inzidenz in der dritten Zykluswoche, während bei Taucherinnen unter oraler Antikonzeption das Risiko gleichmäßig über den Zyklus verteilt war. Gegebenenfalls sollte Taucherinnen im Beratungsgespräch der Tauchtauglichkeitsuntersuchung geraten werden, in der ersten Zyklushälfte bewusst konservativ zu tauchen.

14.2 Tauchen in der Schwangerschaft

Untersuchungen an verschiedenen Tierarten zeigten das Auftreten von Gasblasen in fetalen Gefäßen nach simulierten Tauchgängen in einer Druckkammer. Aufgrund des physiologischen Rechts-Links-Shunts bei fehlendem Lungenfilter im fetalen Kreislauf gelangen Blasen direkt in die arterielle Zirkulation. Humane Daten lassen sich nur retrospektiv mit dem entsprechenden Selektionsfehler erheben. Die hierbei erhobene Datenlage ist uneinheitlich: Manche Autoren berichten über eine erhöhte Missbildungs- oder Komplikationsrate, in anderen Erhebungen konnte dies nicht nachgewiesen werden.

Eine Behandlung mit hyperbarem Sauerstoff im Rahmen stattgehabter Tauchunfälle in der Schwangerschaft konnte nicht mit negativen Auswirkungen auf den Fetus in Zusammenhang gebracht werden.

Bei uneinheitlicher Datenlage und teils widersprüchlichen Befunden sollte, wie bei Schwangerschaft allgemein üblich, eine entsprechende Vorsicht und Zurückhaltung geübt werden. Wenn von gynäkologischer/geburtshilflicher Seite keine weiteren Kontraindikationen bestehen, ist Schwimmen und Schnorcheln während der Schwangerschaft erlaubt, vom Tauchen mit Tauchgeräten sollte abgeraten werden.

In der Schwangerschaft ist die Ausübung des Tauchsports von dem Augenblick an, an dem die Schwangerschaft bekannt ist, kontraindiziert. Sollte eine Taucherin nicht auf die Ausübung des Sports verzichten wollen, so ist sie über die möglichen Gefahren für sich und den Fötus aufzuklären. Ein Abbruch der Schwangerschaft allein aufgrund der Tauchanamnese (z. B. Bekanntwerden der Schwangerschaft nach einem Tauchurlaub) ist nicht indiziert.

Nach Geburt des Kindes und der kompletten Abheilung evtl. vorhandener Geburtsverletzungen ist die Tauchtauglichkeit wieder gegeben. Das vollständige Sistieren des Wochenflusses sollte abgewartet werden.

Tauchen und Stillen

Grundsätzlich kann während der Stillzeit getaucht werden. Es empfiehlt sich, auf Folgendes hinzuweisen:

Wichtig ist eine ausreichende Flüssigkeitszufuhr der Mutter: Sowohl das Stillen, als auch das Tauchen gehen per se mit einem erhöhten Flüssigkeitsverlust und mit einem erheblichen Mehrbedarf an Flüssigkeit für die Stillende einher. Dieser Flüssigkeitsmangel muss adäquat ausgeglichen werden, weil sonst die Milchproduktion beeinträchtigt, die körperliche Leistungsfähigkeit vermindert ist und die Gefahr, einen Dekompressionsunfall zu erleiden, deutlich steigt. Gelegentlich kann es durch das Tauchen zu einem Rückgang der Milchproduktion kommen.

Kommt es zu einem Wundwerden oder einer Entzündung der Mamillen, oder aber zur Mastitis, besteht bis zur völligen Abheilung ein Tauchverbot. Tauchtauglichkeit besteht während der Stillzeit.

Relative Kontraindikation	Absolute Kontraindikationen
– Z.n. Schwangerschaft vor Sistieren des Wochenflusses	– Schwangerschaft (ab dem Zeitpunkt, da bekannt!) – Mastitis

14.3 Erkrankungen der Brust

14.3.1 Gutartige Veränderungen der Brust

Mammareduktionsplastik

Mammareduktionsplastiken werden meist aus kosmetischen respektive orthopädischen Indikationen durchgeführt. Hierbei wird ein Teil des Brustgewebes unter Erhalt der natürlichen Form entfernt.

Nach abgeschlossener Wundheilung und attestierter voller Sportfähigkeit durch den Gynäkologen besteht für das Tauchen keine Einschränkung.

Mammaaugmentationsplastik

Die Indikation zur Mammaaugmentation wird nach Operationen gestellt, die eine brusterhaltende Technik nicht zuließen, oder aus kosmetischen Gründen. Implantate bestehen aus Silikonöl bzw. Kochsalzlösung umgeben von einer stabilen Hülle aus Silikon.

Da Stickstoff lipophil ist, liegt es nahe, dass sich das Silikonöl mehr als die hydrophile Kochsalzlösung der Implantate aufsättigt. Tatsächlich konnte in

Untersuchungen ex vivo gezeigt werden, dass sich Stickstoffblasen im Inneren der Implantate bilden, ohne Schaden zu verursachen. In vivo dürfte eine Blasenbildung kaum möglich sein, Untersuchungen hierzu sind jedoch nicht vorhanden. Die Gefahr einer Ruptur des Implantats scheint ausgeschlossen zu sein. Eine Untersuchung berichtet über Veränderungen der Implantatform nach 40 Kompressionen/Dekompressionen, die längere Zeit bestanden. Ob dies herstellerabhängig ist und auch in vivo möglich ist, wurde bislang nicht publiziert. Ebenso fehlen Einzelfallberichte über Veränderung der Brustform nach Augmentation durch das Tauchen. Allenfalls sind Schädigungen der Implantate durch zu enge Begurtung oder Anzüge denkbar.

➡ Nach abgeschlossener Wundheilung und attestierter voller Sportfähigkeit durch den Gynäkologen besteht für das Tauchen keine Einschränkung, vorausgesetzt die zugrunde liegende Erkrankung und ggf. stattgehabte Operation bieten keine Kontraindikation zur Ausübung des Tauchsports.

Gutartige Geschwülste der Brust

❓ Gutartige Neubildungen wie Zysten, Adenome oder fibrozystische Veränderungen der Brust werden, wenn überhaupt, in aller Regel brusterhaltend operiert ohne Entfernung der Lymphknoten.

➡ Nach abgeschlossener Wundheilung und attestierter voller Sportfähigkeit durch den Gynäkologen besteht für das Tauchen keine Einschränkung. Tauchtauglichkeit besteht bei
- Z.n. Mammareduktionsplastik nach abgeschlossener Wundheilung,
- Z.n. Mammaaugmentationsplastik nach abgeschlossener Wundheilung,
- gutartigen Geschwülsten der Brust vor Behandlung und nach abgeschlossener Wundheilung.

14.3.2 Bösartige Erkrankungen der Brust

Mammakarzinom

❓ Das Mammakarzinom ist mit einem Anteil von ca. 25 % der häufigste Tumor der Frau. Es betrifft jede 8.–10. Frau in ihrem Leben. Etwa 40 % aller tastbaren Knoten der weiblichen Brust sind maligne. Da durch Aufklärung der Bevölkerung und Früherkennungsprogramme das Alter der Frauen bei

Erstdiagnose sinkt, sind auch aktive Taucherinnen betroffen. Hierbei gilt zu erwähnen, dass jedes 100. Mammakarzinom beim Mann auftritt und dies somit keine rein frauenspezifische Erkrankung darstellt.

→ Beim Auftreten von Metastasen (Knochen, Lunge, Leber, Pleura, ZNS) können diese eine Tauchtauglichkeit ausschließen, die Abhandlung findet in den entsprechenden Kapiteln statt.

? **Konservative Therapie.** Zur konservativen Therapie des Mammakarzinoms stehen neben der Radiatio und klassischen Chemotherapie auch die Antikörper- und Hormontherapie zur Verfügung. Bei der Auswirkung der einzelnen Substanzen auf die Tauchtauglichkeit sei auf die allgemeinen Empfehlungen bei Tumorerkrankungen verwiesen.

⚠ Durch die Therapie kann es zur Fibrosierung der Blut- und Lymphgefäße kommen. Der Rückfluss des Blutes und der Lymphe zum Herz kann dadurch behindert sein und somit auch der Abtransport des Stickstoffs bei der Dekompression. Zusätzlich kann der Tauchanzug oder die Bebänderung der Ausrüstung den Abfluss weiter behindern.

→ Bei erheblichen und ausgedehnten Lymphödemen der oberen Extremität ist aufgrund der Abflussbehinderung ein prinzipiell erhöhtes DCS-Risiko anzunehmen. Obwohl keine Literaturangaben hierzu vorliegen, stellt dies eine relative Kontraindikation für das Tauchen dar.

? **Chirurgische Therapie.** Das Ausmaß der chirurgischen Therapie des Mammakarzinoms hängt von der Tumorgröße und -art, dem Alter und Allgemeinzustand der Frau und nicht zuletzt der Größe der Brust ab. Bei der brusterhaltenden Therapie (BET) wird der Tumor mit umliegendem Gewebe, ein größeres Segment oder ein Quadrant der Brust entfernt. Ist die BET nicht möglich, wird eine Ablatio mammae (Mastektomie) durchgeführt. Dabei wird meist zunächst der Wächterlymphknoten entfernt und nur bei dessen Befall eine Lymphknotendissektion der Achselhöhle durchgeführt.

⚠ Entscheidend für die Tauchtauglichkeit nach abgeschlossener operativer Therapie ist die Entfernung der Achsellymphknoten. Durch Entfernung dieser Lymphknoten ist ein Abfluss der Lymphe und damit des Stickstoffs bei der Dekompression behindert. Dieses Abflusshindernis kann durch einen zu engen Tauchanzug und eine zu enge Bebänderung der Ausrüstung noch verstärkt werden.

→ Voraussetzung für die (Wieder-)Erlangung der Tauchtauglichkeit ist eine abgeschlossene Wundheilung und ggf. adjuvante Therapie. Zu möglichen Ausschlusskriterien wird auf das Kap. 8 „Tauchtauglichkeit Tumorerkrankung" verwiesen. Sollten erhebliche und ausgedehnte Lymphödeme der oberen Extremität vorhanden sein, ist vom Tauchen abzuraten. Bei Existenz von Metastasen können diese die Tauchtauglichkeit ausschließen, die Abhandlung erfolgt in den entsprechenden Kapiteln.

Tauchtauglichkeit besteht bei kurativ behandeltem Mammakarzinom, sowie bei chirurgisch behandeltem Mammakarzinom ohne Axilladissektion nach Abschluss der Wundheilung.

Relative Kontraindikationen	Absolute Kontraindikation
– Mammakarzinom mit eingeschränkter körperlicher Leistunsfähigkeit – Erhebliche und ausgedehnte Lymphödeme der oberen Extremitäten nach Behandlung des Mammakarzinoms – Metastasiertes Mammakarzinom	– Erhebliche und ausgedehnte Lymphödeme der oberen Extremitäten mit stattgehabter lokaler DCS-Symptomatik im betroffenen Bereich

14.4 Erkrankungen der weiblichen Geschlechtsorgane

14.4.1 Gutartige Erkrankungen

Dysmenorrhoe

? Unter Dysmenorrhoen werden Beschwerden und Schmerzen während der Menstruation zusammengefasst, wobei zwischen primären und sekundären Dysmenorrhoen unterschieden werden kann.

Bei den primären Dysmenorrhoen resultieren die Beschwerden aus der Freisetzung von Prostaglandinen und aus der daraus resultierenden Kontraktion der Muskulatur des Uterus. Bei den sekundären Dysmenorrhoen resultiert die Symptomatik meist aus dem Vorliegen gynäkologischer Begleiterkrankungen wie z. B Endometriose, Myomatose, Zysten u. a. m (s. auch dort).

⚠ Symptome der Dysmenorrhoe, wie z. B. Übelkeit, Erbrechen und Durchfall können beim Tauchen problematisch sein, da dies zu einer Dehydratation und somit einem erhöhten Risiko für eine DCS führen kann. Bei starken

Schmerzen kann auch die Konzentrationsfähigkeit beeinträchtigt sein, was u. U. die Tauchtauglichkeit negativ beeinflusst.

Da die Symptome nur während der Regelblutung auftreten, ist in der restlichen Zykluszeit die Tauchtauglichkeit uneingeschränkt gegeben.

➡ Primäre und sekundäre Dysmenorrhoen stellen per se keine Kontraindikation dar.

Hypermenorrhoe

❓ Eine Hypermenorrhoe bezeichnet eine überstarke Regelblutung, die mit einem erhöhten Blutverlust pro Monatsblutung verbunden ist. Bei starker Ausprägung kann eine chronische (sekundäre) Anämie resultieren.

Die Hypermenorrhoe bedarf einer Abklärung der Ursache, da die Ursache in 80 % organisch ist.

⚠ Die ausgeprägte Hypermenorrhoe kann zu einem intravasalen Volumenmangel führen, der das DCS-Risiko erhöht. Eine begleitende Anämie geht mit einer verminderten körperlichen Leistungsfähigkeit einher.

➡ Bei ausreichender Flüssigkeitszufuhr gibt es bei fehlender Anämie und guter körperlicher Leistungsfähigkeit keine Einschränkungen der Tauchtauglichkeit. Eine Anämie sollte allerdings als ergänzende Untersuchung sicher ausgeschlossen werden (s. auch Kap. 15, Hämatologie).

Endometriose

❓ Die Endometriose ist eine häufige gynäkologische Erkrankung, ca. 10 % aller Frauen erkranken zwischen Pubertät und Menopause. Sie ist eine gutartige, aber schmerzhafte chronische Wucherung des Endometrium, die außerhalb der zusammenhängenden Endometriumschicht gelegen ist (Ektopie); und innerhalb der Uterusmuskulatur liegt. Eine Endometriose kann zu Dys- und Hypermenorrhoen führen (s. dort)!

➡ Die Tauchtauglichkeit ist grundsätzlich gegeben. Nach operativer Therapie, meist durch Laparoskopie, ist die Tauchtauglichkeit nach vollständiger Wundheilung und Attestierung der vollen Sportfähigkeit durch den Gynäkologen gegeben.

Benigne Zysten des Ovars

Benigne Ovarialzysten sind sackartige Geschwülste der Eierstöcke und können mit Flüssigkeiten unterschiedlicher Konsistenz gefüllt sein. Häufig sind Ovarialzysten nur wenige Zentimeter groß und verursachen keine Symptome. Große Zysten können jedoch gestielt sein. Dabei ist bei körperlicher Aktivität und Bewegung eine Stieldrehung möglich, die zu einem plötzlich eintretenden, sehr starken Schmerzerlebnis führt.

Kommt es wären des Tauchens bei einer großen Zyste zu einer Stieldrehung, resultiert aus dem unmittelbar einsetzenden starken Schmerz eine unmittelbare und akute Gefährdung der Taucherin.

Eine Einschränkung der Tauchtauglichkeit besteht bei kleinen, symptomlosen Zysten nicht. Große, gestielte Zysten stellen eine relative Kontraindikation dar. Das Risiko einer Stieldrehung birgt beim Tauchen zusätzlich das Risiko von Panik unter Wasser. Daher wird zur operativen Sanierung großer gestielter Zysten geraten.
Die Tauchtauglichkeit besteht nach operativer Therapie und abgeschlossener Wundheilung.

Myome des Uterus

Myome sind benigne Tumore der Muskelzellen, in diesem Fall der Muskelzellen des Uterus. Größere Myome sind eine der Ursachen für Dys- und Hypermenorrhoen. Sehr große Myome können durch Verdrängung andere Organe kompromittieren.

Grundsätzlich beeinträchtigen Myome des Uterus die Tauchtauglichkeit nicht. Sehr große Myome mit Kompromittierung anderer Organe schließen die Tauchtauglichkeit aus. Diese kann nach abgeschlossener chirurgischer Therapie reevaluiert werden.

Benigne Erkrankungen der Vagina und Vulva

Die für die Tauchtauglichkeit relevanten Erkrankungen umfassen vor allem Infektionen in diesem Bereich.

> ⚠ Bei vorbestehenden Infektionen und der dadurch entstandenen Diskontinuität der (Schleim-)Hautbarriere kann es durch den Kontakt mit verunreinigtem Wasser zu Superinfektionen kommen. Hierdurch kann die Tauchtauglichkeit eingeschränkt sein. Dies gilt nicht in gleichem Maße für Tauchgänge mit Trockentauchanzug.

> ➡ Floride Infektionen stellen bis zur Ausheilung eine relative Kontraindikation für das Tauchen dar.

Descensus uteri und Prolaps uteri

> ❓ Beim Descensus uteri senkt sich aufgrund einer Schwäche des Beckenbodens der Uterus. Beim Prolaps uteri gelangt die Portio sowie die nach außen gewölbte Scheide außerhalb des Körpers. Die konservative Therapie besteht in der Einlage eines Pessars, die chirurgische Therapie besteht in der Entfernung der Gebärmutter (Hysterektomie) und einer plastischen Verstärkung des Beckenbodens (unterschiedliche chirurgische Techniken).

> ⚠ Schweres Heben und Pressen, wie es beim Tauchen durch Anlegen der Ausrüstung, Durchführung des Valsalva-Manövers u. a. m vorkommt, kann die Symptomatik verstärken.

> ➡ Die Tauchtauglichkeit ist grundsätzlich nicht eingeschränkt, auf die Möglichkeit einer Befundverschlechterung durch Heben und Pressen ist jedoch hinzuweisen. Eine Pessareinlage beeinträchtigt die Tauchtauglichkeit nicht. Wird eine Hysterektomie durchgeführt bedarf es der vollständigen Wundheilung, bevor eine Tauchtauglichkeit wieder gegeben ist. Bei unkompliziertem Heilungsprozess ist nach ca. 8 Wochen die Vollbelastung möglich und somit auch die Ausübung des Tauchsports.

Inkontinenz

> ❓ Bei der Inkontinenz kommt es zum ungewollten Abgang von Harn z. B. bei körperlicher Belastung oder aufgrund neurologischer Störungen.

> ➡ Außer hygienischen Faktoren gibt es keine Einschränkungen der Tauchtauglichkeit.

Tauchtauglichkeit

Tauchtauglichkeit besteht bei
- ▶ Dysmenorrhoe im beschwerdefreien Intervall,
- ▶ Hypermenorrhoe mit fehlender oder geringer Anämie und guter körperlicher Leistungsfähigkeit,
- ▶ Endometriose,
- ▶ Kleinere benigne Ovarialzysten,
- ▶ Uterus myomatosus,
- ▶ Descensus uteri,
- ▶ Prolaps uteri,
- ▶ Inkontinenz.

Relative Kontraindikationen	Absolute Kontraindikationen
– Dysmenorrhoe mit starken akuten Beschwerden – Hypermenorrhoe mit ausgeprägter Anämie und eingeschränkter körperlicher Leistungsfähigkeit	– Große, gestielte Ovarzysten bis zum Abschluss der operativen Therapie – Z.n. Hysterektomie bis zur vollständig abgeschlossenen Wundheilung bzw. 8 Wochen nach OP. – Floride Infektionen von Vulva und Vagina – Sehr große Myome mit Organverdrängung

14.4.2 Bösartige Erkrankungen

Malignome der Eierstöcke

Ovarialkarzinome gehen definitionsgemäß vom Epithelgewebe der Ovarien aus. Andere Malignome wie embryonale Karzinome oder Chorionkarzinome sind selten, betreffen aber jüngere Frauen. Die Malignome werden möglichst in toto chirurgisch entfernt, gefolgt von einer adjuvanten Chemotherapie.

Konservative Therapie. Ovarialkarzinome sprechen nur schlecht auf eine Hormon- oder Strahlentherapie an. Palliativ kommt die Chemotherapie zum Einsatz.

Die anschließende Tauchtauglichkeit beruht auf einer Einzelfallentscheidung, die neben der Tumorausbreitung auch dem Allgemeinzustand der

Patientin Rechnung tragen muss. Eine generelle Aussage ist nicht möglich (s. auch Kap. 8).

? **Chirurgische Therapie.** Der kurative chirurgische Therapieansatz des Ovarialkarzinoms umfasst neben der Hysterektomie auch die beidseitige Entfernung der Adnexen, die Appendektomie, die Resektion des Netzes und die Entfernung der iliakalen und paraaortalen Lymphknoten.

⚠ Bei Lymphabflussstörungen durch die Therapie (Z.n. Lymphknotenexstirpation) ist auch der Abtransport des Stickstoffs während der Dekompression behindert. Hieraus kann ein erhöhtes DCS-Risiko resultieren.

➡ Hat noch keine Filialisierung stattgefunden, ist die Tauchtauglichkeit nach Abschluss der Wundheilung sowie der adjuvanten Chemotherapie gegeben, vorausgesetzt die körperliche Fitness ist wieder hergestellt. Frühestens jedoch ca. 8 Wochen nach dem Eingriff. Ggf. vorhandene Metastasen können abhängig von ihrer Lokalisation und Größe die Tauchtauglichkeit einschränken oder ausschließen.

Malignome der Gebärmutter und des Gebärmutterhalses

? Zu den Malignomen des Uterus zählen das Zervix- und das Korpuskarzinom. Die Behandlung ist in der Regel chirurgisch und in Abhängigkeit des Tumorstadiums eine adjuvante Chemotherapie, evtl. Strahlentherapie.

➡ **Konservative Therapie.** Die Tauchtauglichkeit nach Radiatio oder Chemotherapie beruht auf einer Einzelfallentscheidung, die neben der Tumorausbreitung auch dem Allgemeinzustand der Patientin Rechnung tragen muss. Eine generelle Aussage ist nicht möglich (s. auch Kap. 8).

? **Chirurgische Therapie.** Die chirurgische Behandlung besteht in der Operation nach Wertheim-Meigs respektive einer erweiterten Hysterektomie.

⚠ Bei Lymphabflussstörungen durch die Therapie ist auch der Abtransport des Stickstoffs während der Dekompression behindert. Hieraus kann ein erhöhtes DCS-Risiko resultieren.

➡ Hat noch keine Filialisierung stattgefunden, ist die Tauchtauglichkeit nach Abschluss der Wundheilung sowie der adjuvanten Therapie gegeben, vorausgesetzt die körperliche Fitness ist wieder hergestellt. Frühestens jedoch ca. 8 Wochen nach dem Eingriff. Gegebenenfalls vorhandene Metastasen können abhängig von ihrer Lokalisation und Größe die Tauchtauglichkeit einschränken oder ausschließen.

Malignome der Vagina und Vulva

Vagina- und Vulvamalignome sind seltene Erkrankungen und betreffen meist das höhere Lebensalter. Der überwiegende Anteil sind Plattenepithelkarzinome. Die Therapie besteht in der operativen Entfernung des Tumors und der inguinalen Lymphknoten ggf. mit adjuvanter Chemotherapie oder Radiatio.

Bei Lymphabflussstörungen durch die Therapie ist auch der Abtransport des Stickstoffs während der Dekompression behindert. Hieraus kann ein erhöhtes DCS-Risiko resultieren.

Hat noch keine Filialisierung stattgefunden, ist die Tauchtauglichkeit nach Abschluss der Wundheilung sowie der adjuvanten Therapie gegeben, vorausgesetzt, die körperliche Fitness ist wieder hergestellt. Frühestens jedoch ca. 6 Wochen nach dem Eingriff (s. auch Kap. 8). Gegebenenfalls vorhandene Metastasen können abhängig von ihrer Lokalisation und Größe die Tauchtauglichkeit einschränken oder ausschließen.

Tauchtauglichkeit besteht bei kurativ behandelten malignen gynäkologischen Erkrankungen (Metastasenfreiheit) bei guter körperlicher Leistunsfähigkeit und ohne Lymphabflussstörungen.

Relative Kontraindikation	Absolute Kontraindikation
– Kurativ behandelte maligne gyäkologische Erkrankungen bei guter körperlicher Leistungsfähigkeit mit Lymphabflussstörungen	– Maligne, metastasierte gyäkologische Erkrankungen unter Therapie und bei eingeschränkter körperlicher Leistungsfähigkeit

Literatur

Bolton ME, Alamo AL: Lack of teratogenic effects of air at high ambient pressure in rats. Teratology 1981; 24: 181–185.
Bolton ME: Scuba diving and fetal well-being: a survey of 208 women. Undersea Biomed Res 1980; 7: 183–189.

Bolton-Klug ME Lehner CE, Lanphier EH, Rankin JH: Lack of harmful effects from simulated dives in pregnant sheep. Am J Obstet Gynecol 1983; 146: 48–51.

Camporesi EM: Diving and pregnancy. Semin Perinatol 1996; 20: 292–302.

Cresswell JE, St Leger-Dowse M: Women and scuba diving. BMJ 1991; 302: 1590–1591.

Divers Alert Network: Report on decompression illness, diving fatalities and project dive exploration. The DAN annual review of recreational scuba diving injuries and fatalities based on 1999 data. Divers Alert Network: Durham, NC, USA, 2001.

Divers Alert Network: Report on decompression illness, diving fatalities and project dive exploration. The DAN annual review of recreational scuba diving injuries and fatalities based on 2001 data. Durham, NC: Divers Alert Network; 2003.

Fife CE, Fife WP: Should pregnant women scuba dive? A Review of the Literature. J Travel Med 1994; 1: 160–167.

Gilman SC, Greene KM, Bradley ME, Biersner RJ: Fetal development: effects of stimulated diving and hyperbaric oxygen treatment. Undersea Biomed Res 1982; 9: 297–304.

Gilman SC, Bradley ME, Greene KM, Fischer GJ: Fetal development: effects of decompression sickness and treatment. Aviat Space Environ Med 1983; 54: 1040–1042

Grippaudo FR, Minasi P, Rocco M, Bruno A, Saracca E, Muratori L: Mammary implants: laboratory simulation of recreational diving conditions. Br J Plast Surg 2002; 55: 120–123.

Jennings RT: Women and the hazardous environment: when the pregnant patient requires hyperbaric oxygen therapy. Aviat Space Environ Med 1987; 58: 370–374.

Muth CM, Radermacher P (Hrsg.): Kompendium der Tauchmedizin. Köln: Deutscher Ärzteverlag, 2005.

Muth CM: Geschlechtsspezifische Besonderheiten bei Frauen. In: Klingmann C, Tetzlaff K (Hrsg): Moderne Tauchmedizin. Stuttgart: Gentner, 2007

Lee V, St Leger Dowse M, Edge C, Gunby A, Bryson P: Decompression sickness in women: a possible relationship with the menstrual cycle. Aviat Space Environ Med 2003; 74: 1177–1182.

St Leger Dowse M, Bryson P, Gunby A, Fife W: Comparative data from 2250 male and female sports divers: diving patterns and decompression sickness. Aviat Space Environ Med 2002; 73: 743–749.

St Leger Dowse M, Gunby A, Phil D, Moncad R, Fife C, Morsman J, Bryson P: Problems associated with scuba diving are not evenly distributed across a menstrual cycle. J Obstet Gynaecol 2006; 26: 216–221.

St Leger Dowse M, Gunby A, Moncad R, Fife C, Bryson P: Scuba diving and pregnancy: can we determine safe limits? J Obstet Gynaecol 2006; 26: 509–513.

Stock MK, Lanphier EH, Anderson DF, Anderson LC, Phernetton TM, Rankin JH: Responses of fetal sheep to simulated no-decompression dives.J Appl Physiol 1980; 48: 776–780.

Stock MK, Phernetton TM, Rankin JH: Cardiovascular effects of induced decompression sickness in sheep fetus. Undersea Biomed Res 1983; 10: 299–309.

Vann RD, Riefkohl R, Georgiade GS, Georgiade NG: Mammary implants, diving, and altitude exposure. Plast Reconstr Surg 1988; 81: 200–203.

Zwingelberg KM, Knight MA, Biles JB: Decompression sickness in women divers. Undersea Biomed Res 1987; 14: 311–317.

15 Hämatologie

> Die Anämie und hämatologische maligne Grunderkrankungen gewinnen auch in der Tauchmedizin immer mehr an Bedeutung. Durch die Entwicklung neuer Therapeutika („targeted therapy" in Form von Antikörpern, „small molecules") und neuer Therapiekonzepte konnten nicht nur die Remissionsraten für einige hämatologische Erkrankungen deutlich verbessert werden, sondern auch die Lebensqualität der Patienten gesteigert werden.
>
> Neben den malignen Grunderkrankungen wie den akuten Leukämien und Lymphomen sowie soliden Tumoren spielen Anämien, aber auch benigne angeborene oder erworbene Störungen der Hämatopoese eine Rolle. Insbesondere sei hier das Augenmerk auf die Eisenmangelanämie gelegt, die häufigste Anämieform überhaupt.

15.1 Allgemeines

Klinische Studien zum Thema Tauchtauglichkeit bei hämatologischen Erkrankungen sind kaum vorhanden, so dass die Empfehlungen dieses außerordentlich komplexen Gebietes hauptsächlich auf Expertenmeinungen beruhen. Die Beurteilung der Tauchtauglichkeit eines Patienten mit einer hämatologischen Grunderkrankung kann nicht pauschal kategorisiert werden. Vielmehr muss der Status der Grunderkrankung und die bisher stattgefundene Therapie sowie das Therapieansprechen in die Beurteilung einbezogen werden. Aber auch Spätfolgen der onkologischen Therapien (z. B. Herz- und Lungenschäden nach Strahlentherapie und/oder Bleomycin) können zu einem späteren Zeitpunkt den Patienten in seiner körperlichen Leistungsfähigkeit stark beeinträchtigen.

Die Tauchtauglichkeit sollte jeweils zeitlich parallel zu den onkologischen Folgeuntersuchungen (mit den aktuellen fachärztlich-onkologischen Befunden) festgestellt werden. Somit ergeben sich jeweils individuelle Abstände und ggf. erforderliche Ergänzungen für die Tauchtauglichkeitsuntersuchung.

Zur Beurteilung der Tauchtauglichkeit müssen, je nach Erkrankung und Therapie, verschiedene Einflüsse berücksichtigt werden.

15.2 Anämien

15.2.1 Anämien allgemein

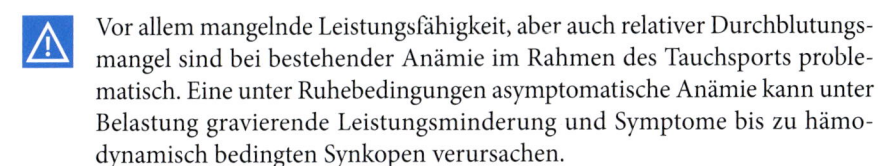

Anämie ist keine eigenständige Diagnose, sondern vielmehr Symptom vieler hämatologischer, aber auch nichthämatologischer Krankheitsbilder.

Vor allem mangelnde Leistungsfähigkeit, aber auch relativer Durchblutungsmangel sind bei bestehender Anämie im Rahmen des Tauchsports problematisch. Eine unter Ruhebedingungen asymptomatische Anämie kann unter Belastung gravierende Leistungsminderung und Symptome bis zu hämodynamisch bedingten Synkopen verursachen.

Nach Feststellung der Ursache können grobe Richtwerte für eine kritische Untergrenze zusammengefasst werden. Wichtig ist aber, dass vor allem die individuelle körperliche Leistungsfähigkeit beurteilt wird. Im Belastungstest müssen die Blutgase normal bleiben. So ist bei einer chronischen Anämie durch z. B. Eisenmangel der Organismus an den Hämoglobinmangel adaptiert. Bei akut auftretender Anämie als Folge von Blutungen oder Hämolysen ist jedoch keine Anpassung des Herz-Kreislauf-Systems an die verminderte Hämoglobinkonzentration gegeben und gefährdet somit den Sportler.

Tauchtauglichkeit besteht bei chronischer Anämie mit normaler Leistungsfähigkeit und normalen Blutgaswerten im Belastungstest (Ergometrie).

Relative Kontraindikation	Absolute Kontraindikationen
– Anämie mit eingeschränkter Leistungsfähigkeit	– Akute Anämie bis Abklärung – Jede Anämie mit Hb-Wert unter 10 g/dl

15.2.2 Anämien speziell

Im Folgenden werden aus Relevanzgründen die Eisenmangelanämie sowie die hämolytischen Anämien näher dargestellt.

Eisenmangelanämie

Die Eisenmangelanämie ist die häufigste Form der Anämie, verursacht typischerweise durch einen chronisch-schleichenden Blutverlust (z. B. Hypermenorrhoe, gastrointestinale Blutung, Ernährungsgewohnheiten). Diagnostisch zeigt sich eine hypochrome, mikrozytäre Anämie mit einem MCV („mean corpuscular volume") < 85 fl. Weiterhin ist das Ferritin im Serum („Speichereisen") stark vermindert.

Eine Anämie mit eingeschränkter Leistungsfähigkeit gilt als relative Kontraindikation für das Tauchen. Bei bekannter chronischer Anämie unter regelmäßiger Kontrolle und normaler Leistungsfähigkeit kann der Tauchsport ausgeübt werden.

Hämolytische Anämie

Anämien, die aufgrund eines beschleunigten Abbaus der Erythrozyten entstehen, werden als hämolytische Anämien bezeichnet. Einen groben Überblick gibt die in Tabelle 15.1 gezeigte Einteilung.

Von Relevanz für die tauchmedizinische Beurteilung sind vor allem folgende Untergruppen:

Membrandefekte. Sphärozytose und Elliptozytose führen aufgrund der Formveränderungen bereits unter Normalbedingungen zu gehäuften hämolytischen Episoden, die aber in der Regel ohne direkten Krankheitswert sind.

Durch die verminderte osmotische Resistenz der Erythrozyten ist eine Auslösung von Hämolysen durch entsprechende Blutmilieuveränderungen auch während des Tauchganges denkbar.

Zur Beurteilung der Tauchtauglichkeit ist die Anamnese mit Häufigkeit und Ausmaß der hämolytischen Episoden von Bedeutung. Bei zurückliegenden hämolytischen Episoden unter Normalbedingungen ist das Risiko schwer abschätzbar. Dem Taucher sollte zumindest nahe gelegt werden, dass er bei Auftreten von Hämolysezeichen (Sklerenikterus) nicht taucht und sich in adäquate Behandlung begibt.

Stoffwechseldefekte. Glucose-6-Phosphat-Dehydrogenase(G-6-PD)-Mangel ist eine Störung, die weltweit verbreitet ist und ca. 200 Millionen Menschen betrifft. Die Hämolyse wird durch Infektionen oder andere akute Erkran-

Tabelle 15.1: Hämolytische Anämien – Übersicht

Erblich	
Membrandefekte	– Hereditäre Sphärozytose – Elliptozytose
Angeborene Stoffwechseldefekte	– G-6-PD-Mangel – Pyruvatkinasemangel
Hämoglobindefekte)	– Qualitative Anomalien (Hb-S, Hb-C)
Erworben	

Immunologische Genese	– Autoimmunhämolytische Anämien
	   – durch Wärmeantikörper
	   – durch Kälteantikörper
	– Alloimmun

Erworbene Stoffwechseldefekte	– Lebererkrankungen (Zieve-Syndrom) – Nierenerkrankungen
Medikamentös (Malariamittel)	
Chemische und physikalische Einwirkungen	– Bleiintoxikation, Schlangengifte – Herzkunstklappen, Verbrennung
Infektionen	– Malaria, Mykoplasmen, Clostridien
Syndrome mit Erythrozytenzerfall	– Mikroangiopathisch – Thrombotisch-thrombozytopenische Purpura – Hämolytisch-Uräm. Syndrom (HUS) – Disseminierte intravaskuläre Gerinnung (DIC) – Marschhämoglobinämie – Paroxysmale nächtliche Hämoglobinurie (PNH)

kungen, Medikamente oder den Genuss von Fava-Bohnen (Favismus) ausgelöst.

➡ Für die tauchmedizinische Untersuchung ist die genaue Anamneseerhebung mit Frage nach früher beobachteter Hämoglobinurie von entscheidender Bedeutung.

Der Betroffene ist prinzipiell eingeschränkt tauchtauglich. Es ist jedoch zu vermitteln, dass im Falle von Infektionen oder unter bestimmten Medikamenten sofortige Tauchuntauglichkeit besteht (entsprechender Vermerk auf Tauchattest). Da zu diesen Medikamenten die meisten Malariamittel (Primaquin, Fansidar, Chloroquin u. a.) zählen, ist die Beratung vor der Reise von erheblicher Bedeutung.

Zu beachten ist zudem die Empfindlichkeit der Glukose-6-Phosphat-Dehydrogenase-Defizienten gegenüber Acetylsalicylsäure, die im Falle eines eventuellen Dekompressionsunfalls von vielen fälschlich als Erste-Hilfe-Medikation angesehen wird.

Hämoglobindefekte. Bei der **Thalassämie** handelt es sich um eine heterogene Gruppe von genetischen Erkrankungen, die aufgrund einer verminderten Syntheserate dar α- und β-Globinketten entstehen. Hauptsächlich sind Patienten aus den Ursprungsländern des Mittelmeerraumes, des Nahen und des Fernen Ostens davon betroffen. Klinisch werden folgende Krankheitsbilder unterschieden: Hydrops fetalis, Thalassaemia major, Thalassaemia intermedia und Thalassaemia minor. Die intermediäre Form zeigt in ihrer Symptomatik typischerweise eine mäßige Anämie von Hb 10–12 g/dl (6,2–7,4 mmol/l). Das Hb ist zumeist nur geringgradig erniedrigt, kann jedoch bei schweren Infektionen oder während der Schwangerschaft auf 9–11 g/dl (5,6–6,8 mmol/l) abfallen.

Das Blutbild zeigt hierbei charakteristischer Weise eine hypochrome, mikrozytäre Konstellation.

Hämoglobinopathien sind mit einer signifikanten Häufung von pulmonaler Hypertonie vergesellschaftet. Mögliche Pathomechanismen zur Auslösung der pulmonalen Hypertonie sind Hyperzirkulation, nächtliche Hypoxämie, transfusionsbedingte Hämosiderose, Leberzirrhose und Autosplenektomie sowie rezidivierende Thrombembolien. Bei der Thalassaemia intermedia wird eine pulmonale Hypertonie in bis zu 60 % der Fälle beschrieben.

Bei der Hydrops fetalis und Thalassaemia major wird sich aufgrund der Schwere des Krankheitsbildes in realitas sicherlich nie die Frage nach einer (abzulehnenden) Tauchtauglichkeit stellen. Bei Patienten mit der intermediären oder Minor-Form ist das Tauchen bei einem Hb-Wert von bis zu 2 g/dl (1,2 mmol/l) unter der entsprechenden Alters- und Geschlechtsnorm erlaubt.

Bei bestehender Tauchtauglichkeit aus hämatologischer Sicht, wird zur Beurteilung der pulmonalen Hypertonie eine jährliche echokardiographische Untersuchung empfohlen.

Die **Sichelzellanämie** stellt eine erbliche Anomalie der Hämoglobinsynthese dar, bei der in Position 6 der β-Kette Adenin durch Thymin ersetzt ist. Das resultierende Hb-S ist unlöslich und kristallisiert bei niedrigem Sauerstoffpartialdruck aus. Dieser Erbgang kommt typischerweise, aber keineswegs ausschließlich, bei den Angehörigen der negroiden Rasse vor. Die Sichelzellen sind rigider als normale Erythrozyten und verursachen durch kapilläre Obstruktion lokale Hypoxien.

Im Falle der so genannten Sichelzellkrise kommt es zu schwersten morphinpflichtigen Schmerzzuständen, vor allem im abdominellen und thorakalen Bereich sowie in den Gelenken. Ausgelöst werden solche Krisen durch Kälte, Hypoxie oder Dehydratation. Im Rahmen dieser Erkrankung kommt es gehäuft zu einer pulmonalen Hypertonie.

Auch in warmen Tauchgebieten sind Kälte und Dehydratation typische Begleitumstände eines Tauchgangs. Entsprechend besteht bei homozygoten Trägern ein großes Risiko das eine Sichelzellkrise ausgelöst wird.

Für homozygote Träger ist das Tauchen strikt kontraindiziert. Aber auch heterozygoten Trägern, die im Alltagsleben asymptomatisch sind und deren Blutbild unauffällig ist, es aber nach Sauerstoffabschluss in vitro zur Sichelzellverformung der Erythrozyten kommt (Sichelzelltest), sollte vom Tauchsport abgeraten werden.

Bei anamnestischen Hinweisen auf eine Sichelzellanämie genügt im Regelfall ein Differenzialblutbild mit der Frage nach Target-Zellen, das durch den Sichelzelltest ergänzt werden sollte.

Bei bestehender Tauchtauglichkeit aus hämatologischer Sicht, wird zur Beurteilung der pulmonalen Hypertonie eine jährliche echokardiographische Untersuchung empfohlen.

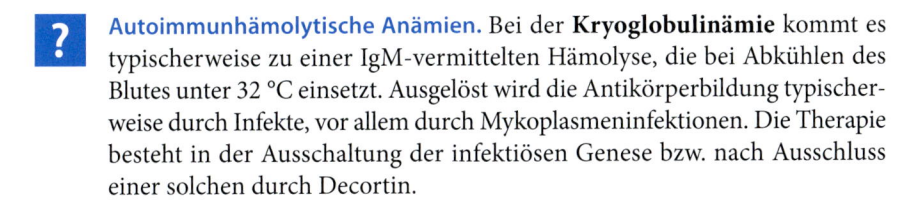

Autoimmunhämolytische Anämien. Bei der **Kryoglobulinämie** kommt es typischerweise zu einer IgM-vermittelten Hämolyse, die bei Abkühlen des Blutes unter 32 °C einsetzt. Ausgelöst wird die Antikörperbildung typischerweise durch Infekte, vor allem durch Mykoplasmeninfektionen. Die Therapie besteht in der Ausschaltung der infektiösen Genese bzw. nach Ausschluss einer solchen durch Decortin.

Im Rahmen des Tauchsports kann es zu einer Auskühlung des Körpers und entsprechender Hämolyse kommen.

Es besteht keine Tauchtauglichkeit bis zur Normalisierung des Blutbildes.

Allerdings können unter Umständen auch nach Normalisierung des Blutbildes Antikörper, insbesondere im Rahmen von erneuten Infektionen, weiter bestehen und/oder wieder auftreten. Diese führen jedoch im Rahmen des Tauchsports mit entsprechender Kälteexposition nicht zu einer akuten krisenhaften Hämolyse mit akuter Leistungsverminderung. Allerdings kann es durch ausgiebiges Tauchen (z. B. im Rahmen eines Tauchurlaubs auch in warmen Gewässern) zu einer prolongiert auftretenden Hämolyse kommen. Der Taucher sollte hierüber aufgeklärt werden, ggf. nicht tauchen und sich in adäquate Behandlung begeben.

Relative Kontraindikationen	Absolute Kontraindikationen
– Membrandefekte der Erythrozyten – Glukose 6-Phosphat-Dehydrogenase-Mangel – Thalassaemia intermedia, minor – Sichelzellanämie (heterozygot) – Kryoglobulinämie mit persistierenden Antikörpern	– Akute Anämie bis Abklärung – Jede Anämie mit Hb-Wert unter 10 g/dl – Thalassaemia major, Hydrops fetalis – Sichelzellanämie (homozygot) – akute Kryoglobulinämie

15.3 Hämochromatose

Die Hämochromatose ist eine als Eisenspeicherkrankheit bezeichnete Eisenüberladung des Organismus. Betroffen sind vor allem die parenchymatösen Organe. Man unterscheidet idiopathische, erythropoetische (bei Blutbildungsstörungen, die zu Hämosiderose führen) und erworbene Formen, bei der z. B. durch Polytransfusionen die Eisenspeicherkapazität überschritten wird.

Im Gegensatz zu den zumeist iatrogen verursachten Eisenüberladungen der erworbenen Form liegt bei der angeborenen idiopathischen Form eine erhöhte Eisenabsorption mit Ablagerung des Eisens in Parenchymzellen und des retikuloendotheliales System in sämtlichen Organkompartimenten vor.

Klinisch stehen bei der schweren Hämochromatose die Phänomene Bronzediabetes, Pigmentzirrhose und Herzinsuffizienz im Vordergrund. Aber auch wenn noch keine Sekundärkomplikationen durch Organbeteiligung der Hämochromatose aufgetreten sind, werden die Makrophagen durch Eiseneinlagerungen in ihrer Abwehrfunktion gestört. Somit prädestiniert die Erkrankung zur Infektion mit marinen Vibrio vulnificus. Dies sollte bei eventuell tauchassoziierten Infektzeichen bedacht werden.

Zu beachten ist die erhöhte Infektanfälligkeit. Klinisch fortgeschrittene Stadien mit entsprechender Organschädigung stellen eine Kontraindikation für die Tauchtauglichkeit dar.

Tauchtauglichkeit besteht bei minderschwerer klinischer Ausprägung der Hämochromatose.

> **Absolute Kontraindikation**
> – Klinische fortgeschrittene Stadien der Hämochromatose

15.4 Myeloproliferative Erkrankungen

Unter dem Begriff des myeloproliferativen Syndroms (MPS) wird eine Gruppe von Krankheiten zusammengefasst, die durch klonale Proliferation einer oder mehrerer hämatopoetischer Zellreihen im Knochenmark, in der Leber und der Milz charakterisiert sind. Typische Erkrankungen sind die chronisch myeloische Leukämie, essentielle Thrombozythämie, Osteomyelosklerose und Polycythaemia vera. Die Erkrankungen sind eng miteinander verwandt. Neben Übergangsformen ist auch der Wechsel zu einer anderen Form oder gar der Übergang in eine akute Leukämie beschrieben. Es kommt meist zu einer Hyperzellularität der Peripherie mit konsekutiver Überladung der zellulären Zirkulation. In vielen Fällen führt dies zu Thrombosen. Trotz Thrombozytose kann es auch zu Thrombopathien mit Blutungen kommen.

Eine Tauchtauglichkeit ist ausgeschlossen.

15.5 Morbus Hodgkin

Morbus Hodgkin ist ein monoklonales B-Zell-Lymphom, das initial die Lymphknoten befällt, sich aber auch in fortgeschrittenen Stadien extramedullär manifestieren kann (Leber, Milz und Knochenmark). Es zeigen sich zwei Altershäufigkeitsgipfel in der Erstmanifestation: Der erste liegt im Bereich des 20.–30. Lebensjahr und der zweite jenseits des 60. Lebensjahr.

Die kurative Therapieansatz besteht aus Radio- und/oder Polychemotherapie. Im Falle eines Rezidivs kann auch eine autologe Stammzelltransplantation notwendig sein. Nach aggressiven, kombinierten Radio-, Chemotherapieprotokollen wird eine hohe Rate von Zweitmalignomen, insbesondere sekundären akuten Leukämien, beobachtet.

Die Patienten sind häufig eingeschränkt in ihrer Leistungsfähigkeit und beeinträchtigt durch Verdrängungssymptome aufgrund der Lymphknotenschwellungen (beispielsweise Atemwegsobstruktion bei großem Mediastinaltumor). Aber auch Organmanifestationen der Erkrankung (neurologische

Störungen, pulmonaler Befall mit respiratorischer Insuffizienz, Skelettbeteiligung mit pathologischen Frakturen) und nicht zuletzt die deutlich eingeschränkte Abwehrlage mit erhöhter Infektneigung führen als akutes Krankheitsbild zu Tauchverbot. Restsymptome müssen im Einzelfall als relative Kontraindikation unter Risikoabwägung beurteilt werden.

→ Patienten unter Therapie sind aufgrund der Knochenmarksuppression und der damit einhergehenden erhöhten Infektneigung, der Anämie und der Thrombozytopenie bzw. der Strahlentherapienebenwirkungen generell nicht tauchtauglich.

Patienten, die die Therapie erfolgreich durchlaufen haben, sind bedingt als tauchtauglich einzustufen: Nach Stammzelltransplantation besteht für die Dauer der Akutphase der Therapie im Rahmen der Transplantation keine Tauchtauglichkeit. Nach Normalisierung des Blutbildes besteht seitens der Stammzelltransplantation wieder Tauchtauglichkeit. Die Tauchtauglichkeit nach Morbus Hodgkin ist in der Regel jeweils mit den aktuellen Follow-up-Untersuchungsergebnissen zu prüfen. Aufgrund der frühen und späten Therapienebenwirkungen wird auch mindestens jährlich ein Belastungs-EKG zur Beurteilung der kardiopulmonalen Leistungsfähigkeit dringend empfohlen. Eine Tauchtauglichkeitsfeststellung ist nach CTX und/oder RTX frühestens nach Ablauf von 12 Monaten zu erwägen,

Tauchtauglichkeit besteht ein Jahr nach abgeschlossener Therapie bei normaler Leistungsfähigkeit.

Relative Kontraindikation	Absolute Kontraindikationen
– Patienten nach Stammzelltransplantation unter Dauerimmunsuppression	– Patienten nach abgeschlossener Radio- und/oder Chemotherapie mit eingeschränkter Leistungsfähigkeit, – Patienten während Therapie (RTX/CTX), – Patienten nach Stammzelltransplantation im Stadium der akuten Immunsuppression

15.6 Non-Hodgkin-Lymphome

Non-Hodgkin-Lymphome (NHL) stellen Neoplasien des lymphatischen Gewebes, ausgehend vom B-Zell- (B-NHL) oder T-Zell-System (T-NHL) dar. Nach dem klinischen Verlauf erfolgt die Unterscheidung in indolente und aggressive (früher: niedrig maligne und hochmaligne) Lymphome. Wichtige Untergruppen sind: chronisch lymphatische Leukämie, Haarzellleukämie, follikuläre Lymphome, kutane T-Zell-Lymphome; primäre Lymphome des Zentralnervensystems, MALT-Lymphome.

15.6.1 Hochmaligne Non-Hodgkin-Lymphome („high-grade NHL")

Hochmaligne Non-Hodgkin-Lymphome sind durch ihren raschen Verlauf und die potenziell kurative Therapieoption auch in fortgeschrittenen Stadien charakterisiert. Die Erstmanifestation hat ein weites Altersfeld und liegt zwischen dem 40. und 80. Lebensjahr. Die Erkrankung manifestiert sich mit rasch zunehmenden Lymphknotenschwellungen und beeinträchtigt die Patienten aufgrund der lokalen Tumormassen bzw. der Organinfiltrationen (Anämie, Infektneigung, pulmonale Infiltration, Pleuraergüsse, Ileus u. a.)

Patienten unter Therapie sind generell nicht tauchtauglich.
    Patienten, die erfolgreich therapiert wurden, sind im Einzelfall tauchtauglich. Die Beurteilung hat entsprechend der in der Einleitung genannten Vorgehensweise im Rahmen der Follow-up-Untersuchungen zu erfolgen. Nach Stammzelltransplantation besteht für die Dauer der Akutphase der Therapie im Rahmen der Transplantation keine Tauchtauglichkeit. Nach Normalisierung des Blutbildes besteht seitens der Stammzelltransplantation wieder Tauchtauglichkeit. Für Patienten, die eine Chemotherapie nach dem R-/CHOP-Schema durchlaufen haben, besteht ein Tauchverbot für weitere 2 Jahre. Nach Ablauf dieser Frist sollte die Tauchtauglichkeit auch unter dem Gesichtspunkt evtl. vorliegender therapiebedingter Folgeerkrankungen erneut tauchärztlich geprüft werden.

15.6.2 Chronisch lymphatische Leukämie (CLL) und Haarzellleukämie

Die CLL und die Haarzellleukämie gehören in die Gruppe der niedrig malignen Lymphome. Sie werden aus didaktischen Gründen im Kapitel der chronischen Leukämien abgehandelt (s. 15.7).

15.6.3 Follikuläre Lymphome

Die follikulären Lymphome werden nach der REAL-Klassifikation in follikuläre Keimzentrumslymphome und die Mantelzelllymphome (MCL) eingeteilt, wobei die MCL aktuell den aggressiven Lymphomen zugerechnet werden. Die Mantelzelllymphome sind für die Tauchmedizin jedoch von untergeordneter Relevanz und werden hier nicht näher besprochen.

Patienten mit einem follikulären Lymphom sind in der Regel erst in fortgeschrittenen Stadien symptomatisch. Einschränkend sind für die Patienten die Hepatosplenomegalie mit konsekutiven abdominalen Beschwerden, Symptome aufgrund eines möglichen Organbefalls (respiratorische, neurologische Störungen, dermatologische Komplikationen) sowie die Infektneigung aufgrund eines Antikörpermangelsyndroms und einer Knochenmarksinsuffizienz.

Das follikuläre Lymphom zeigt häufig über Jahre hinweg einen stabilen Verlauf. Die Therapie erfolgt stadienabhängig primär strahlentherapeutisch unter kurativem Ansatz. Für jüngere Patienten ist die Stammzelltransplantation nach Radiochemotherapie eine kurative Option. In fortgeschrittenen Stadien erfolgt die Therapie bei hämatopoetischer Insuffizienz durch Knochenmarkinfiltration oder ausgeprägter Immundefizienz mit rezidivierenden Infekten durch Einleitung einer palliativen Chemotherapie.

Für Patienten nach kurativ erfolgter Radiatio kann eine Tauchtauglichkeit nur nach genauer Abklärung der eventuellen, insbesondere pulmonalen Strahlennebenwirkungen frühestens nach einem Jahr beurteilt werden.

Nach erfolgter allogener Stammzelltransplantation besteht für den Zeitraum der Immunsuppression mit stark erhöhtem Infektionsrisiko keine Tauchtauglichkeit.

Patienten im stabilen Krankheitsverlauf, die noch keiner Therapie bedürfen, sind bedingt tauchtauglich (je nach hämatopoetischer Kompetenz und fehlenden Organkomplikationen).

Für Patienten unter Therapie besteht keine Tauchtauglichkeit.

15.6.4 Kutane T-Zell-Lymphome

Die kutanen T-Zell-Lymphome sind eine seltene Entität der Non-Hodgkin-Lymphome. Sie werden unterteilt in die Mycosis fungoides (kutane Manifestation des T-Zell-Lymphoms mit späterer systemischer Manifestation) und das Sezary-Syndrom (leukämische Form der Mycosis fungoides mit generalisierter exfoliativer Erythrodermie).

Die Erkrankung nimmt einen charakteristischen Verlauf von prämykotisch, ekzematösem und plaqueartigem kutanen Befall zu konsekutivem Organ- sowie Knochenmarksbefall.

Die Tauchtauglichkeit ist abhängig von der Ausprägung der Hautirritationen, der Organmanifestationen mit den jeweiligen Komplikationen bzw. der jeweiligen Therapiesituation des Patienten. In den Stadium III–V (Erythrodermie und Sézary-Syndrom) besteht keine Tauchtauglichkeit. Je nach Therapie sind Radiotherapienebenwirkungen bzw. die hämatopoetische Insuffizienz unter knochenmarkstoxischer Immunchemotherapie zu beachten.

15.6.5 Primäre Lymphome des Zentralnervensystems

Primär zerebrale Lymphome sind zumeist B-Zell-Lymphome. Eine extrazerebrale Manifestation ist selten. Unterschieden werden primäre ZNS-Lymphome bei Immunkompetenz und bei Immundefizienz. Letztere sind die klassische Patientenpopulation, insbesondere HIV-positive Patienten.

Die Patienten sind durch die neurologische Symptomatik beeinträchtigt (fokal neurologische Ausfälle, Persönlichkeitsveränderungen, Hemiparesen, Hirndruckzeichen u. a.).

Eine Tauchtauglichkeit besteht nicht. Auch nach erfolgter Therapie unter kurativem Ansatz (Hochdosis-MTX, Radiatio) bestehen meist neurologische Symptome, so dass das Tauchen kontraindiziert ist.

15.6.6 MALT-Lymphome

MALT-Lymphome sind B-Zell-Lymphome des mukosaassoziierten lymphatischen Gewebes. Die häufigste Lokalisation liegt im Gastrointestinaltrakt mit besonderer Prävalenz des Magens. Aber auch im Bereich des Bronchialtraktes, der Mamma, im Bereich der Speicheldrüsen und Schilddrüse finden sich MALT-Lymphome. Die Ausbreitung erfolgt initial organgebunden, danach in andere „MALT-Organe" (Tonsillen, GI-Trakt) und konsekutiv in die Lymphknoten und das Knochenmark.

Neben Radiatio und systemischer Chemotherapie ist die operative Sanierung ein Therapiepfeiler.

Lokalisierte niedrig maligne MALT-Lymphome des Magens zeigen ein gutes Ansprechen auf die Elimination des chronischen Antigenreizes. Hier ist die Tauchtauglichkeit gegeben.

Bei fortgeschrittenen MALT-Lymphomen gelten die Blutungs- und Perforationsgefahr sowie eine vorliegende hämatopoetische Insuffizienz bei der Einschätzung der Tauchtauglichkeit als Kontraindikation.

Relative Kontraindikationen	Absolute Kontraindikationen
– Z.n. hochmalignem NHL – Z.n. Radiatio – Lokales niedrig malignes MALT	– Akutes (oder unter Therapie) hochmalignes NHL – Z.n. Stammzelltransplantation – NHL: R-/CHOP-Schema < 2 Jahre – Kutanes T-Zell Lymphom – Primäre Lymphome des ZNS – Fortgeschrittenes MALT

15.7 Akute Leukämie (AML und ALL)

Typisch für akute Leukämien ist die Verdrängung der hämatopoetisch ausreifenden Stammzellen durch die malignen Blastenpopulation. Die hieraus resultierenden Probleme sind Infekt- und Blutungsneigung sowie die Anämie.

In der Akutphase besteht keine Tauchtauglichkeit. Typischerweise wird die Frage nach der Tauchtauglichkeit unter der Therapie, die bei der akuten lymphatischen Leukämie 24 Monate (!) dauert, oder im Zustand erreichter Remission nach Polychemotherapie und/oder Stammzelltransplantation diskutiert.

Generell kann hierzu angemerkt werden, dass für eine Tauchtauglichkeit primär eine Normalisierung des peripheren Blutbildes unter besonderer Berücksichtigung der Thrombozyten erfolgt sein muss.

Relative Kontraindikation	Absolute Kontraindikation
– Nach Normalisierung des peripheren Blutbildes	– Akutphase

15.8 Chronische Leukämie

15.8.1 Chronisch lymphatische Leukämie (CLL)

Die chronisch myeloische Leukämie wurde aus didaktischen Gründen bereits unter den myeloproliferativen Erkrankungen abgehandelt.

> Die CLL, die meist als Erkrankung des hohen Alters bekannt ist und somit prima vista für die Beurteilung der Tauchtauglichkeit unwichtig erscheint, ist nach den jüngsten Beobachtungen mit einem deutlich früheren Erkrankungsbeginn versehen. Damit können hierbei durchaus Fragen zur Tauchtauglichkeit auftreten.

Obwohl es im Rahmen einer CLL typischerweise zur Produktion von exorbitant hohen Zellzahlen kommt (Leukozytenzahl > 500 000/µl), sind im Gegensatz zu den myeloproliferativen Erkrankungen rheologische Probleme extrem selten. Die reifzelligen kleinen Lymphozyten können auch enge Kapillaren in der Regel problemlos passieren. Eine durch die Knochenmarkinfiltration bedingte Thrombopenie stellt jedoch ein manifestes Blutungsrisiko dar. Zudem kommt es im Rahmen der CLL häufig zu Autoimmunthrombopenie oder Autoimmunhämolyse. Ein durch die Erkrankung bedingter Immunglobulinmangel kann zu einer deutlichen Infektneigung führen.

Tabelle 15.2: Stadien nach Binet

Stadium	Organvergrößerung	Hämoglobin (g/dl)	Thrombozyten (x/µl)
A	0, 1, oder 2 Stationen	> 10	> 100.000
B	3, 4 oder 5 Stationen	> 10	> 100.000
C	irrelevant	< 10	< 100.000

Stadien der chronisch-lymphatischen Leukämie nach Binet: Eine Station ist definiert als Lymphknoten > 1 cm am Hals, Achsel oder Leiste bzw. Milz- oder Lebervergrößerung. Sekundäre Ursachen für eine Anämie (z. B. Eisenmangel), eine autoimmunhämolytische Anämie oder Thrombozytopenie müssen ausgeschlossen sein.

→ Neben der allgemeinen körperlichen Leistungsfähigkeit sollte sich die Beurteilung der Tauchtauglichkeit prinzipiell an der Stadienklassifikation nach Binet (Tabelle 15.2) orientieren.

Relative Kontraindikation	Absolute Kontraindikation
– Binet A	– Binet B und C

15.8.2 Haarzellleukämie (HCL)

> Die Haarzellleukämie stellt eine seltene Erkrankung mit einem Altersgipfel zwischen 40 und 60 Jahren dar. Für sie ist ein langer asymptomatischer Ver-

lauf typisch. Das führende Merkmal der HCL die Panzytopenie ist mit Purinanaloga (Cladribin) entsprechend therapierbar, so dass es zu einer langfristigen Remission des peripheren Blutbildes kommt.

Tauchtauglichkeit besteht nur unter der Voraussetzung einer kompletten hämatologischen Remission.

Absolute Kontraindikation
– HCL ohne komplette hämatologische Remission

15.8.3 Myelodysplastisches Syndrom (MDS)

Das MDS stellt eine große Gruppe erworbener neoplastischer Krankheiten des Knochenmarkes dar, die durch ein fortschreitendes Versagen der Knochenmarkfunktion mit quantitativen und qualitativen Anomalien aller drei Knochenmarkszelllinien infolge einer Störung der Stammzellen charakterisiert sind. Grob geschätzt verstirbt ein Drittel der Patienten an thrombopenischen Blutungen und ein Drittel an Infektionen. Bei dem verbleibendem Drittel geht das MDS in eine AML über.

Während des Akutstadiums besteht keine Tauchtauglichkeit. Patienten, die einen langfristig stabilen Verlauf ohne hämatopoetische Insuffizienzzeichen aufweisen, können jedoch unter individueller Beurteilung tauchtauglich sein.

Relative Kontraindikation	Absolute Kontraindikation
– Langfristig stabiler Verlauf	– Akutstadium

15.9 Gerinnungsstörungen

15.9.1 Zelluläre Gerinnungsstörungen

Idiopathische thrombozytopenische Purpura (ITP, Morbus Werlhof)

Die sekundär bedingten Thrombopenien wurden bereits im Rahmen der hämatologischen Grunderkrankungen dargestellt (s. oben). Neben diesen ist die idiopathische thrombozytopenische Purpura von besonderer Bedeutung.

Hierbei handelt es sich um eine autoimmunologisch vermittelte periphere Thrombozytopenie, bei der durch verschiedene Auslöser (postviral, medikamentös) gebildete autoantithrombozytäre Antikörper an die Plättchenoberfläche binden und somit zur Thrombolyse führen. Typischerweise werden die antikörperbeladenen Thrombozyten in der Milz sequestriert, was beim chronischen Verlauf zur deutlichen Splenomegalie führt. Da es selbst bei Thrombozytenwerten von 20 000/µl extrem selten zur klinisch manifesten Blutung kommt, fallen die Patienten üblicherweise ohne Krankheitssymptome bei Routineblutbildkontrollen auf.

➡ Zur Tauchtauglichkeit ist eine Normalisierung der Thrombozytenwerte notwendig. Dies kann bei der akuten ITP (< 8 Wochen) z. B. durch eine Decortin-Therapie erreicht werden.

Bei der chronischen Verlaufsform bestehen oft stark schwankende Thrombozytenzahlen, so dass keine Tauchtauglichkeit gegeben ist. In stabiler Remission (Thrombozyten > 50 000/µl ohne Therapie über ½ Jahr) und engmaschiger Thrombozytenverlaufskontrollen ist das Tauchen möglich.

Tauchtauglichkeit besteht nach einer Normalisierung der Thrombozytenwerte.

Relative Kontraindikation
– Chronische ITP in stabiler Remission

15.9.2 Plasmatische Gerinnungsstörungen

❓ Zu diesen Erkrankungen gehören die Hämophilien A und B, der v. Willebrand-Defekt, aber auch seltenere Entitäten, wie z. B. Protein-C- und S-Defizienzen, Faktor-V-Mutationen, Faktor-II (G 20210A)-Genpolymorphismen oder Hyperhomozysteinämien.

Mit einer Prävalenz von 1:150 ist der v. Willebrand-Defekt die häufigste Störung, gefolgt von den x-chromosomal vererbten Hämophilien, bevor mit großem Abstand die selteneren Entitäten folgen. Hierbei ist die aPC-Resistenz mit 2–7 % Heterozygotie für Gesamteuropa nach die Wichtigste, da sie in regionaler Häufung (Griechenland) bis zu 15 % erreicht.

➡ Zur Beurteilung der Tauchtauglichkeit sollte sorgfältig die Anamnese erhoben werden und die Familienanamnese berücksichtigt werden.

Bei fraglichen plasmatischen Gerinnungsstörungen ist in der Regel eine hämatologische Abklärung notwendig. Die Tauchtauglichkeit ist bei Vorliegen einer plasmatischen Gerinnungsstörung erst nach Vorliegen der kompletten Diagnostik und somit Einschätzung des individuellen Risikos möglich.

15.9.3 Einnahme von Antikoagulanzien

Die prophylaktische bzw. therapeutische Einnahme von verschiedenen Antikoagulanzien erfolgt bei oder nach verschiedenen Erkrankungen. Neben der Dauereinnahme von Acetylsalicylsäure sind vor allem die Coumadine (Marcumar, Warfarin, Falithrom) zu betrachten.

Acetylsalicylsäure. Die Dauereinnahme von Acetylsalicylsäure gilt im Rahmen des Tauchsports als unbedenklich. Allerdings ist der Taucher auf verlängerte Blutungen im Rahmen von Barotraumen oder Verletzungen hinzuweisen.

Coumadine. Antikoagulanzien, insbesondere die Coumadine, führen zu einem erhöhten Blutungsrisiko bei Verletzungen.

Bei der Einnahme von Coumadinen ist die Tauchtauglichkeit immer eine Einzelfallentscheidung mit kritischer Bewertung der Grunderkrankung.

Grundsätzlich ist der Taucher auf das erhöhte Blutungsrisiko bei DCI hinzuweisen. Ausdrücklich muss der Taucher über das mögliche Risiko der erheblichen Verschlechterung einer neurologischen Symptomatik bei spinaler und zentraler DCS durch perivaskuläre Einblutungen aufgeklärt werden.

Literatur

Bates NP et al.: Efficacy and toxicity of vinblastine, bleomycin, and methotrexate with involved-field radiotherapy in clinical stage IA and IIA Hodgkin's disease: a British National Lymphoma Investigation Pilot Study. J Clin Oncol 1994; 12: 288–296.
Begemann H et al.: Klinische Hämatologie. 4. Aufl. Stuttgart: Thieme, 1996.
Berger DP et al.: Das rote Buch: Hämatologie und Internistische Onkologie. Landsberg: Ecomed, 1997.
Beutler E et al.: Williams hematology, 5th edn. New York: McGraw-Hill, 1995.
Bove F: www.scubamed.com/dimed.htm

Brusamolino E et al.: Treatment of early-stage Hodgkin's disease with four cycles of ABVD followed by adjuvant radiotherapy: analysis of efficacy and long-term toxicity. Haematologica 2000; 85: 1032–1039.

DeVita VT et al.: Cancer: Principles and practice of oncology, 7th edn. Philadelphia: Lippincott-Raven, 2005.

Divers Alert Network (DAN): http://www.diversalertnetwork.org/medical

Gustavsson A et al.: A systematic overview of radiation therapy effects in Hodgkin's lymphoma. Acta Oncol 2003; 42: 589–604.

Heidenreich PA et al.: Asymptomatic cardiac disease following mediastinal irradiation. J Am Coll Cardiol 2003; 42: 743–749.

Hoelzer D et al.: Grundkurs Hämatologie. Berlin: Blackwell Wissenschafts-Verlag, 1996.

Mebane GY et al.: Fitness to dive. In: Bennett PB, Elliott DH (eds.): The physiology and medicine of diving. 4th edn. Philadelphia: W.B. Saunders, 1995.

NCCN: Clinical practice guidelines in oncology: Hodgkin disease/lymphoma – V.2.2008. National Comprehensive Cancer Network, Inc. 04/09/08. http://www.nccn.org

Olschewski H et al.: Leitlinien. Diagnostik und Therapie der chronischen pulmonalen Hypertonie. Pneumologie 2006; 60: 749-771.

Osterweil N: Hodgkin's therapy raises long-term MI risk. MedPage Today. 07.02.07. http://www.medpagetoday.com/hematologyOncology/Lymphoma/tb/5010

Parker J: The sports diving medical. Melbourne: J. L. Publications, 1994, pp. 87–93.

Risberg J: Haematology. In: Elliott DH (ed.): Medical assessment of fitness to dive. Norfolk: Biddles, 1995.

Rizzo JD et al.: American Society of Clinical Oncology/ American Society of Hematology 2007: Clinical Practice Guideline Update on the Use of Epoetin and Darbepoetin. JCO 25, 34 (2007)

Therapie der Hodgkin-Lymphome – Nebenwirkungen und Spätfolgen: Herz und Lunge. http://www.lymphome.de/InfoLymphome/HodgkinLymphome/TherapieHD.jsp

Wilmshurst P et al.: http://www.uksdmc.co.uk/standards/Standards-%20anticoagulants.htm

16 HNO-Heilkunde

> Das Ohr stellt ein wichtiges Sinnesorgan dar, mit dessen Hilfe das Hören und durch das periphere Gleichgewichtsorgan die räumliche Orientierung und die visuelle Fixierung bei Kopf- und Körperbewegungen ermöglicht wird. Ohren und Nasennebenhöhlen unterliegen während des Tauchens als starre luftgefüllte Hohlräume den Druck- und Volumenveränderungen der Atemgase, so dass sie besonders häufig von Verletzungen betroffen sind.
>
> Die Tauchtauglichkeitsuntersuchung auf dem HNO-Gebiet dient der Vermeidung von Schädigungen der Hör- und Gleichgewichtsfunktion sowie von Komplikationen, die durch das Auftreten von Barotraumata im HNO Bereich auftreten können.

16.1 Allgemeines

16.1.1 Basisuntersuchung

Im Rahmen der Tauchtauglichkeitsuntersuchung sollte explizit nach Vorerkrankungen und Voroperationen im HNO-Bereich gefragt werden. Liegen keine Vorerkrankungen im HNO-Bereich vor, ist eine otoskopische Untersuchung des Gehörgangs und des Trommelfells ausreichend. Hierbei sollte auf die regelrechte Belüftung des Mittelohrs geachtet werden. Auch bei erfolgreichem Druckausgleich gelingt es nicht immer, eine Trommelfellbewegung zu erkennen. Verneint der Proband einen gelungenen Druckausgleich oder ist er sich nicht sicher, ob der Druckausgleich gelungen ist, sollte eine HNO-fachärztliche Untersuchung mit Ohrmikroskopie, Endoskopie der Nase und des Nasenrachenraums sowie Tympanometrie erfolgen. Im Bereich der Nasennebenhöhlen ist nach Klopf- und Druckschmerz zu fahnden. Eine orientierende Funktionsprüfung der Hirnnerven deckt sich mit den Anforderungen des neurologischen Abschnitts der Tauchtauglichkeitsuntersuchung. Die Inspektion der Mundhöhle dient der Kontrolle des Zahnstatus und der Tonsillen. Eine orientierende Palpation des Halses schließt Knoten und eine vergrößerte Schilddrüse aus.

Hinweis Im Rahmen der Routine-Tauchtauglichkeitsuntersuchung sollte eine ausführliche Anamnese bezüglich Vorerkrankungen und Voroperationen im HNO-Bereich erfolgen. Konnten solche ausgeschlossen werden, ist eine Inspektion des Gehörgangs und der Trommelfelle unter Prüfung des Druckausgleichsvermögens, eine orientierende Untersuchung der Nasennebenhöhlen, eine Prüfung der freien Nasenatmung, eine Inspektion der Mundhöhle und eine Palpation des Halses ausreichend.

Liegen Vorerkrankungen oder Voroperationen im HNO-Bereich vor, sollte die Tauchtauglichkeit zusammen mit einem HNO-Facharzt beurteilt werden.

16.1.2 Weitergehende Untersuchungen

Ergibt die Anamnese eine relevante HNO-ärztliche Vorerkrankung oder wurde der Proband im Hals-Nasen-Ohren-Bereich operiert, sollte die Tauchtauglichkeit in Zusammenarbeit mit einem HNO-Facharzt erfolgen. Insbesondere ist die erweiterte HNO-ärztliche Untersuchung mittels Ohrmikroskopie sowie die Endoskopie der Nase und Nasennebenhöhlenostien, des Nasenrachens und des Larynx durchzuführen. Im Rahmen dieser Untersuchung können abhängig von der zugrunde liegenden Vorerkrankung zusätzliche apparative Untersuchungen notwendig werden.

16.2 Erkrankungen des äußeren Ohres

16.2.1 Gehörgangsentzündungen

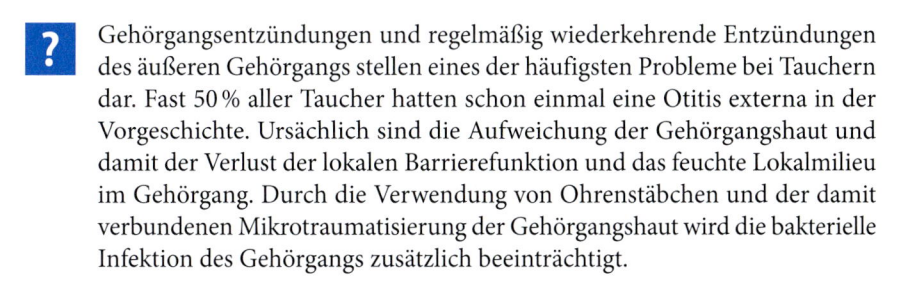

Gehörgangsentzündungen und regelmäßig wiederkehrende Entzündungen des äußeren Gehörgangs stellen eines der häufigsten Probleme bei Tauchern dar. Fast 50 % aller Taucher hatten schon einmal eine Otitis externa in der Vorgeschichte. Ursächlich sind die Aufweichung der Gehörgangshaut und damit der Verlust der lokalen Barrierefunktion und das feuchte Lokalmilieu im Gehörgang. Durch die Verwendung von Ohrenstäbchen und der damit verbundenen Mikrotraumatisierung der Gehörgangshaut wird die bakterielle Infektion des Gehörgangs zusätzlich beeinträchtigt.

Auszuschließen sind: Belüftungsstörung des Gehörgangs, Reduktion des Allgemeinzustandes durch Schmerzen oder Infektionszeichen.

Relative Kontraindikation	Absolute Kontraindikationen
– Beginnende Otitis externa	– Deutliche Gehörgangsschwellung – Ausbreitung der Entzündung in die Umgebung

16.2.2 Gehörgangsstenosen, -atresien und -duplikaturen

Gehörgangsverengungen können vorübergehender und permanenter Natur sein. Durch die Verengung können Belüftungsstörungen, Schallleitungsstörungen, Einschränkungen der Reinigungsfunktion und rezidivierende Entzündungen auftreten. Ursächlich kommen folgende Erkrankungen in Betracht:
- ▶ Cerumen obturans,
- ▶ Exostosen,
- ▶ Gehörgangsstenosen,
- ▶ Gehörgangsatresien,
- ▶ Gehörgangsduplikatur.

Cerumen verursacht selten eine Belüftungsstörung des Gehörgangs oder eine Schallleitungsstörung und muss nicht entfernt werden. Cerumen obturans, also eine vollständige Verlegung des Gehörgangs, muss entfernt werden. Nach Entfernung ist gelegentlich der Gehörgang gereizt oder entzündet.

Exostosen kommen bei Tauchern häufig vor und haben nur selten Krankheitwert. Es handelt sich um einen kompakten, den Gehörgang einengenden Knochen, der von dünner Gehörgangshaut bedeckt wird. Selten treten rezidivierende Entzündungen des Gehörgangs auf, so dass die Exostosen abgetragen werden müssen. Nach Abtragen der Exostosen ist die Tauchtauglichkeit wieder hergestellt. Gehörgangsexostosen können den Blick auf das Trommelfell vollständig verlegen.

Gehörgangsstenosen treten in Folge von Entzündungen, häufiger jedoch als Folge von Operationen auf. Handelt es sich um eine unvollständige Stenose und treten keine rezidivierenden Entzündungen auf, ist die Tauchtauglichkeit nicht eingeschränkt. Bei vollständiger Stenose des Gehörgangs besteht die Gefahr eines Außenohrbarotraumas, da hinter der Stenose entweder ein luftgefüllter Raum besteht oder die Stenose auf das Trommelfell übergreift. Bis zur operativen Entfernung der Stenose besteht ein Tauchverbot.

Gehörgangsatresien sind selten. Mittels Computertomographie wird das Ausmaß der Ohrmissbildung beurteilt. Liegt nur eine Gehörgangsatresie vor, d. h., das Mittel- und Innenohr sind normal angelegt, besteht bei regelrechter

Belüftung des Mittelohrs die Möglichkeit zu tauchen. Jedoch sollte ein Probetauchgang unter Aufsicht eines Tauchlehrers in kaltem Wasser erfolgen, um das Auftreten von Drehschwindel durch eine einseitige kalorische Reizung der Gegenseite auszuschließen und um die regelrechte Mittelohrbelüftung zu überprüfen.

Gehörgangsduplikaturen treten selten auf und schränken die Tauchtauglichkeit nicht ein, sofern keine rezidivierenden Entzündungen auftreten und es durch den fehlangelegten Gehörgang nicht zu einer übermäßigen Labyrinthreizung kommt.

→ Tauchtauglichkeit besteht bei Cerumen und reizlosen Gehörgangsexostosen.

Relative Kontraindikationen	Absolute Kontraindikation
– Unvollständige Gehörgangsstenosen – Exostosen mit rezidivierenden Entzündungen oder eingeschränkter Sicht auf das Trommelfell – Gehörgangsatresien – Gehörgangsduplikaturen	– Vollständige Gehörgangsstenosen

16.3 Mittelohr

16.3.1 Tubendysfunktionen, Trommelfellnarben und Trommelfellperforationen

? Das Mittelohr wird durch die Tuba auditiva (Eustachi'sche Röhre) über den Nasenrachen belüftet. Mittelohrbelüftungsstörungen können akut im Rahmen eines Infekts oder aufgrund einer chronischen Tubendysfunktion auftreten.

Akute Mittelohrbelüftungsstörungen treten als Folge einer Tubendysfunktion im Rahmen eines akuten Infekts auf.

Chronische Mittelohrbelüftungsstörungen treten als Folge einer Tubendysfunktion auf dem Boden einer chronischen Entzündung der Nase oder des Nasenrachens oder einer Tubendysfunktion durch Vernarbungen oder Raumforderungen im Nasenrachen auf.

⚠ Folge der Tubendysfunktion ist eine Mittelohrbelüftungsstörung. Aufgrund der unzureichenden Belüftung des Mittelohrs kann beim Tauchen ein Mittelohrbarotrauma entstehen, das sich durch Schmerzen, Einblutungen oder Exsudationen in Mittelohr oder Trommelfell äußert. Tritt als Folge des Mittelohrbarotraumas eine Trommelfellperforation während des Tauchgangs auf, besteht die Gefahr des Drehschwindels durch den kalorischen Reiz des kalten Wassers und die Gefahr einer Panikreaktion, die zu einem Notaufstieg mit möglicherweise fatalen Folgen führen könnte. Die Tubendysfunktion kann darüber hinaus ein Innenohrbarotrauma verursachen, in dessen Folge permanente Hörschädigungen, Tinnitus oder Schwindel resultieren können.

➡ Taucher mit **akuten Mittelohrbelüftungsstörungen** sind nicht tauchtauglich, bis die Mittelohrbelüftung wieder uneingeschränkt funktioniert.

Bei der chronischen Tubendysfunktion zeigen sich häufig Veränderungen im Mittelohr und am Trommelfell selbst. Das Trommelfell zeigt ausgedünnte Bereiche (atrophe Narben) oder Verkalkungen, das Trommelfell kann der medialen Paukenhöhlenwand anliegen oder es liegt ein Loch im Trommelfell vor. Des Weiteren kann ein Paukenerguss Zeichen einer Tubendysfunktion sein.

Taucher mit **atrophen Trommelfellbereichen**, die keine Trommelfellperforationen in der Vorgeschichte vorweisen und deren atrophes Trommelfell während des Druckausgleichs die Trommelfellebene nicht verlässt (sich nicht aufbläht) können tauchen, sollten jedoch über das Risiko einer Trommelfellperforation aufgeklärt werden (Schwindel, Panik, Notaufstieg). Bläht sich das Trommelfell bei Insuflation des Mittelohrs auf, besteht bis zur operativen Korrektur keine Tauchtauglichkeit. Die Entscheidung über die Tauchtauglichkeit bei Vorliegen eines atrophen Trommelfells sollte HNO-fachärztlich getroffen werden.

Taucher mit **Trommelfellperforationen** sind aufgrund des oben beschriebenen Risikos für eine kalorische Reizung des Labyrinths und aufgrund der Infektionsgefahr durch die Trommelfellperforation nicht tauchtauglich. Dies gilt für akute und chronische Trommelfellperforationen sowie bei Einlage von Paukendrainageröhrchen.

In Einzelfällen ist evtl. das Tauchen mit speziellen Tauchmasken möglich, wenn das Ohr durch eine dicht abschließende aber belüftete Kammer vor Wasserkontakt geschüzt ist. Daneben ist auch Tauchen mit Taucherhelm möglich.

Hinweis Nur bei geschlossenem und stabilem Trommelfell und einer regelrechten Belüftung des Mittelohrs (funktionierender Druckausgleich) besteht Tauchtauglichkeit. (Eventuell ist das Tauchen mit speziellen Tauchmasken möglich, wenn das Ohr durch eine dicht abschließende aber belüftete Kammer vor Wasserkontakt geschüzt ist.)

Relative Kontraindikationen	Absolute Kontraindikationen
– Chronische Tubendysfunktion mit eingeschränktem Valsalva-Manöver – Atrophe Trommelfellnarben	– Trommelfellperforation* – Instabile atrophe Trommelfellnarbe* – Paukendrainage* – Akute Tubendysfunktion bei nicht funktionierendem Druckausgleich

*Evtl. ist das Tauchen mit speziellen Tauchmasken möglich, wenn das Ohr durch eine dicht abschließende, aber belüftete Kammer vor Wasserkontakt geschützt ist.

16.3.2 Mittelohroperationen

Allgemeines

Operationen im Bereich des Mittelohrs dienen unterschiedlichen Zielsetzungen, die abhängig von der zugrunde liegenden Erkrankung sind. Man unterscheidet Operationen zur Wiederherstellung des Trommelfells und der Gehörknöchelchenkette (Tympanoplastiken), Operationen, die der Entfernung akuter und chronischer Entzündungen, aber auch der Tumoroperation dienen (Mastoidektomien, Radikalhöhlenanlage, Labyrinthektomien, Petrosektomien), Operationen zur Verbesserung der Schallübertragung bei Otosklerose (Stapesplastiken, Malleovestibulopexien), Operationen zur Abdichtung der runden oder ovalen Fensternische und die Implantation von aktiven Mittelohrimplantaten und Cochlea-Implantaten. Manche der genannten Operationen erfolgen in Kombination, wenn die zugrunde liegende Erkrankung dies notwendig macht.

Das Operationsergebnis kann sehr unterschiedlich ausfallen und teilweise die Funktion und Anatomie des Ohres deutlich verändern. Aus diesen Gründen muss die Beurteilung des Operationsergebnisses und der Tauchtauglichkeit nach Operationen am Ohr dem HNO-Facharzt überlassen werden.

Nach Ohroperationen bestehen mehrere mögliche Gefahren. Das Trommelfell kann postoperativ nicht ausreichend stabil sein, so dass die Gefahr einer Trommelfellperforation besteht (kalorischer Reiz → Drehschwindel → Panik → Notaufstieg). Durch die Druck- und Volumenschwankungen, die durch die Veränderung des Umgebungsdrucks ausgelöst werden, kann es zu Barotraumen und damit zum Verlust des operativen Ergebnisses kommen. Ebenso kann eine permanente Hörminderung bis zur Ertaubung oder eine anhaltende Schädigung des Gleichgewichtsorgans auftreten. Implantierte Mittelohrverstärker oder Cochlea-Implantate können beschädigt werden oder zu Verletzungen (Implosion) führen. Druckänderung oder einfließendes Wasser in eine operativ geformte Höhle kann zu Drehschwindel und Panik führen. Aus diesen Gründen muss die Tauchtauglichkeit nach operativen Eingriffen am Mittelohr durch einen Spezialisten beurteilt werden. Die Einsicht in den OP-Bericht ist sinnvoll.

Hinweis Nach jeder Operation am Ohr muss das Trommelfell ausreichend stabil und die Mittelohrbelüftung gewährleistet sein.

Tympanoplastik

Man unterscheidet verschiedene Formen der Tympanoplastik:
- Tympanoplastik Typ I: Rekonstruktion des Trommelfells bei intakter Ossikelkette
- Tympanoplastik Typ II: Rekonstruktion der Ossikelkette unter Erhaltung der ursprünglichen Paukenhöhle vorzugsweise unter Beibehaltung des ursprünglichen Ossikelaufbaus
- Tympanoplastik Typ III: Ersatz der Ossikelkette oder Abflachung der Paukenhöhle
  - Typ IIIa: Abflachen der Pauke. Das Trommelfell wird dem Stapesköpfchen aufgelegt
  - Typ IIIb: Einsetzen eines Ossikelersatzes zwischen Stapesköpfchen und Trommelfell (PORP, „partial ossicular replacemment prothesis")
  - Typ IIIc: Einsetzen eines Ossikelersatzes zwischen Fußplatte und Trommelfell (TORP- total ossicular replacement prothesis)
- Tympanoplastik Typ IV und V: heute nicht mehr gebräuchlich

Nach einer Tympanoplastik Typ I kann nach ausreichender Stabilisierung des Trommelfells (keine sich vorwölbende atrophe Narben) und ausreichender Mittelohrbelüftung (funktionierender Druckausgleich) wieder getaucht werden.
Nach Tympanoplastik Typ II kann bei stabilem Trommelfell und positiver Mittelohrbelüftung wieder getaucht werden.
Nach einer Tympanoplastik Typ IIIa und IIIb kann bei ausreichend stabilem Trommelfell und ausreichender Mittelohrbelüftung wieder getaucht werden. Beachtet werden sollte, dass aufgrund der Vorerkrankung, die zur Durchführung einer Tympanoplastik Typ III zwang, häufig die Mittelohrbelüftung eingeschränkt ist.

Nach einer Tympanoplastik Typ IIIc, also nach Einsetzen einer TORP-Prothese, besteht die Gefahr einer Perforation der Fußplatte, da anders als bei der PORP-Einlage oder der Tympanoplastik Typ IIIa die Stapesstruktur nicht mehr erhalten ist und die TORP-Prothese mit einer kleinen Auflagefläche auf der Fußplatte ruht. Bewegungen des Trommelfells können deshalb direkt auf eine kleine Fläche der Fußplatte übertragen werden. Es wurden auch Ermüdungsbrüche der Fußplatte und Eintauchen der TORP-Prothese in das Innenohr beobachtet. Eine Medline-Recherche der Jahre 1966–2007 erbrachte allerdings bisher keine solche Verletzung bei Tauchern. Aus diesem Grund kann nach einem negativen Provokationstest (Durchführung einer Tympanometrie unter Beobachtung, ob Nystagmon oder Schwindel auftreten) das Tauchen gestattet werden.

Da die Studienlage jedoch nicht umfassend ist, sollte der Taucher über das Restrisiko einer Ertaubung und Schwindel (Notaufstieg) aufgeklärt werden.

Tauchtauglichkeit besteht bei Tympanoplastik Typ I, Typ II, IIIa und IIIb, wenn das Trommelfell stabil und die Mittelohrbelüftung ausreichend ist.

Relative Kontraindikation	Absolute Kontraindikationen
– Tympanoplastik Typ IIIc mit stabilem Trommelfell bei ausreichender Mittelohrbelüftung und negativem Provokationstest	– Tympanoplastik Typ IIIc und Auftreten von Schwindel oder Nystagmen bei Provokation – Instabiles Trommelfell – Fehlende Mittelohrbelüftung

Stapesplastik und Malleovestibulopexie

Im Rahmen einer Otosklerose, gelegentlich aber auch aufgrund chronisch entzündlicher Prozesse kann eine Verknöcherung der Stapesfußplatte oder der gesamten Ossikelkette auftreten. Eine solche Verköcherung führt zu einer Versteifung des Schallleitungsapparats und konsekutiver Schallleitungsschwerhörigkeit. Das Vestibularorgan ist in der Regel nicht betroffen. Eine solche Schallleitungsschwerhörigkeit kann durch Hörgeräte rehabilitiert werden. Akustisch bessere Ergebnisse, unter Verzicht elektronischer Hörhilfen, erhält man durch die Durchführung einer Stapesplastik. Bei dieser Operation wird ein Teil oder die ganze Fußplatte entfernt bzw. perforiert und der Schall mittels Prothese vom langen Ambossschenkel auf das Innenohr übertragen. Steht der lange Ambossschenkel aufgrund von Vorerkrankungen nicht zur

Verfügung, kann eine längere Prothese am Hammergriff fixiert werden. Diese Vorgehensweise nennt sich Malleovestibulopexie.

⚠️ Die Gefahr nach Anlage einer Stapesplastik oder Malleovestibulopexie besteht in der Dislokation der Prothese. Bei Trommelfelleinwärtsbewegung ist es möglich, dass die Prothese zu einem Eintauchen der Prothese in das Innenohr führt und das Gleichgewichtsorgan reizt. Drehschwindel und Orientierungsverlust können resultieren. Bei Trommelfellauswärtsbewegungen ist es denkbar, dass die Prothese aus dem Innenohr disloziert und eine perilymphatische Fistel auftritt. Hierdurch kann ebenfalls Schwindel auftreten. Ebenso ist eine Ertaubung möglich und auch bei Tauchern beobachtet worden. Aus diesem Grund wird die Tauchtauglichkeit nach Stapesplastik international kontrovers diskutiert.

In einer retrospektiven Fragebogen-basierten Evaluation von 917 Patienten nach Stapesplastik wurden 22 Taucher zu Beschwerden nach Stapesplastik befragt. Keiner der Taucher zeigte Folgeschäden, die durch das Tauchen verursacht wurden. Die Autoren postulierten deshalb, dass für Taucher kein erhöhtes Risiko für cochleovestibuläre Folgeschäden nach Stapesplastik bestände.

Trotzdem müssen mechanische Grundsätze bedacht werden. Die Aufhängung und Konstruktion des Hammers und Ambosses führen dazu, dass die Bewegungen der Stapesprothese deutlich geringer sind als die des Trommelfells. Untersuchungen der Mittelohrmechanik am Felsenbeinlaborpräparat zeigen jedoch, dass die Stapesprothes bei Druckbelastung im äußeren Gehörgang bis zu 0,5 mm in das Innenohr eintauchen kann. Deshalb ist es denkbar, dass es unter Wasser durch Bewegungen des Trommelfells zu einem starken vestibulären Reiz kommt.

➡️ Aus diesem Grund ist aus Sicht der GTÜM das Tauchen nach Stapesplastik grundsätzlich möglich. Um eine vestibuläre Reizung während Druckänderungen im Gehörgang zu überprüfen, sollte jedoch jeder Patient nach Stapesplastik im Rahmen der HNO-ärztlichen Tauchtauglichkeitsuntersuchung einen Provokationstest erhalten. Hierbei wird der Druck im Gehörgang auf positive und negative Werte verändert, z. B. im Rahmen einer Tympanometrie, und gleichzeitig beobachtet, ob Nystagmen auftreten oder der Patient Schwindel beklagt (siehe auch Vorgehen bei der Tympanoplastik Typ IIIc, Z.n. Tympanoplastik mittels TORP). Fällt der Provokationstest negativ aus, zeigt der Patient also keine Nystagmen und keinen Schwindel bei Druckbelastung, besteht Tauchtauglichkeit. Der Patient sollte jedoch über das Restrisiko durch das Tauchen zu Ertauben oder an Schwindel als Langzeitfolge zu leiden, aufgeklärt werden.

Hinweis Die Tauchtauglichkeitsbeurteilung von Tauchern nach Stapesplastik muss mittels Provokationstest erfolgen.

Durch die Malleovestibulopexie werden die protektiven mechanischen Einflüsse der verbliebenen Ossikelkette auf die Prothese aufgehoben. Aus diesem Grund werden Bewegungen des Trommelfells direkt auf die Prothese übertragen. Es kann nicht ausgeschlossen werden, dass während des Tauchens eine erhebliche Dislokation der Prothese auftritt. Da praktische Erfahrungen zu Tauchern nach Malleovestibulopexie ebenso wie labortechnische Untersuchungen am Felsenbeinpräparat fehlen, kann zum heutigen Zeitpunkt nach Malleovestibulopexie keine Tauchtauglichkeit bescheinigt werden.

Hinweis Taucher mit Otosklerose sollten vor einer operativen Therapie auf das Risiko des Verlusts der Tauchtauglichkeit und das erhöhte Ertaubungs- und Schwindelrisiko während des Tauchens aufgeklärt werden. Der Verzicht auf eine operative Therapie und die Verwendung von Hörgeräten sollte diesen Tauchern angeboten werden.

Relative Kontraindikation	Absolute Kontraindikation
– Stapesplastik (bei negativem Provokationstest)	– Malleovestibulopexie

Radikalhöhlenanlage

Im Rahmen von Ohroperationen kann es notwendig werden, eine Radikalhöhle anzulegen. Hierbei wird das Mastoid ausgebohrt, die Bogengänge freigelegt, die Paukenhöhle in der Regel verkleinert, häufig in Kombination mit hörverbessernden Maßnahmen (siehe Tympanoplastik), und die Gehörgangshinterwand entfernt (engl.: „canal wall down technique"). Es resultiert eine große Operationshöhle, die wieder epithelialisiert wird. Das Ausmaß der Freilegung des Labyrinths kann unterschiedliche Ausmaße annehmen; ebenso kann im Rahmen der Operation eine Radikalhöhlenverkleinerung durch Einbringen von Muskel, Knochenspänen, Knorpel und anderen körpereigenen Materialien erfolgen.

Aufgrund der Freilegung des Labyrinths kann in den Gehörgang einströmendes Wasser nach Anlage einer Radikalhöhle zu einer starken Reizung des Gleichgewichtsorgans führen. Dies äußert sich durch erhebliche Schwindelbildung im Wasser. Das Ausmaß der Labyrinthreizung ist sehr unterschiedlich. Manche Patienten erfahren selbst in vermeintlich warmem Badewasser massiven Drehschwindel (die Differenz zur Körpertemperatur ist trotzdem vorhanden), während andere Patienten keinen Schwindel bei Immersion erleben.

Aus diesem Grund kann keine generelle Aussage zur Tauchtauglichkeit nach Radikalhöhlenanlage gemacht werden. Vielmehr sollte ein Provokationstest erfolgen: Der Proband wird auf einer Posturographieplatte positioniert (Aufzeichnung der Abweichung des körperlichen Schwerpunkts) und das betroffene Ohr und die gesunde Gegenseite mit Eiswasser geflutet, nicht gespült! Anschließend ist auf Körperabweichungen und das Auftreten von Nystagmen zu achten. Wird der Eiswassertest toleriert, kann eine Tauchtauglichkeit unter Aufklärung der Risiken erteilt werden (Schwindel unter Wasser). Steht keine Posturographieplatte zur Verfügung, kann die Beurteilung der Standabweichung visuell erfolgen.

Hinweis Taucher mit Radikalhöhlenanlage können bei ausbleibendem Schwindel und Körperabweichung nach Flutung der Radikalhöhle mit Eiswasser grundsätzlich tauchen. Über das Restrisiko von Schwindel unter Wasser sollte aufgeklärt werden.

Relative Kontraindikation	Absolute Kontraindikation
– Radikalhöhle (z. B. nach Obliteration) ohne Schwindel und Fallneigung nach Eiswasserflutung	– Radikalhöhlenanlage mit Schwindel oder Fallneigung nach Eiswasserflutung

Aktive Mittelohrimplantate und knochenverankerte Hörhilfen (BAHA)

Bei aktiven Mittelohrimplantaten handelt es sich um schallverstärkende Hörhilfen. Mittels Mikrofon wird der Schall aufgenommen, verstärkt und mittels akustomechanischen Wandlers auf die Gehörknöchelchenkette, eine Hörprothese oder in den Bereich der Rundfensternische übertragen. Man unterscheidet teilimplantierbare (Vibrant Soundbridge der Firma Medel) und vollimplantierbare Hörhilfen (Firma Envoy und Otologics). Bei den teilimplantierbaren Hörhilfen wird auf die Kopfhaut ein Wandler aufgesetzt, der für die Übertragung der elektischen Stimuli auf den implantierten Teil zuständig ist.

Knochenverankerte Hörhilfen (engl.: „bone anchored hearing aids", BAHA) übertragen den Schall mittels einer in den Knochen fixierten Schraube, auf die die Hörhilfe aufgesetzt wird und den Schädel in Schwingung versetzt.

> ⚠️ Für die Beurteilung der Tauchtauglichkeit ist die Druckstabilität der implantierten Gerätschaften maßgeblich. Ein Hören unter Wasser ist auch bei den voll implantierbaren Hörgeräten nur bedingt möglich, da sich die physikalischen Vorraussetzungen (Schallgeschwindigkeit unter Wasser ca. 4fach erhöht) nicht ändern. Schall kann also wahrgenommen werden, jedoch nicht geortet. Grundsätzlich sollte vor Erteilung der Tauchtauglichkeit nochmals beim Hersteller bezüglich der Druckstabilität gefragt werden, da Geräteänderungen auftreten können.

Der aufsetzbare Wandler der Firma MedEl muss vor dem Betreten des Wassers abgenommen werden. Die implantierten Anteile der Vibrant Soundbridge sind bis zu 40 m in der Druckkammer gestestet worden, blieben funktionstüchtig und zeigten keine Verformung. Somit ist eine Tauchtauglichkeit für Taucher mit Mittelohrimplantat der Firma MedEl (Vibrant) gegeben.

Die Firma Envoy gibt an, dass ihre Geräte nicht druckstabil sind (persönliche Mitteilung).

Die aktiven Mittelohrimplantate der Firma Otologics wurden bisher nicht in einer Druckkammer getestet. Aussagen zur Tauchtauglichkeit sind deshalb nicht möglich. Bis zum Vorliegen solcher Untersuchungen sollte das Tauchen nicht gestattet werden.

Bei den knochenverankerten Hörhilfen kann der elektronische Teil abgenommen werden. Die implantierte Schraube stellt keine Beeinträchtigung der Tauchtauglichkeit dar. Es kann jedoch zu Infektionen des Implantats kommen, über die der Taucher aufgeklärt werden sollte.

Hinweis Operationen in der Vergangenheit und Begleiterkrankungen müssen beachtet werden. Grundsätzlich sollte für das individuelle Gerät nochmals beim Hersteller bezüglich der Druckbelastbarkeit gefragt werden

➡️ Tauchtauglichkeit besteht bei Mittelohrimplantaten der Firma MedEl und der BAHA-Schraube.

Absolute Kontraindikationen
- Mittelohrimplantat der Firma Envoy
- Mittelohrimplantate der Firma Otologics

Cochlea-Implantat (CI)

? Ertaubte Patienten oder nahezu ertaubte Patienten lassen sich heutzutage mit einem CI versorgen. Durch ein solches CI wird das Hören wieder ermöglicht, entspricht jedoch nicht der Hörleistung eines Hörgesunden. Spracherwerb, Telefonieren und Unterhaltung mit nicht zu lauten Störgeräuschen sind heute oft möglich.

Während der Operation wird eine Elektrode in das Innenohr eingeführt, die den Hörnerv direkt elektrisch stimuliert. Die Elektrode führt in eine Empfangsspule, die hinter dem Ohr zusammen mit einem Magneten in einem Knochenbett implantiert ist. Nach Abschluss der Wundheilung wird von außen auf die Haut eine Sendespule aufgesetzt, über die die Signale des Sprachprozessors in die Empfangsspule mittels elektromagnetischer Induktion übertragen werden und über die Elektrode den Hörnerven stimuliert.

Häufig liegen als Ursache der Ertaubung Missbildungen des Innen- und Mittelohrs vor, so dass an eine Funktionsstörung des Gleichgewichtsorgans oder anatomische Varianten der Innenohrbinnenstrukturen gedacht werden muss.

⚠ Mögliche Gefahren für CI-Träger bestehen zum einen in einem Funktionsverlust des Geräts und möglichen Verletzungen im Falle einer Implosion des implantierten Geräteanteils. Ebenso ist denkbar, dass aufgrund der Implantation der Elektrode das Risiko eines Innenohrbarotraumas oder einer perilymphatischen Fistel erhöht oder eine lokale Gasblasenentstehung entlang des Silikon-Elektrodenbündels auftritt und das Risiko für eine Innenohr-Dekompressionserkrankung vergrößert wird.

Grundsätzlich sollte das Ohr mittels Computertomographie beurteilt werden, um z. B. veränderte anatomische Verhältnisse aufzudecken. Hiefür ist die präoperative Bildgebung ausreichend. Darüber hinaus muss die Funktion des Gleichgewichtssinns untersucht werden. Besonderheiten während der Operation sollten sich durch Kontrolle des OP-Berichts finden lassen.

Über die Geräte von Advanced Bionics (Clarion 1.2), MedEl (Combi-40+,) und Cochlear Corperation (Nucleus CI22M und Nucleus CI24M) liegt eine wissenschaftliche Untersuchung zur Druckstabilität bis 50 m vor, die bei den genannten Geräten zu keinem Funktionsverlust führte. Eine Implosionsgefahr und ein Gerätedefekt durch das Tauchen erscheint somit unwahrscheinlich. In-vivo-Erfahrungen liegen nur als Fallberichte vor; eine systematische Untersuchung erfolgte bisher nicht.

➡ Zusammenfassend kann man sagen, dass bei erhaltenem Gleichgewichtssinn, fehlender pathologischer anatomischer Verhältnisse und nach Aufklärung über das Restrisiko ein Innenohrbarotrauma bzw. eine Innenohr-DCS zu erleiden, die Tauchtauglichkeit für die genannten Geräte erteilt werden kann. Der Taucher sollte sich jedoch beim Hersteller über die Restriktionen seines individuellen Geräts informieren, um seine Gewährleistungsansprüche nicht zu verlieren. Die Gefahr des Elektrodenbündelbruchs aufgrund einer engen Kopfhaube kann vernachlässigt werden, da das Elektrodenbündel in der Regel in eine gefräste Knochenschiene gelegt wird.

Externe Komponenten des CI müssen während des Tauchens abgenommen werden, so dass der Taucher unter Wasser wieder „ertaubt" ist. Begleittaucher müssen diesem Umstand Rechnung tragen, da Gefahren, wie z.B. Motorengeräusche nicht erkannt werden.

Hinweis Zur Beurteilung der Tauchtauglichkeit von CI-Trägern sind folgende Unterlagen notwendig: OP-Bericht, Computertomographie des betroffenen Ohres, Gleichgewichtsprüfung, schriftliche Bestätigung des Herstellers zur Tauchtauglichkeit.

Relative Kontraindikationen	Absolute Kontraindikationen
– Implantation eines Advanced Bionics CIs (Clarion 1.2) – Implantation eines MED-EL CIs (Combi-40+,) – Implantation eines Cochlear Corperation CIs (Nucleus CI22M und Nucleus CI24M)	– Anatomische Malformationen mit erhöhter Gefahr einer perilymphatischen Fistelbildung – Unkompensierter Verlust der Vestibularisfunktion

16.4 Innenohr

16.4.1 Hörsturz und Tinnitus

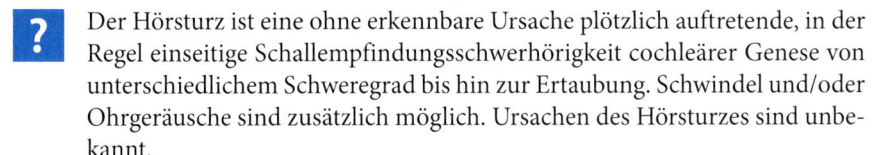

Der Hörsturz ist eine ohne erkennbare Ursache plötzlich auftretende, in der Regel einseitige Schallempfindungsschwerhörigkeit cochleärer Genese von unterschiedlichem Schweregrad bis hin zur Ertaubung. Schwindel und/oder Ohrgeräusche sind zusätzlich möglich. Ursachen des Hörsturzes sind unbekannt.

Der Tinnitus ist ein eigenständiges Krankheitsbild, das einer akustischen Wahrnehmung entspricht, die zusätzlich zum Schall, der auf das Ohr wirkt, wahrgenommen wird. Die Art der scheinbaren Geräusche ist unterschiedlich und kann Brumm- oder Pfeiftöne, Rauschen, knackende oder klopfende und andere Geräusche umfassen. Die Ursache des Tinnitus ist unbekannt.

Die mögliche Gefahr des Tauchens besteht in einer eventuellen Verschlechterung des Hörvermögens und der Ohrgeräusche durch das Tauchen. Tritt ein Hörsturz mit zusätzlicher vestibulärer Symptomatik auf, besteht unter Wasser eine Gefährdung des Tauchers durch Orientierungsverlust.

Es gibt keine Hinweise, die eine Verschlechterung der Innenohrfunktion bei Sporttauchern unabhängig von akuten Unfällen (Innenohrbarotrauma und Innenohr-DCS) belegen würden. Aus diesem Grund gibt es keinen Anlass, die Tauchtauglichkeit bei Tauchern mit Hörsturz oder Tinnitus einzuschränken, außer bei Vorhandensein von Schwindel. Da sich der Patient während des Akutereignisses häufig nervös und angespannt fühlt und ein Druckgefühl auf dem betroffenen Ohr bemerkt, sollte das Tauchen unterlassen werden bis die Akutsymptomatik nachgelassen hat. Dies kann Stunden, Tage oder Wochen dauern.

Tauchtauglichkeit besteht bei Zustand nach Hörsturz, Zustand nach Tinnitus und bei chronischem Tinnitus.

Absolute Kontraindikationen
- Hörsturz mit vestibulärer Symptomatik
- Hörsturz im Akutstadium
- Tinnitus im Akutstadium

16.4.2 Innenohrschwerhörigkeit und Ertaubung

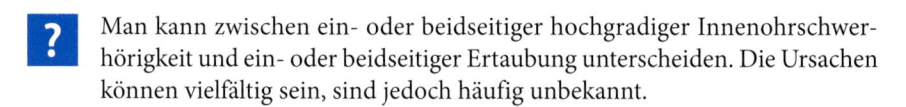

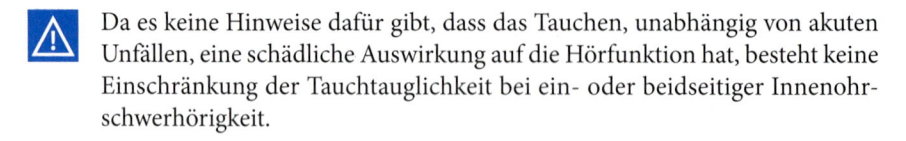

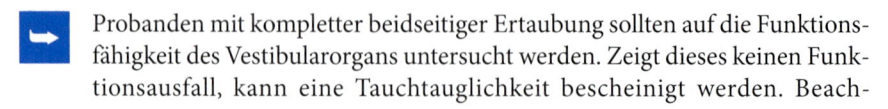

Man kann zwischen ein- oder beidseitiger hochgradiger Innenohrschwerhörigkeit und ein- oder beidseitiger Ertaubung unterscheiden. Die Ursachen können vielfältig sein, sind jedoch häufig unbekannt.

Da es keine Hinweise dafür gibt, dass das Tauchen, unabhängig von akuten Unfällen, eine schädliche Auswirkung auf die Hörfunktion hat, besteht keine Einschränkung der Tauchtauglichkeit bei ein- oder beidseitiger Innenohrschwerhörigkeit.

Probanden mit kompletter beidseitiger Ertaubung sollten auf die Funktionsfähigkeit des Vestibularorgans untersucht werden. Zeigt dieses keinen Funktionsausfall, kann eine Tauchtauglichkeit bescheinigt werden. Beachtet werden sollte die erschwerte Ausbildungsmöglichkeit aufgrund der Sprachbarriere und die Einschränkung, auf akustische Warnsignale reagieren zu können. Im Gegensatz dazu sind ertaubte Taucher, die die Gebärdensprache beherrschen, unter Wasser kommunikativ deutlich im Vorteil.

Probanden mit einseitiger kompletter Ertaubung sollten auf das Risiko eines Verlusts der wichtigen Sinnesqualität „Hören" bei Auftreten eines akuten Innenohrunfalls hingewiesen werden. Die Lebenszeitinzidenz für akute Innenohrereignisse liegt bei einem erfahrenen Taucherkollektiv immerhin bei ca. 1,5–2 %. Nach Aufklärung über diesen Sachverhalt kann die Tauchtauglichkeit jedoch attestiert werden.

Tauchtauglichkeit besteht bei ein- oder beidseitiger, auch hochgradiger Innenohrschwerhörigkeit.

Relative Kontraindikationen	Absolute Kontraindikation
– Einseitige Ertaubung – Beidseitige Ertaubung	– Ausfall der Gleichgewichtsfunktion bei Ertaubten

16.4.3 Barotrauma des Innenohrs

Das Barotrauma des Innenohrs entsteht durch eine Mittelohrbelüftungsstörung auf dem Boden einer Tubendysfunktion oder sehr selten durch ein Barotrauma des äußeren Ohres oder direkte Druckeinwirkungen auf den Gehörgang.

In der Regel ist das Mittelohr ebenfalls affektiert. Durch ein Barotrauma des Innenohrs kann es zu einer permanenten Schädigung des Hör- und Gleichgewichtsapparates kommen. Selten kann eine Perilymphfistel (Ruptur der runden oder ovalen Fenstermembran) auftreten.

Inzwischen liegen Erfahrungen und Langzeitbeobachtungen von Tauchern nach Innenohrbarotrauma vor. Im Gegensatz zu früheren Bedenken scheint das Risiko für ein Rezidivereignis nicht erhöht zu sein. Die Tauchtauglichkeit ist vielmehr an Hand der Residualschäden zu beurteilen (s. oben). Zur Vermeidung eines erneuten Barotraumas des Innenohres sollte die Tubenfunktion verbessert werden.

Tauchtauglichkeit besteht bei Innenohr-Barotrauma ohne Residualschäden.

Relative Kontraindikationen	Absolute Kontraindikationen
– Innenohr-Barotrauma mit Residualschäden – Zustand nach Perilymphfistel	– Akutes Innenohr-Barotrauma mit ungenügender Mittelohrbelüftung – Verdacht auf akute Perilymphfistel

16.4.4 Dekompressionserkrankung des Innenohrs

? Eine Dekompressionserkrankung des Innenohrs (Innenohr-DCS) ist die Folge lokaler oder embolischer Blasenentstehung. Meist ist das Vestibularorgan betroffen, obwohl auch beidseitige cochleäre und gemischte Formen beobachtet wurden. Die Innenohr-DCS ist überdurchschnittlich häufig mit einem vaskulären Rechts-Links-Shunt assoziiert (bis zu 80 %, z. B. PFO).

⚠ Während des Akutstadiums besteht keine Tauchtauglichkeit. Nach Beendigung der Akuttherapie muss die verbliebene Innenohrfunktion evaluiert werden. Häufig verbleiben komplette Ausfälle des Vestibularorgans der betroffenen Seite. Des Weiteren sollte nach einem vaskulären Rechts-Links-Shunt gefahndet werden und bei Vorliegen eines solchen Shunts den Bemerkungen im Abschnitt „PFO" dieser Empfehlungen gefolgt werden.

➡ Tauchtauglichkeit besteht bei Innenohr-DCS ohne Residualschäden und ohne vaskulären Rechts-Links-Shunt.

Relative Kontraindikationen	Absolute Kontraindikationen
– Innenohr-DCS mit kompensiertem Vestibularisausfall – Innenohr-DCS mit vaskulärem Rechts-Links-Shunt	– Akute Innenohr-DCS – Innenohr-DCS mit persistierenden Gleichgewichtsstörungen

16.4.5 Gleichgewichtsstörungen

? Gleichgewichtsstörungen können vom peripheren Vestibularorgan ausgehen, durch Störungen des Nervus vestibulocochlearis ausgelöst werden, ophtalmologische, orthopädische und zentrale Ursachen haben. Grundsätzlich führen Gleichgewichtsstörungen unabhängig von der Ursache zu einer Einschränkung der Tauchtauglichkeit.

Auf dem HNO-Gebiet führen folgende Erkrankungen regelmäßig zu peripher-vestibulären Störungen:
- ▶ benigner paroxysmaler Lagerungsschwindel,
- ▶ Neuronitis/Neuropathia vestibularis,
- ▶ Hörsturz mit vestibulärer Beteiligung,
- ▶ Morbus Meniere,
- ▶ Commotio labyrinthi,
- ▶ Schädelbasisfrakturen,
- ▶ Perilymphfisteln,
- ▶ Otitis media chronica epitympanalis,
- ▶ Neurofibrome des N. vestibulocochlearis und viele mehr.

Hauptsymptom der peripher vestibulären Erkrankungen ist Schwindel (Drehschwindel, Liftschwindel etc.), der von vegetativen Symptomen begleitet werden kann (Übelkeit und Erbrechen), jedoch nicht zu Synkopen führt. Ursachen und Behandlungen dieser Erkrankungen können im Rahmen dieser Empfehlung nicht erläutert werden. Grundsätzlich sollten Patienten mit Erkrankungen des peripheren Vestibularorgans HNO-ärztlich untersucht werden. Dem HNO-Spezialisten obliegt, ggf. in Rücksprache mit einem Tauchmediziner, die Beurteilung der Tauchtauglichkeit. Aufgrund mangelnder systematischer Untersuchungen zu dieser Problematik bietet es sich an, die Tauchtauglichkeit analog der Begutachtung zur Fahrtüchtigkeit im Kraftfahrverkehr durchzuführen.

⚠️ Auftreten von Schwindel im oder unter Wasser kann lebensbedrohliche Folgen haben. Durch die Orientierungslosigkeit und mögliche vegetative Begleitsymptomatik kann es auch über Wasser zu Panik und Tod durch Ertrinken kommen. Unter Wasser spielt die eingeschränkte Sicht und mangelnde propriozeptive Wahrnehmung (keine Rückmeldung zur Stellung im Raum über die Rezeptoren in Haut, Gelenken und Muskulatur) eine große Rolle. Gefahr besteht zum einen durch den Orientierungsverlust, der zu gefährlichen Situationen unter Wasser führen kann. Zum anderen kann Schwindel unter Wasser zu Panikreaktionen führen. Die Entwicklung von Angst und Panik ist jedoch eine entscheidende Ursache bei der Entwicklung von Tauchunfällen. Panik kann zu Notaufstiegen führen, wodurch die Gefahr eines fatalen Lungenbarotraumas mit arterieller Gasembolie besteht. Taucher mit akuten Gleichgewichtsstörungen sind deshalb absolut nicht tauchtauglich.

Hinweis Der alternobare Druckdifferenzschwindel ist keine Erkrankung des peripheren Gleichgewichtssystems und tritt bei jedem dritten Taucher auf. Er schränkt die Tauchtauglichkeit nicht ein.

➡ Die Entscheidung, wann nach einer Erkrankung des peripheren Gleichgewichtsorgans wieder getaucht werden darf ist abhängig von den Residualschäden. Dem untersuchenden Arzt steht ein großer Bemessungsspielraum zur Verfügung. In Anlehnung an die Fahrtüchtigkeit im Kraftverkehr ist eine sechsmonatige Anfallsfreiheit zu fordern. Es dürfen keine sedierenden Medikamente eingenommen werden, da diese die Reaktionsfähigkeit unter Wasser herabsetzen und die Gefahr für eine Stickstoffnarkose (Tiefenrausch) erhöhen. Des Weiteren ist die Funktion des Gleichgewichtsorgans zu überprüfen und nach Provokationsnystagmen und -schwindel zu fahnden.

Die Kontrolle der Tauchtauglichkeit sollte in kürzeren Intervallen als sonst üblich erfolgen, z. B. erneut nach 6 Monaten.

Hinweis Wurde nach einer Erkrankung des Gleichgewichtssinns eine Tauchtauglichkeit bescheinigt, sollte nach 6 Monaten eine erneute Evaluierung erfolgen.

➡ Tauchtauglichkeit besteht bei alternobarem Druckdifferenzschwindel und bei Zustand nach Gleichgewichtsstörung vor mehr als 6 Monaten ohne Residualdefekte.

Relative Kontraindikation	Absolute Kontraindikationen
– Zustand nach Gleichgewichtsstörung vor mehr als 6 Monaten mit kompensierten Residualdefekten (z. B. seitendifferente kalorische Erregbarkeit, Seitendifferenz bei Rotationsprüfung)	– Akute Gleichgewichtsstörungen – Zustand nach Gleichgewichtsstörung in den letzten 6 Monaten – Sedierende Dauermedikation – Auftreten von Schwindel oder Nystagmen unter Provokation

16.5 Nase und Nasennebenhöhlen und vordere Schädelbasis

Erkrankungen der Nase und der Nasennebenhöhlen (NNH) haben für die Tauchtauglichkeit vor allem eine Bedeutung, wenn es zu einer Belüftungsstörung der NNH kommt oder die Tubenfunktion, also die Mittelohrbelüftung beeinträchtigt wird. Im Gegensatz zum aktiven Druckausgleich der Ohren erfolgt die Be- und Entlüftung der NNH passiv. Der Taucher kann keinen Einfluss auf die Belüftung der NNH nehmen.

16.5.1 Nase

Erkrankungen der Nase äußern sich meist in einer Schwellung und Entzündung der Nasenschleimhaut, können aber auch aufgrund anatomischer Ursachen gemischten Formen zugeordnet werden.

In diesen Formenkreis sind unter anderen folgende Erkrankungen zu rechnen:
- Rhinitis acuta (akuter Schnupfen),
- Rhinitis chronica inkl. Rhinitis chronica allergica (z. B. Heuschnupfen),
- Septumdeviation,
- Formänderung der äußeren Nase (Höcker-, Breit- und Sattelnase etc.),
- Nasenmuschelhyperplasien,
- Choanalatresien.

Da unter Wasser in der Regel nur durch den Mund geatmet wird, hat eine behinderte Nasenluftpassage zunächst keinen nachteiligen Einfluss auf die Ausübung des Tauchens. Bedeutung gewinnen die oben genannten Erkrankungen nur, wenn sie zu einer Belüftungsstörung der NNH oder des Mittelohrs führen. Schwierigkeiten bei der Ausübung des Druckausgleichs (Tubendysfunktion) und eine erschwerte oder komplett behinderte Belüftung der NNH werden selten durch eine Septumdeviation oder durch Vergrößerung der Nasenmuscheln (Nasenmuschelhyperplasie) verursacht. Bevor eine operative Sanierung der genannten Erkrankungen erfolgt, sollte zunächst probatorisch die Tubendysfunktion behandelt werden.

Patienten mit allergischer Rhinitis sollte die Verwendung eines topischen Kortikoids empfohlen werden. Antihistaminika können sedierende Nebenwirkung haben, so dass die Gefahr einer Stickstoffnarkose erhöht ist. Kann der Taucher nicht auf Antihistaminika verzichten, sollte vor dem Tauchversuch die individuelle Reaktion auf das rezeptierte Antihistaminikum getestet und ein Tiefenlimit eingehalten werden. Da Patienten mit Rhinitis allergica häufig ein allergisches Asthma entwickeln sollte die Indikation zur spezifischen Immuntherapie (Hyposensibilisierung), die die Entwicklung des Asthmas verhindern kann großzügig gestellt werden.

Hinweis Erkrankungen der Nase führen nur zu einer Einschränkung der Tauchtauglichkeit, wenn die NNH- oder Mittelohrbelüftung beeinträchtigt ist.

Tauchtauglichkeit besteht bei
- Erkrankungen der Nase ohne Belüftungsstörung der NNH,
- Erkrankungen der Nase ohne Belüftungsstörung der Ohren,

▶ Zustand nach Operationen in der Nase (nach Abschluss der Wundheilung und regelrechter Belüftung der NNH und der Ohren).

Relative Kontraindikation	Absolute Kontraindikationen
– Einnahme von Antihistaminika (wenn möglich auf topische Kortikoide umstellen)	– Erkrankungen der Nase mit Belüftungsstörung der NNH – Erkrankungen der Nase mit Belüftungsstörung der Ohren

16.5.2 Nasennebenhöhlen (NNH)

Erkrankungen der NNH sind in der Regel auf akute oder chronische Entzündungen zurückzuführen. Allergien und seltenere Ursachen wie Analgetika-Intoleranz, Mukoviszidose, Zilienmotilitätsstörungen und manche mehr können assoziiert sein, häufig lässt sich jedoch keine Ursache der chronischen Sinusitis finden. Die akute Sinusitis beginnt meist viral und zeigt erst später eine bakterielle Superinfektion.

Entscheidend für die Beurteilung der Tauchtauglichkeit ist die Belüftung der NNH. Zeigt die Nasenendoskopie oder vordere Naseninspektion eine starke Schleimhautschwellung, z. B. im Rahmen einer akuten Sinusitis, und ist der Allgemeinzustand reduziert besteht keine Tauchtauglichkeit.

Bei Vorliegen chronischer NNH-Beschwerden ist die Anamneseerhebung entscheidend. Der Taucher berichtet von Belüftungsstörungen, Druck und Schmerz während des Auf- oder Abtauchens und Auswurf von blutigem Sekret. Nasenendoskopie und bildgebender computertomographischer Befund geben Hinweise auf die Ursache der Belüftungsstörung.

Zufallsbefunde in der Bildgebung (z. B. Kieferhöhlenzysten) ohne Belüftungsstörung während des Tauchens schränken die Tauchtauglichkeit nicht ein. Die Beurteilung ob NNH-Veränderungen, die bildgebend oder nasenendoskopisch entdeckt wurden, die Tauchtauglichkeit einschränken, muss im Rahmen eines Probetauchgangs erhoben werden.

Die Gefahr der Belüftungsstörungen liegt in der Entwicklung eines NNH-Barotraumas, das mit Schmerzen einhergehen kann und bei bakterieller Superinfektion zu einer bakteriellen Sinusitis führen kann. Bedrohlich sind jedoch die insgesamt sehr selten auftretenden Komplikationen wie Pneumenzephalon, Weichteilemphysem und Orbitaemphysem.

NNH-Belüftungsstörungen lassen sich konservativ und bei Versagen der konservativen Maßnahmen operativ behandeln. Nach NNH-Operationen sollte die Tauchtauglichkeit durch einen HNO-Arzt erfolgen, da nur die Nasenendoskopie eine Abheilung des Wundgebiets und eine ausreichende Belüftung der NNH zeigt. Ist die Wundheilung abgeschlossen besteht wieder Tauchtauglichkeit.

Hinweis Pathologische Veränderungen der NNH-Schleimhaut, die durch Nasenendoskopie oder Computertomographie auffallen, müssen die Tauchtauglichkeit nicht ausschließen. Entscheidend sind Belüftungsstörungen der NNH während des Tauchens.

Tauchtauglichkeit besteht bei Kieferhöhlenzysten und bei Zustand nach NNH-Operation nach Abschluss der Wundheilung und Wiederherstellung der NNH-Belüftung.

Relative Kontraindikation	Absolute Kontraindikationen
– Chronische Sinusitis oder Polyposis nasi ohne Belüftungsstörung während des Tauchens	– Akute Sinusitis mit Belüftungsstörung – Chronische Sinusitis mit Belüftungsstörung

16.5.3 Vordere Schädelbasis

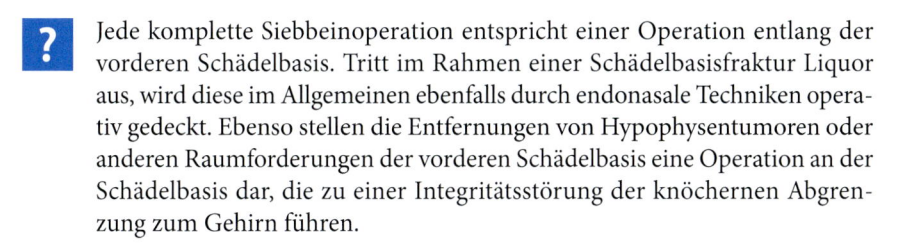

Jede komplette Siebbeinoperation entspricht einer Operation entlang der vorderen Schädelbasis. Tritt im Rahmen einer Schädelbasisfraktur Liquor aus, wird diese im Allgemeinen ebenfalls durch endonasale Techniken operativ gedeckt. Ebenso stellen die Entfernungen von Hypophysentumoren oder anderen Raumforderungen der vorderen Schädelbasis eine Operation an der Schädelbasis dar, die zu einer Integritätsstörung der knöchernen Abgrenzung zum Gehirn führen.

Bedenken bezüglich der Tauchtauglichkeit nach Schädelbasiseingriffen bestehen hinsichtlich der Möglichkeit der Entstehung eines Pneumenzephalons (Luft im Gehirn). Durch eine ausführliche Endoskopie der Nasenhaupthöhle und der NNH sowie durch Durchführung eines NNH-CTs lässt sich das Risiko einer Belüftungsstörung abschätzen. Ist eine ausreichende Belüftung der NNH gegeben, kann die Tauchtauglichkeit unter Aufklärung über ein

Restrisiko eines Pneumenzephalons erteilt werden. Es sollte ein Probetauchgang durchgeführt werden.

Relative Kontraindikation	Absolute Kontraindikationen
– Zustand nach Schädelbasis-Operation ohne Hinweise auf Belüftungsstörungen der NNH	– Schädelbasisfraktur mit persistierender Liquorrhoe – Zustand nach Schädelbasis-Operation mit Hinweis auf eine Belüftungsstörung der NNH

16.6 Mundhöhle

16.6.1 Mundschluss

Durch eine Fazialisparese oder Operationen im Bereich der Lippen und der Mundhöhle kann die Abdichtung des Atemreglers eingeschränkt werden. Der Taucher muss demonstrieren können, dass er über einen längeren Zeitraum das Mundstück dicht abschließen kann.

16.6.2 Erkrankungen der Zähne

Bei der HNO-ärztlichen Untersuchung sollte man auf einen sanierten Zahnstatus achten. Durch die Wirkung der sich ausdehnenden Luft während des Auftauchens kann es bei kariös veränderten Zähnen zu Aussprengungen des Füllmaterials oder zur kompletten Zerstörung des betroffenen Zahnes kommen. Bei nichtsaniertem Zahnstatus ist eine zahnärztliche Abklärung notwendig (Näheres s. Kap. 25).

16.6.3 Sinuslift

Ein Sinuslift wird durchgeführt, wenn wegen Zahnverlusts ein Implantat eingesetzt werden soll und der Knochen des Oberkiefers nicht ausreichend kompakt ausgebildet ist. Die Knochensubstanz wird durch Knochenmehl oder kompakten Knochen aus Unterkiefer, aber auch Beckenknochen, vergrößert. Am Oberkiefer kann es im Rahmen eines solchen Sinuslifts zu Fisteln zwischen Mundhöhle und Kieferhöhle kommen (Mund-Antrum-Verbindung). Die Tauchtauglichkeit kann nach Abschluss der Wundheilung und Ausschluss einer Fistelbildung bescheinigt werden.

16.6.4 Uvulo-Palato-Pharyngo-Plastik (UPPP)

Hierbei handelt es sich um eine Verkürzung und Straffung des Gaumensegels. Diese Operation wird gegen das Schnarchen oder bei leichten Formen eines obstruktiven Schlafapnoesyndroms durchgeführt. Da der muskuläre Öffner der Ohrtube das Gaumensegel spannt und hebt (M. levator tuba auditiva), ist nach dieser Operation darauf zu achten, dass der Gaumenschluss gewährleistet ist und die Tubenfunktion ausreichend ist. Tauchtauglichkeit besteht nach UPPP bei ausreichender Mittelohrbelüftung.

Relative Kontraindikationen	Absolute Kontraindikation
– Ungenügender Mundschluss (ggf. Vollgesichtsmaske oder Helm) – Kariöser Zahnstatus	– Zustand nach Sinuslift mit Mund-Antrum-Verbindung

16.7 Kehlkopf

16.7.1 Laryngitis

Man unterscheidet die akute und chronische Laryngitis. Während es für die chronische Laryngitis viele Ursachen gibt, ist die akute Laryngitis in den meisten Fällen viraler Natur.

Gefahr besteht in der Bildung eines Stimmritzenkrampfs. Diese Gefahr ist insbesondere durch die kalte Einatemluft vergrößert. Im Rahmen einer akuten Laryngitis besteht ein Tauchverbot.

16.7.2 Laryngotrachealstenosen

Laryngotrachealstenosen, z. B. Stimmbandparesen (einseitig und beidseitig), können als Folge von Operationen, Entzündungen, Tumorwachstums oder idiopathisch auftreten. Während einseitige Stimmbandparesen nur in Ausnahmefällen zu relevanten Atemwegshindernissen führen, tritt bei der beidseitigen Stimmbandparese häufig schon in Ruhe Stridor auf. Laryngotrachealstenosen zeigen ein sehr unterschiedliches klinisches Bild.

⚠ Eine Obstruktion der Atemwege birgt die Gefahr der Lungenüberdehnung mit potenzieller Gasembolie. Zu Bedenken ist insbesondere, dass während des Tauchens mit zunehmender Tauchtiefe die Atemarbeit zunimmt, da die Luft dichter wird. Atemfunktionswerte an der Oberfläche müssen deshalb nicht die Verhältnisse in der Tauchtiefe widerspiegeln. Aus diesem Grund sind Probanden mit messbarer Reduktion der Lungenfunktion (s. Kap. 18) tauchuntauglich. Bei beidseitiger Stimmbandlähmung liegt aufgrund der hiermit verbundenen Strömungsbehinderung grundsätzlich ein Tauchverbot vor.

16.7.3 Tracheostomaanlage und Status nach Laryngektomie

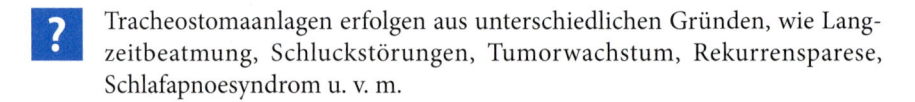

❓ Tracheostomaanlagen erfolgen aus unterschiedlichen Gründen, wie Langzeitbeatmung, Schluckstörungen, Tumorwachstum, Rekurrensparese, Schlafapnoesyndrom u. v. m.

⚠ Da nach einer Tracheostomaanlage ungehindert Wasser in die Lunge fließen kann, ist selbst das Schwimmen lebensgefährlich. Es besteht eine absolute Tauchuntauglichkeit.

➡ Tauchtauglichkeit besteht bei reizlosen Veränderungen im Larynxbereich, z. B. Zysten, Hyperplasien, Sängerknötchen etc.

Relative Kontraindikationen	Absolute Kontraindikationen
– Chronische Laryngitis – Einseitige Stimmbandlähmung	– Akute Laryngitis – Laryngotrachealstenose mit Beeinträchtigung der Lungenfunktion – Beidseitige Stimmbandlähmung – Tracheostomaanlage

Literatur

Adamczyk M, Appleton CM, Parell GJ, Antonelli PJ: Stapedectomy in the guinea pig. Otolaryngol Head Neck Surg 1999; 121: 581–584.

Antonelli PJ, Adamczyk M, Appleton CM, Parell GJ: Inner ear barotrauma after stapedectomy in the guinea pig. Laryngoscope 1999; 109: 1991–1995.

Backous DD, Dunford RG, Segel P, Muhlocker MC, Carter P, Hampson NB: Effects of hyperbaric exposure on the integrity of the internal components of commercially available cochlear implant systems. Otol Neurotol 2002; 23: 463–467; discussion 467.
Bellini MJ: Blindness in a diver following sinus barotrauma. J Laryngol Otol 1987; 101: 38–-389.
Beutner D, Stumpf R, Preuss SF, Zahnert T, Huttenbrink KB: Impact of TORP diameter on fracture of the footplate. Laryngorhinootologie 2007; 86: 112–116.
Butler FK, Bove AA: Infraorbital hypesthesia after maxillary sinus barotrauma. Undersea Hyperb Med 1999; 26: 257–259.
House JW, Toh EH, Perez A: Diving after stapedectomy: clinical experience and recommendations. Otolaryngol Head Neck Surg 2001; 125: 356–360.
Huttenbrink KB: The mechanics of the middle-ear at static air pressures: the role of the ossicular joints, the function of the middle-ear muscles and the behaviour of stapedial prostheses. Acta Otolaryngol 1988; Suppl 451: 1–35.
Huttenbrink KB: Biomechanics of stapesplasty: a review. Otol Neurotol 2003; 24: 548–557; discussion 557–559.
Huttenbrink KB: Clinical significance of stapedioplasty biomechanics: swimming, diving, flying after stapes surgery. Adv Otorhinolaryngol 2007; 65: 146–149.
Klingmann C, Benton PJ, Ringleb PA, Knauth M: Embolic inner ear decompression illness: correlation with a right-to-left shunt. Laryngoscope 2003; 113: 1356–1361.
Klingmann C, Knauth M, Ries S, Tasman AJ: Hearing threshold in sport divers: is diving really a hazard for inner ear function?Arch Otolaryngol Head Neck Surg 2004; 130: 221–225.
Klingmann C, Praetorius M, Baumann I, Plinkert PK:. Barotrauma and decompression illness of the inner ear: 46 cases during treatment and follow-up. Otol Neurotol 2007; 28: 447–454.
Klingmann C, Wallner F: Health aspects of diving in ENT medicine. Part II: Diving fitness. HNO 2004; 52: 845–847; quiz 858–859.
Kompis M, Vibert D, Senn P, Vischer MW, Hausler R: Scuba diving with cochlear implants. Ann Otol Rhinol Laryngol 2003; 112: 425–427.
Murrison AW, Smith DJ, Francis TJ, Counter RT: Maxillary sinus barotrauma with fifth cranial nerve involvement. J Laryngol Otol 1991; 105: 217–219.
Neuman T, Settle H, Beaver G, Linaweaver PG Jr: Maxillary sinus barotrauma with cranial nerve involvement: case report. Aviat Space Environ Med 1975; 46: 314–315.
Parell GJ, Becker GD: Inner ear barotrauma in scuba divers. A long-term follow-up after continued diving. Arch Otolaryngol Head Neck Surg 1993; 119: 455–457.
Parell GJ, Becker GD: Neurological consequences of scuba diving with chronic sinusitis. Laryngoscope 2000; 110: 1358–1360.
Pau HW, Huttenbrink KB: [Experimental studies of static stress on the footplate in the reconstruction of the sound conduction system]. Laryngol Rhinol Otol (Stuttg) 1988; 67: 331–334.
Roydhouse N: 1001 disorders of the ear, nose and sinuses in scuba divers. Can J Appl Sport Sci 1985; 10: 99–103.
Shupak A, Gil A, Nachum Z, Miller S, Gordon CR, Tal D: Inner ear decompression sickness and inner ear barotrauma in recreational divers: a long-term follow-up. Laryngoscope 2003; 113: 2141–2147.

Strutz J: Tauchtauglichkeit nach Stapesplastik? Tauchmedizin aktuell. In: Weidauer H, Klingmann C (Hrsg.): Stuttgart: Gentner, 2004.
Uzun C: Cartilage palisade tympanoplasty, diving and eustachian tube function. Otol Neurotol 2003; 24: 350; author reply 351.
Velepic M, Bonifacic M, Manestar D, Bonifacic D: Cartilage palisade tympanoplasty and diving. Otol Neurotol 2001; 22: 430–432.
Whinney DJ, Parikh AA, Brookes GB: Barotraumatic fracture of the stapes footplate. Am J Otol 1996; 17: 697–699.
Zahnert T, Huttenbrink KB, Murbe D, Bornitz M: Experimental investigations of the use of cartilage in tympanic membrane reconstruction. Am J Otol 2000; 21: 322–328.

17 Herz und Kreislauf

Herz-Kreislauf-Erkrankungen sind mit zunehmendem Alter Grund für plötzlich eintretende lebensbedrohliche Zustände. Bis zu 20 % aller Todesfälle bei Tauchern sind mit Herzerkrankungen verbunden. Die steigende Anzahl älterer Taucher macht es notwendig, besondere Anforderungen an die Beurteilung der Tauchtauglichkeit zu stellen, um ein Krankheitsrisiko abschätzen zu können. Bei unerkannter Erkrankung besteht sonst die Gefahr des Auftretens bedrohlicher Herzrhythmusstörungen, insbesondere des Kammerflimmerns mit plötzlichem Herztod, des akuten Linksherzversagens mit Lungenödem sowie des Auftretens von Symptomen wie Angina pectoris, die über Panik zu Zwischenfällen führen können.

Herz-Kreislauf-Erkrankungen sind die häufigste Ursache für plötzliche Todesfälle beim Sport. Bei jungen Sportlern stehen an erster Stelle unerkannte Herzmuskelerkrankungen (Kardiomyopathien), die meist über akute Herzrhythmusstörungen (Kammerflimmern) zum plötzlichen Herztod führen. Bei älteren Sportlern überwiegen koronare Durchblutungsstörungen (koronare Herzkrankheit) mit dem akuten Myokardinfarkt als bedrohlichster Komplikation. Taucher unterscheiden sich hinsichtlich dieser Risiken nicht von anderen Sportlergruppen. Untersuchungen von DAN belegen, dass die Häufigkeit kardiovaskulär bedingter tödlicher Tauchunfälle jenseits des 35. Lebensjahres deutlich ansteigt. Die Besonderheit des Tauchens liegt in der Belastung durch Immersion, Kälte und psychischen Stress, wodurch Beschwerden und Komplikationen der Erkrankung ausgelöst werden können. Da diese beim Tauchen nicht sofort behandelbar sind, droht letztlich der Tod durch Ertrinken.

Unter Berücksichtigung dieser Umstände muss bei der Beurteilung der Tauchtauglichkeit besonderes Augenmerk auf kardiovaskuläre Erkrankungen gelegt werden, die mit einer Verschlechterung der Atmung, Ohnmachtsgefahr und anderen Symptomen einhergehen können.

17.1 Einflüsse des Tauchens auf kardiovaskuläre Funktionen

Die Auswirkungen der Immersion bedingen über verschiedene Faktoren eine unmittelbare Beeinflussung des kardiovaskulären Systems. Allein durch das Eintauchen resultiert eine Zunahme des intrathorakalen Blutvolumens und darüber ein Anstieg des pulmonalkapillären Druckes. Die Vorhöfe werden volumenbelastet und gedehnt, wodurch Herzrhythmusstörungen induziert werden können. Bei eingeschränkter linksventrikulärer Pumpfunktion kann die Volumen- und Druckbelastung zur Dyspnoe bis hin zum Lungenödem bzw. zum kardiogenen Schock führen. Besondere Beachtung erfordert auch der Tauchreflex, der bei Tauchern, die bradykarde Herzrhythmusstörungen haben oder bradykardiesierende Medikamente (z. B. Betablocker) einnehmen, einen kritischen Abfall der Herzfrequenz mit Ohnmacht auslösen kann.

Bei Kandidaten mit einer kardiovaskulären Anamnese sind die damit einhergehenden Risiken durch erweiterte Untersuchungen (insbesondere Ergometrie und Echokardiographie) einzugrenzen und bei der Beurteilung der Tauchtauglichkeit zu berücksichtigen.

Hinweis Bei allen im Folgenden besprochenen Erkrankungen sind jährliche Tauchtauglichkeitsuntersuchungen auch bei Tauchern jünger als 40 Jahre empfohlen.

17.2 Abklärung

Zusätzlich zum allgemein empfohlenen Umfang der Tauchtauglichkeitsuntersuchung kann eine eingehende kardiologische Abklärung erforderlich sein.

Belastungs-EKG. Voraussetzung für eine Beurteilung ist die Ausbelastung des Tauchkandidaten auf dem Ergometer. Nur bei Erreichen der Ausbelastung, Beschwerdefreiheit und unauffälligen EKG-Kurven lautet die Beurteilung: normale Belastbarkeit.

Echokardiographie. Bei einer linksventrikulären Ejektionsfraktion von mehr als 55–60 % und Fehlen einer relevanten diastolischen Funktionsstörung lautet die Beurteilung: gute Ventrikelfunktion. Bei Vorliegen einer Herzinsuffizienz ist eine Abklärung der Grunderkrankung notwendig.

Hypertonieabklärung. Mehrfache Blutdruckmessung oder Langzeitblutdruckmessung, Diagnostik von Endorganschäden.

17.3 Herzinsuffizienz

> Herzinsuffizienz ist immer ein Symptom einer kardialen oder extrakardialen Grunderkrankung. Klinisch führend können je nach pathogenetischen Auslösern die Symptome einer Linksherzinsuffizienz, einer Rechtsherzinsuffizienz oder einer globalen Herzinsuffizienz sein.

Herzinsuffizienz führt zu einem Missverhältnis zwischen Blut- und Sauerstoffbedarf der Organe und der Pumpfunktion der Ventrikel in Ruhe oder bei Belastung. Insbesondere die linksventrikuläre Funktion kann sowohl systolisch als auch diastolisch gestört sein. Die Folgen sind eine Ventrikeldilatation, Erhöhung des Füllungsdruckes und myokardiale Remodeling-Mechanismen, meist als Myokardhypertrophie.

Die Herzinsuffizienz wird unabhängig von ihrer Ätiologie in vier Schweregrade eingeteilt, die sich anhand klinischer Befunde bestimmen lassen:

NYHA-Klassifikation (funktionelle Klassifizierung)

I Herzerkrankung ohne körperliche Einschränkung.
   Keine inadäquate Erschöpfung, Luftnot, Rhythmusstörungen oder Angina pectoris bei alltäglicher körperlicher Belastung.
II Herzerkrankung mit leichter Einschränkung der Leistungsfähigkeit.
   Alltägliche Belastung verursacht Erschöpfung, Luftnot, Rhythmusstörungen oder Angina pectoris bei alltäglicher körperlicher Belastung.
III Herzerkrankung mit höhergradiger Einschränkung der körperlichen Leistungsfähigkeit bei gewohnter Tätigkeit.
   Keine Beschwerden in Ruhe. Bereits bei geringer Belastung Erschöpfung, Luftnot, Rhythmusstörungen oder Angina pectoris.
IV Herzerkrankung mit Beschwerden bei allen körperlichen Tätigkeiten und in Ruhe.

> ⚠️ Die Gefahr beim Tauchen mit eingeschränkter Pumpfunktion des Herzens liegt im Auftreten einer akuten Linksherzdekompensation (Lungenödem), Auftreten eines kardiogenen Schocks und malignen Herzrhythmusstörungen bis hin zum Kammerflimmern mit der Folge des plötzlichen Herztodes.

Eine akute Linksherzinsuffizienz kann bei diesen Kandidaten durch die Immersion (Zunahme der Vorlast des linken Ventrikels), körperliche Überanstrengung beim Tauchen, hypertone Krise, tachykarde oder bradykarde Herzrhythmusstörungen (Tauchreflex) ausgelöst werden.

Relative Kontraindikation	Absolute Kontraindikation
– Herzinsuffizienz NYHA I bei normaler Belastbarkeit und guter Ventrikelfunktion	– Herzinsuffizienz NYHA II–IV

17.4 Arterielle Hypertonie

Als arterielle Hypertonie wird eine Erhöhung des systolischen und/oder diastolischen Blutdrucks im großen Kreislauf über festgelegte Normalwerte bezeichnet. Erhöhte Blutdruckwerte gehen mit einem gesteigerten Risiko für Erkrankung und Tod durch Schlaganfall, Herzinfarkt, Herzinsuffizienz und Nierenversagen einher.

Bei Vorliegen erhöhter Blutdruckwerte vor allem bei jüngeren Kandidaten ist die Ursache abzuklären, ob es sich um eine essentielle Hypertonie oder eine sekundäre Hypertonie handelt. Eine Tauchtauglichkeit besteht erst dann, wenn die Blutdruckwerte normalisiert sind.

Die Hypertonie wird nach der Höhe der gemessenen systolischen und diastolischen Blutdruckwerte einem Schweregrad zugeordnet, der aber keine Aussagen über Folgeschäden (Endorganschäden) durch den Bluthochdruck zulässt. Die Diagnose arterielle Hypertonie wird immer aufgrund mehrerer Blutdruckmessungen und gegebenenfalls einer Langzeitblutdruckmessung gestellt. Blutdruckwerte über RR 140/90 mmHg ohne Herzerkrankung, Diabetes mellitus oder Niereninsuffizienz sind behandlungsbedürftig. Bei Vorliegen der genannten Erkrankungen gelten niedrigere Zielwerte.

Zielwerte (Empfehlungen der Deutschen Gesellschaft für Kardiologie, Stand 2007)

- ▶ RR 140/90 mmHg ohne Begleiterkrankungen
- ▶ RR 130/85 mmHg bei koronarer Herzerkrankung (KHK)
- ▶ RR 130/80 mmHg bei Diabetes mellitus oder Herz- oder Niereninsuffizienz
- ▶ RR 120/80 mmHg bei Diabetes mellitus und KHK

Der Bluthochdruck geht meist ohne Beschwerden einher. Nur bei Blutdruckkrisen ist mit Kopfschmerzen, Schwindel, Nasenbluten oder Luftnot zu rechnen.

Häufig führen die Beschwerden durch bereits eingetretene Folgeerkrankungen (Endorganschäden) erst zur Erkennung des Bluthochdrucks.

Gefahren für den Taucher durch den Bluthochdruck gehen von den Endorganschäden bzw. den Folgen einer hypertensiven Krise aus.

Tauchtauglichkeit besteht bei arterieller Hypertonie ohne Endorganschäden mit stabiler Einstellung auf die Zielwerte.

> **Absolute Kontraindikationen**
> – Arterielle Hypertonie mit Endorganschäden
> – Unzureichend behandelte arterielle Hypertonie

Hinweis Bei neu entdeckter Hypertonie muss bei Behandlungsnotwendigkeit ein Zeitraum von mindestens 3 Monaten abgewartet werden, bis die Effektivität der Blutdrucksenkung beurteilt werden kann. In diesem Zeitraum ist keine Tauchtauglichkeit gegeben.

Zentral wirksame Antihypertensiva sollten bei Tauchern auf eine andere Medikation umgestellt werden. Betablocker stellen per se keine Kontraindikation für das Tauchen dar.

17.5 Koronare Herzkrankheit (KHK)

Die KHK entsteht durch Einengungen der Herzkranzgefäße mit einer daraus resultierenden Minderdurchblutung des Herzmuskels unter Belastung oder auch in Ruhe, die häufig mit der Symptomatik einer Angina pectoris (Brustschmerz/Beklemmungsgefühl mit Ausstrahlung, Luftnot als Anginaäquivalent) einhergeht. Der akute Myokardinfarkt wird durch Einriss einer Ablagerung (Plaqueruptur) mit Gerinnselbildung und plötzlichem Verschluss einer Koronararterie ausgelöst.

Durch die Minderperfusion entsteht Sauerstoffmangel (Ischämie) mit eingeschränkter Pumpfunktion, die zum akuten Linksherzversagen mit Lungenödem und kardiogenem Schock führen kann. Darüber hinaus wird durch die Ischämie die Reizbildungsschwelle herabgesetzt mit der Gefahr der Entstehung von Rhythmusstörungen bis hin zum plötzlichen Herztod.

Die KHK wird durch kardiovaskuläre Risikofaktoren begünstigt: Zigarettenrauchen, Bluthochdruck, erhöhtes Cholesterin, Diabetes mellitus, Alter, Übergewicht, Vererbung und Geschlecht.

Taucher mit mehreren Risikofaktoren bedürfen einer besonderen Beachtung hinsichtlich ihrer Infarktgefährdung.

Abklärung: Bei auffälligen Beschwerden, hohem Risikoprofil und ischämieverdächtigem Ergometriebefund ist eine weitere kardiologische Abklärung notwendig, die eine Echokardiographie, ggf. Stressechokardiographie oder Myokardszintigraphie bzw. Koronarangiographie (Herzkatheteruntersuchung) umfassen kann. Nach Bypassoperation sollte 6 Monate nach OP einmalig eine HR-Computertomographie des Thorax erfolgen.

17.5.1 Stabile Angina pectoris

Bei stabiler Angina pectoris kommt es ausschließlich bei Belastung zu Symptomen.

Angina pectoris beim Tauchen kann Panik mit unkontrolliertem Verhalten auslösen. Die Ischämie kann einerseits zur Pumpschwäche mit Dyspnoe bis hin zum Lungenödem und andererseits zu Rhythmusstörungen bis hin zum Kammerflimmern und plötzlichen Herztod führen.

Tauchtauglichkeit besteht nach Revaskularisation (6 Monate nach Koronarintervention und nach Bypassoperation) bei normaler Belastbarkeit und guter Ventrikelfunktion (s. Abschnitt 17.5.3).

> **Absolute Kontraindikation**
>
> – Angina pectoris oder Ischämienachweis, auch wenn unter laufender antianginöser Therapie Beschwerdefreiheit angegeben wird oder das Belastungs-EKG unauffällig ist.

Hinweis Eine nebenwirkungsarme Medikation mit ASS und CSE-Hemmer (Cholesterinmedikation) ist mit einer Tauchtauglichkeit vereinbar.

17.5.2 Akutes Koronarsyndrom (Myokardinfarkt, instabile Angina pectoris)

Das akute Koronarsyndrom (ACS) entsteht fast immer aus einem plötzlichen thrombotischen Verschluss einer Koronararterie nach Plaqueruptur bei vorbestehender koronarer Herzkrankheit (KHK). Nach wie vor verstirbt fast ein Drittel aller Patienten mit akutem Myokardinfarkt vor Einweisung in ein Krankenhaus. Bei Überleben resultiert in Abhängigkeit vom Ausmaß der Myokardnekrose eine Einschränkungen der ventrikulären Pumpfunktion.

Nach Herzinfarkt können Beschwerden wie Angina pectoris, körperliche Belastungseinschränkung oder auch Herzrhythmusstörungen bestehen.

Nach einem Herzinfarkt besteht auch unter optimaler Therapie langfristig ein erhöhtes Risiko für Reinfarkt, plötzlichen Herztod und Herzinsuffizienz.

Frühestens ein Jahr nach erlittenem Herzinfarkt sollte zur Wiederaufnahme des Tauchsports eine Beurteilung vorgenommen werden. Die Diagnostik dient dem Nachweis einer Ischämie sowie der Quantifizierung der Ventrikelfunktion.

Relative Kontraindikation	Absolute Kontraindikationen
– > 1 Jahr nach ACS bei normaler Belastbarkeit und guter Ventrikelfunktion	– < 1 Jahr nach ACS – > 1 Jahr nach ACS wenn Angina pectoris, Herzinsuffizienz, reduzierte Ventrikelfunktion, behandlungsbedürftige Rhythmusstörung oder auffälliger Belastungstest besteht

Hinweis Eine nebenwirkungsarme medikamentöse Einstellung mit ASS, Betablocker, CSE-Hemmer (Cholesterinmedikation) und ACE-Hemmer ist mit einer Tauchtauglichkeit vereinbar.

Ein routinemäßiges LZ-EKG ist wegen des geringen diagnostischen Wertes bei guter Ventrikelfunktion nach ACS nicht erforderlich.

Der Taucher muss über ein verbleibendes erhöhtes Risiko informiert werden und ist zur besonderen Eigenverantwortlichkeit aufzufordern.

17.5.3 Revaskularisation (Bypassoperation/Koronarintervention)

Die invasiven Behandlungsmöglichkeiten der stabilen Angina pectoris und des akuten Koronarsyndrom sind die Revaskularisation als Bypassoperation oder als perkutane Koronaintervention (PCI).

Bei der Bypassoperation wird meist der Thorax (Brustkorb) eröffnet. Als Bypassmaterial werden meist körpereigene Venen und die Brustwandarterien benutzt. Es können postoperativ insbesondere nach längerem Verweilen von Pleuradrainagen Pleuraverwachsungen entstehen. Bei der perkutanen

Koronarintervention erfolgt der Zugang über einen kleinen Hautschnitt mit Kathetern. Die Engstellen in den Koronararterien werden mit einem Ballon aufgedehnt und meist wird hierbei eine Gefäßstütze (Stent) eingesetzt. Restenosen entwickeln sich fast immer innerhalb der ersten 6 Monate nach Intervention.

Das Ausmaß der zugrunde liegenden koronaren Herzkrankheit und deren Folgen (Angina pectoris, Herzinsuffizienz, Herzrhythmusstörungen) bestimmen das Krankheitsbild und die Tauchtauglichkeit.

> Die Gefahren entsprechen denen im Abschnitt 17.5.1 und 17.5.2 genannten. Nach Thorakotomie kann bei Pleuraverschwartungen das Risiko eines Lungenbarotrauma bestehen.

> Tauchtauglichkeit besteht nach Revaskularisation bei stabiler Angina pectoris entsprechend Abschnitt 17.5.1.

Relative Kontraindikation	Absolute Kontraindikationen
– Nach Revaskularisation bei akutem Koronarsyndrom entsprechend Abschnitt 17.5.2.	– 12 Monate nach Revaskularisation bei akutem Koronarsyndrom – 3 Monate nach Bypassoperation bzw. 6 Monate nach PCI bei stabiler Angina pectoris – Danach entsprechend Abschnitte 17.5.1 und 17.5.2

Nach Bypassoperation sollte einmalig ein Thorax-CT durchgeführt werden, um relevante Pleuraverschwartungen ausschließen zu können.

Während einer dualen Plättchenhemmung sollte nicht getaucht werden.

Die nebenwirkungsarme Einnahme von ASS beeinträchtigt die Tauchtauglichkeit nicht. Zu anderen Antikoagulanzien s. Kap. 15.9.3 (Einnahme von Antikoagulanzien).

17.6 Herzrhythmusstörungen

Herzrhythmusstörungen werden unterteilt in bradykarde (Herzfrequenz < 50/min) und tachykarde Störungen (Herzfrequenz > 100/min). Die Relevanz der Störungen hängt davon ab, ob sie eine beinträchtigende Symptomatik verursachen oder ein Risiko hinsichtlich des plötzlichen Herztodes darstellen. Zur Beurteilung der Behandlungsnotwendigkeit ist in der Regel die Kenntnis der zugrunde liegenden Erkrankung erforderlich.

Kardiale Grunderkrankungen sind vor allem die koronare Herzkrankheit insbesondere in Zusammenhang mit einem Myokardinfarkt, aber auch Kardiomyopathien und Myokarditiden. Extrakardiale Ursachen sind eine Elektrolytentgleisung beispielsweise bei Dehydratation, Schilddrüsenfunktionsstörungen und Medikamentennebenwirkungen. Einige Herzrhythmusstörungen treten auch ohne Grunderkrankung auf.

Herzrhythmusstörungen können vom Patienten unbemerkt bleiben, können jedoch auch schwere hämodynamisch wirksame Einschränkungen der linksventrikulären Pumpfunktion bis hin zum Kreislaufstillstand haben.

Abklärung: Herzrhythmusstörungen sollen auch unter Belastungssituationen erfasst und ihre Relevanz abgeschätzt werden. Ein Langzeit-EKG ist zu empfehlen. Die Indikation zur elektrophysiologischen Untersuchung ist von den Befunden abhängig zu machen. Bei tachykarden Rhythmusstörungen kann zur Klärung der ischämischen Genese zusätzlich eine Koronarangiographie indiziert sein.

> Gefahren beim Tauchen entstehen durch plötzlich einsetzenden Schwindel, Synkope, Leistungsabfall, Dyspnoe, Panik.

17.6.1 Bradykarde Herzrhythmusstörungen

Je nachdem, welcher Teil des spezifischen Reizleitungssystems betroffen ist, werden die bradykarden Herzrhtythmusstörungen unterteilt in:
- Sinusknotensysndrom bzw. sinuatrialer Block (Lokalisation Sinusknoten),
- AV-Block I,
- AV-Block II Typ Mobitz I (Wenckebach; Lokalisation AV-Knoten),
- AV-Block II Typ Mobitz II (Lokalisation meist infranodal/His-Bereich),
- AV-Block III (totaler AV-Block mit sekundärem oder tertiärem Kammersatzrhythmus),
- inkompletter und kompletter Schenkelblock (Lokalisation Aschoff-Tawara-Schenkel):
  - Rechtsschenkelblock (RSB),
  - linksanteriorer Hemiblock (LAH),
  - linksposteriorer Hemiblock (LPH),
  - bifaszikulärer Block (RSB/LAH bzw. RSB/LPH),
  - kompletter Linksschenkelblock,

▶ Vorhofflimmern mit bradyarrhythmischer Überleitung (Tachykardie-Bradykardie-Syndrom) in Zusammenhang mit langen präautomatischen Pausen,
▶ Zustand nach Ablation der AV-Junktion.

Tauchtauglichkeit besteht bei Sinusbradykardie, AV-Block I, AB-Block II Typ Mobitz (Wenckebach), unifaszikulären Schenkelblöcken bei normaler Belastbarkeit sofern keine einschränkende Grunderkrankung besteht.

Absolute Kontraindikationen
- Behandlungsbedürftige Bradykardie mit und ohne strukturelle Herzerkrankung.
- Nach Schrittmacherimplantation Kontraindikation wie im Abschnitt 17.6.3.

Hinweis Aus kardiologischer Sicht sind kurze SA-Blockierungen, AV-Block I und II Typ Mobitz (Wenckebach) und unifaszikuläre Blöcke, v. a. wenn unter Belastung keine höhergradigen AV-Blockierungen auftreten, als unbedenklich einzustufen.

Alle anderen genannten Störungen sind häufig als Symptom einer strukturellen Herzerkrankung zu werten und daher hinsichtlich der körperlichen Belastungsfähigkeit sowie der Behandlungsbedürftigkeit abzuklären.

17.6.2 Tachykarde Herzrhythmusstörungen

Je nach Entstehungsort erfolgt die Unterteilung in supraventrikuläre und ventrikuläre Tachykardien.

Ursprungsort der supraventrikulären Herzrhythmusstörungen sind der Sinusknoten, die Vorhöfe, die AV-Junktion, die Pulmonalvenen sowie epikardiale Strukturen (z. B. der Koronarvenensinus).

Supraventrikuläre Tachykardie (Ursprungsort Vorhöfe)

▶ Sinustachykardie bei Trainingsmangel,
▶ inadäquate Sinustachykardie,
▶ Sinusknoten-Reentry-Tachykardie,
▶ ektope, atriale Tachykardie,
▶ Vorhofflattern vom gewöhnlichen oder ungewöhnlichen Typ,
▶ Tachyarrhythmia absoluta in Folge Vorhofflimmerns.

Atrioventrikuläre Tachykardien

▶ AV-Knoten-Reentrytachykardie,
▶ AV-Reentrytachykardie (orthodrom/antidrom), permanente junktionale Reentry-Tachykardie (PJRT),
▶ Präexzitationssyndrome (WPW-Syndrom, Mahaim-Tachykardie).

Mit Ausnahme der AV-Knoten-Reentrytachykardie sind in den Tachykardie-Reentry-Kreis die Herzvorhöfe und Herzkammern gleichermaßen involviert. Die typische Symptomatik besteht aus anfallsartigem, plötzlich einsetzenden Herzrasen. Je nach Alter des Patienten kann die Herzfrequenz stark variieren. Bei Jugendlichen sind Herzfrequenzen > 200/min nicht ungewöhnlich. Häufig terminieren die Tachykardien spontan (On/off-Phänomen) oder lassen sich durch Valsalva-Manöver terminieren. Das Anfalls-EKG zeigt sehr häufig eine Tachykardie mit schmalen Kammerkomplexen ohne sichtbare P-Wellen.
   Eine Präexzitation über eine antegrad leitende akzessorische Leitungsbahn (offenes WPW-Syndrom) weist typische EKG-Veränderungen auf mit einer Verkürzung der PR-Zeit und einem verbreiterten QRS-Komplex (sog. Delta-Welle).
   Wenn aufgrund der Anamnese oder des EKGs der Verdacht auf eine AV-Tachykardie besteht, empfiehlt sich eine weitergehende elektrophysiologische Abklärung. Eine medikamentöse Therapie ist in den meisten Fällen wenig wirksam und für die meist jungen Patienten auch nicht als Dauerlösung geeignet. In erfahrenen rhythmologischen Zentren kann die Ablation der zugrunde liegenden Reizleitungsstörung mit einer hohen Erfolgsrate durchgeführt werden. Rezidive sind sehr selten.

➡ Tauchtauglichkeit besteht bei seltenen, kurzen Tachykardien ohne relevante Symptomatik mit normaler Belastbarkeit und guter Ventrikelfunktion.

Relative Kontraindikation	Absolute Kontraindikationen
– Chronisches Vorhofflimmern mit guter Frequenzkontrolle bei normaler Belastbarkeit sofern keine einschränkende Grunderkrankung besteht.	– Behandlungsbedürftige Tachykardien mit und ohne strukturelle Herzerkrankung. – Nach erfolgreicher Behandlung abhängig von Grunderkrankung und Belastbarkeit. – Präexzitationssyndrome auch ohne Tachykardien.

Hinweis Eine nebenwirkungsarme Therapie mit Digitalis, Betablocker bzw. Verapamil und Antikoagulation ist mit einer Tauchtauglichkeit vereinbar.

Ventrikuläre Tachykardien (und Extrasystolie)

Komplexe ventrikuläre Herzrhythmusstörungen sind häufig Folge bzw. Ausdruck einer strukturellen Herzerkrankung, treten aber auch bei extrakardialen Erkrankungen und unter Medikamenteneinnahme auf. Ihre Bedeutung liegt in der Akzeleration zu tachykarden, anhaltenden ventrikulären Rhythmusstörungen bis hin zum plötzlichen Herztod.

Ventrikuläre Extrasystolie (monomorph, polymorph):
- VES singulär oder als Bigeminus, Trigeminus, Couplet,
- ventrikuläre Tachykardien (monomorph, polymorph),
- Bundle-Branch-Reentrytachykardien (häufig bei dilatativer Kardiomyopathie),
- so genannte idiopathische ventrikuläre Tachykardien (meist mit guter Prognose),
  - VT vom Ausflussstrakttyp,
  - intrafaszikuläre ventrikuläre Tachykardien,
  - Katecholamin-sensitive VTs,
- Torsade-de-point-Tachykardien,
- Kammerflimmern.

Tauchtauglichkeit besteht bei VES bei normaler Belastbarkeit, sofern keine einschränkende Grunderkrankung besteht.

Relative Kontraindikation	Absolute Kontraindikationen
– Kurze ventrikuläre Salven bei mit normaler Belastbarkeit und guter Ventrikelfunktion	– Behandlungsbedürftige ventrikuläre Herzrhythmusstörungen mit und ohne strukturelle Herzerkrankung. – Erkrankungen mit erhöhtem Risiko eines plötzlichen Herztodes (Brugarda-, Langes QT-Syndrom).

Hinweis Auf ein erhöhtes Risiko und die notwendige Eigenverantwortlichkeit ist der Sporttaucher hinzuweisen.

17.6.3 Schrittmacher/Defibrillator (ICD)

? Eine Herzschrittmacherimplantation erfolgt bei behandlungsbedürftigen bradykarden Herzrhythmusstörungen. Ein ICD wird zur Primärprophylaxe bei erhöhtem Risiko eines plötzlichen Herztodes bzw. zur Sekundärprophylaxe bei überlebtem Herz-Kreislauf-Stillstandes oder nach symptomatischer ventrikulärer Tachykardie implantiert.

Ein biventrikulärer Herzschrittmacher wird bei schwerer Herzinsuffizienzsymptomatik deutlich eingeschränkter Pumpfunktion und verbreitertem QRS-Komplex implantiert.

⚠ Gefahren gehen einerseits von der Herzrhythmusstörung selbst und andererseits von der kardialen Grunderkrankung aus. Folgen können unzureichende Belastungsfähigkeit, Schwindel oder Synkopen sein.

Abklärung: Schrittmacherkontrolle und kardiologische Diagnostik in Ruhe und unter Belastung zur Frage der Belastungsfähigkeit bei Patienten mit Herzschrittmacher und Beurteilung der strukturellen Herzerkrankung, die eine SM-Implantation erforderlich gemacht hat.

Abklärung der technischen Herzschrittmachermerkmale insbesondere Kenntnis der Tiefenbegrenzung: Für die Beurteilung der Tauchtauglichkeit ist die Druckstabilität der implantierten Gerätschaften maßgeblich.

Relative Kontraindikation	Absolute Kontraindikationen
– Nach Schrittmacherimplantation, wenn eine normale Belastbarkeit, keine einschränkende Grunderkrankung besteht, keine permanente Schrittmacherstimulation notwendig ist und der Schrittmacher keine relevante Tiefenbegrenzung hat.	– Nach Schrittmacherimplantation, wenn durch Aggregat, Grunderkrankung oder reduzierte Belastbarkeit eine Kontraindikation besteht. – Nach ICD-Implantation und/oder Implantation eines biventrikulären Systems.

Hinweis Die Kontraindikation nach ICD-Implantation besteht wegen der Grunderkrankung und der Gefahr des Auftretens der Rhythmusstörung mit Synkope. Die Intervention durch Auslösung des ICD erfolgt meist erst bei beginnender hämodynamischer Wirksamkeit der ventrikulären Rhythmusstörung mit einsetzender Bewusstseinsstörung. Die Kontraindikation nach Implantation biventrikulärer Systeme besteht aufgrund der zur Indikation führenden Erkrankung (Herzinsuffizienz, reduzierte Ventrikelfunktion).

➡ In der Regel ist eine Begrenzung der Tauchtiefe auf 30 m nach Schrittmacherimplantation notwendig, da bei größeren Tiefen eine permanente Deformation des Aggregates mit der Gefahr von Funktionsstörungen möglich ist. Gasgefüllte Schrittmacher (Implantation vor 1998) können zu Schrittmachersystemausfall führen. Einschränkungen des Herstellers sind zu beachten, insbesondere die Tauchtiefenbegrenzung. Nur wenige Hersteller haben die Funktion ihrer Geräte unter Druck ausreichend geprüft. Im Einzelfall sollte für das Aggregat die Datenlage überprüft werden.

17.7 Shuntvitien (Vorhof- und Ventrikelseptumdefekt)

❓ Angeborene Herzfehler (Vitien) mit Shunt (Kurzschluss zwischen kleinem und großem Kreislauf) können eine Einschränkung der Belastbarkeit in Abhängigkeit vom Ausmaß des Shuntvolumens verursachen. Darüber hinaus können sich sekundäre Organschäden, v. a. im kleinen Kreislauf entwickeln mit pulmonalarterieller Hypertonie und im Spätstadium Shuntumkehr. Vorhofseptumdefekt (ASD) und Ventrikelseptumdefekt (VSD) sind die weitaus häufigsten Shuntvitien im Erwachsenenalter und können bei kleinem Shunt auch dauerhaft ohne Symptome bleiben. Der Blutfluss kann bei Shuntvitien sowohl vom linken zum rechten Kreislauf hin als auch umgekehrt gerichtet bzw. im Lauf des Herzzyklus von wechselnder Richtung sein. Von einem mindestens partiellen Rechts-Links-Shunt kann beim Vorhofseptumdefekt und bei inkomplett korrigierten Shuntvitien ausgegangen werden.

⚠ Es kann bei großem Shunt eine Volumenbelastung mit zunehmender Herzinsuffizienz entstehen. Auch bei kleinem Shunt können paradoxe (gekreuzte) Embolisationen in den großen Kreislauf auftreten (arterielle Gasembolie, AGE).
Abklärung: Echokardiographie transthorakal und transösophageal (TEE) zum Nachweis des Shunts und zur Quantifizierung.

➡ Tauchtauglichkeit besteht bei kleinem VSD und vollständig korrigiertem ASD mit normaler Belastbarkeit und guter Ventrikelfunktion.

> **Absolute Kontraindikationen**
> – Shuntvitien, bei denen von einem Rechts-Links-Shunt ausgegangen werden kann.
> – Vollständig korrigierte Vitien mit reduzierter Belastbarkeit oder reduzierter Ventrikelfunktion.

17.8 Persistierendes Foramen ovale (PFO)

? Ein PFO entsteht aus der unvollständigen nachgeburtlichen Verschmelzung des Vorhofseptums. Pränatal dient das Foramen ovale als Kurzschlussverbindung des Lungenkreislaufs und verschließt sich normalerweise kurz nach der Geburt durch die Druckerhöhung im linken Vorhof.

Bei etwa 20–30 % der Menschen bleibt das Foramen ovale bestehen. Es kann dadurch bei Erhöhung des intrathorakalen Druckes (z. B. Valsalva-Manöver) oder auch bereits atmungsabhängig zu einem Rechts-Links-Shunt kommen. Bei PFO mit spontanem oder großem Shunt und bei PFO mit Vorhofseptumaneurysma ist das Risiko für eine AGE erhöht.

Ein PFO kann lebenslang unbemerkt bleiben und verursacht keinerlei Einschränkung der Belastbarkeit. Eine klinische Bedeutung erlangt es aber dadurch, dass bei plötzlichem Rechts-Links-Shunt eine Embolisation von Mikrothromben und bei Tauchern von Mikrogasblasen in den linken Vorhof und damit in die arterielle Strombahn erfolgen kann (AGE). Die Symptomatik ist abhängig von der Lokalisation der Embolie.

Jede DCI-Symptomatik im Zusammenhang mit einem unauffälligen Tauchgangsprofil ohne Missachtung allgemein anerkannter Dekompressionsregeln muss den Verdacht auf einen funktionellen Rechts-Links-Shunt lenken.

Hinweis Alle funktionellen Rechts-Links-Shunts können zu einer AGE führen. Als Hauptursache für funktionelle Rechts-Links-Shunts findet sich ein PFO. Daneben können intrapulmonale und andere intra- und extrakardiale Shunts ursächlich sein. Periphere Shunts führen nicht zur AGE.

Im folgenden Abschnitt wird nur auf das PFO als Ursache funktioneller Rechts-Links-Shunts eingegangen. Für andere funktionelle Rechts-Links-Shunts gelten die selben Empfehlungen.

⚠ Durch den Übertritt von Gasblasen in das arterielle Gefäßsystem können AGE und DCS mit unterschiedlicher Ausprägung auch bei „unauffälligem" Tauchgangsprofil entstehen.

Abklärung: Dopplersonographie der hirnversorgenden Gefäße mit Injektion von Kontrastmittel zur Detektion eines Blasenübertritts in das arterielle System (bei Valsalva-Manöver). Bei positivem Befund kann ergänzend eine Abklärung durch TEE mit Kontrastmittel erfolgen. Hierdurch kann versucht werden, zwischen kardialen und pulmonalen Shunts zu unterscheiden.

Relative Kontraindikationen	Absolute Kontraindikation
– DCI bei PFO, wenn bisher nicht nach den Empfehlungen zum blasenarmen Tauchen getaucht wurde – PFO ohne DCI – 3 Monate nach Verschluss des PFO ohne Residualshunt	– DCI bei PFO trotz blasenarmen Tauchens

Hinweis Jeder Taucher, bei dem eine relative Kontraindikation vorliegt, sollte auf sein erhöhtes Risiko für eine DCI hingewiesen und ausführlich bezüglich der Empfehlungen zum blasenarmen Tauchen beraten werden, bevor die Tauchtauglichkeit bescheinigt wird.

Sollte eine DCI bei PFO trotz blasenarmen Tauchens auftreten, wird dies unabhängig vom Schweregrad der aufgetretenen DCI derzeit als Risikokonstellation angesehen und als absolute Kontraindikation gewertet. Im Anhang finden sich Empfehlungen für ein „blasenarmes Tauchen" zur Reduzierung des DCI-Risikos.

Das Risiko, einen Dekompressionsunfall zu erleiden, ist bei Tauchern mit PFO ungefähr 2- bis 3-mal höher als bei Tauchern ohne PFO. Ein Dekounfall ist dennoch ein sehr seltenes Ereignis. Ein routinemäßiges Screening auf PFO ist daher nicht indiziert.

Nach einem Dekounfall ohne Verletzung der Austauchvorschriften sollte eine Diagnostik bezüglich PFO durch den kardiologisch erfahrenen Tauchmediziner erfolgen.

Sollte eine absolute Kontraindikation bestehen, kann mit dem Taucher der Verschluss des PFO diskutiert werden. Es ist allerdings nicht gesichert, dass eine DCI hierdurch verhindert werden kann. Nach Verschluss wird daher weiterhin zum blasenarmen Tauchen geraten. Das möglicherweise reduzierte DCI-Risiko nach dem PFO-Verschluss ist gegen die damit verbundenen Risiken abzuwägen. Zuverlässige Daten über DCI nach PFO-Verschluss (interventionell durch Katheterverfahren oder operativ) existieren derzeit nicht.

17.9 Klappenvitien

Beschwerden und Gefährdung sind bedingt durch die Lokalisation des meist erworbenen Herzklappenfehler (am häufigsten Aorten- und Mitralklappe) sowie die Art und den Schweregrad der Funktionsstörung (Stenose, Insuffizienz oder kombiniertes Vitium). Bei fortgeschrittenem oder akutem Klappenfehler treten Leistungseinschränkung mit Luftnot und Brustschmerz oder auch Synkopen auf.

Gefährdung besteht durch akute Dekompensation im Rahmen der immersionsbedingten Volumenbelastung mit Luftnot, Leistungseinbruch und Bewusstlosigkeit sowie durch Herzrhythmusstörungen.

Tauchtauglichkeit besteht bei Herzklappenfehlern einschließlich Mitralklappenprolaps mit normaler Belastbarkeit ohne die genannten Kriterien der absoluten Kontraindikation.

Absolute Kontraindikationen
- Aorten- und Mitralstenose mit Klappenöffnungsfläche von < 1,5 cm², Zeichen der Ventrikelhypertrophie oder pulmonalarterieller Hypertonie.
- Aorten- und Mitralinsuffizienz mit mehr als geringer linksventrikulärer Dilatation oder Zeichen der Ventrikelhypertrophie.

Herzklappenersatz und Klappenrekonstruktion

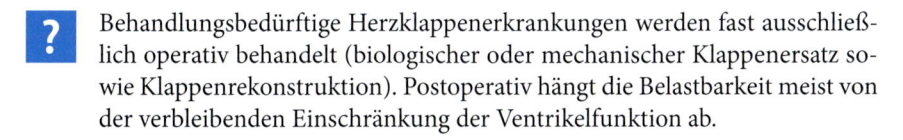

Behandlungsbedürftige Herzklappenerkrankungen werden fast ausschließlich operativ behandelt (biologischer oder mechanischer Klappenersatz sowie Klappenrekonstruktion). Postoperativ hängt die Belastbarkeit meist von der verbleibenden Einschränkung der Ventrikelfunktion ab.

Gefahr kann durch eine reduzierte Leistungsfähigkeit mit Luftnot bei Belastung bestehen.
Abklärung: Thorax-HR-CT 6 Monate nach Thorakotomie zum Ausschluss relevanter Pleuraverschwartungen.

Tauchtauglichkeit besteht 6 Monate postoperativ bei normaler Belastbarkeit ohne die genannten Kriterien der absoluten Kontraindikation.

Hinweis Eine notwendige Antikoagulation kann die Tauchtauglichkeit beeinträchtigen (s. Kap. 15).

Nach Klappenoperation sollte einmalig ein Thorax-HR-CT durchgeführt werden, um relevante Pleuraverschwartungen ausschließen zu können.

Relative Kontraindikation	Absolute Kontraindikationen
– Reduzierte Belastbarkeit	– Postoperativ verbliebene oder durch Rezidiv bzw. Prothesendysfunktion bedingte reduzierte Ventrikelfunktion – Linksventrikuläre Hypertrophie – Mehr als leichtgradige linksventrikuläre Dilatation – Pulmonalarterielle Hypertonie

17.10 Endokarditis, Myokarditis, Perikarditis

Ursachen sind meist vorausgegangene oder bestehende bakterielle, virale, parasitäre oder Pilzinfektionen. Häufig Beteiligung mehrerer Herzstrukturen (Perimyokarditis). Unerkannte Myokarditiserkrankungen können mit Defektheilung in einer dilatativen Kardiomyopathie enden. Das klinische Bild wird zunächst geprägt durch die zugrunde liegende Infektion. Symptome können sein Luftnot, Brustschmerz und Palpitationen.

Gefahren stellen Herzrhythmusstörungen bis hin zum plötzlichen Herztod und die Herzinsuffizienz dar.

Tauchtauglichkeit besteht > 3 Monaten nach Abheilung bei normaler Belastbarkeit und guter Ventrikelfunktion

Absolute Kontraindikation
– < 3 Monate nach Karditis sowie bei weiterbestehender reduzierter Ventrikelfunktion.

17.11 Kardiomyopathie

Erkrankungen des Myokards (Herzwand) werden durch extrakardiale Erkrankung oder als primäre Myokarderkrankung mit den Formen hypertrophe, dilatative und restriktive Kardiomyopathie verursacht. Hierdurch kann es zu Pumpfunktionsstörungen mit Herzinsuffizienzsymptomen, Angina-pectoris-Symptomen sowie zu teilweise bedrohlichen Herzrhyhtmusstörungen kommen, die zur Implantation eines ICD führen können. Insbesondere die hypertrophe obstruktive Kardiomyopathie kann mit einem erhöhten Risiko für plötzlichen Herztod einhergehen.

Gefahren bestehen prinzipiell durch Herzinsuffizienz, Herzrhythmusstörungen, Bewusstlosigkeit und plötzlichen Herztod.
Abklärung: LZ-EKG empfohlen. Bei eingeschränkter Ventrikelfunktion, Restriktion oder unklarer Hypertrophie kann eine weiterführende Diagnostik mit Herzkatheter und eventuell Myokardbiopsie notwendig werden.

Relative Kontraindikation	Absolute Kontraindikationen
– Dilatative Kardiomyopathie 1 Jahr nach wieder guter Ventrikelfunktion und normaler Belastbarkeit	– Hypertrophe Kardiomyopathie – Dilatative Kardiomyopathie mit reduzierter Ventrikelfunktion – Kardiomyopathie mit Herzinsuffizienzsymptomen oder ventrikulären Salven

Hinweis Eine nebenwirkungsarme Medikation mit ACE-Hemmer und Betablocker ist mit einer Tauglichkeit vereinbar.

17.12 Zustand nach Lungenembolie

Beim Auftreten einer Venenthrombose (meist der Beinvenen) kann es zur Embolie des Thrombus in die Lungenstrombahn mit Verschluss von Lungenarterien kommen. Symptome können Luftnot und Brustschmerzen sowie Palpitationen sein. Lungenembolien durch einen großen Thrombus können tödlich verlaufen.

In der chronischen Phase können eine Rechtsherzbelastung (chronisches Cor pulmonale) und Einschränkung des Gasaustausches auftreten. Es kommt zu Luftnot unter Belastung und Beinödemen. Die Rechtsherzbelastung begünstigt das Auftreten von Herzrhythmusstörungen.

Gefahren bestehen durch Leistungseinschränkung.

Relative Kontraindikation	Absolute Kontraindikation
– > 6 Monate nach Lungenembolie mit normaler Belastbarkeit, unauffälliger Spirometrie und Echokardiographie.	– < 6 Monate nach Lungenembolie, danach bei weiterbestehender pulmonalarterieller Hypertonie, Zeichen der Rechtsherzinsuffizienz oder reduzierter Belastbarkeit.

Hinweis Eine Antikoagulation kann die Tauchtauglichkeit beeinträchtigen (s. Kap. 15).

Eine auslösende Grunderkrankung muss abgeklärt sein (tiefe Venenthrombose und eventuell Blutgerinnungsstörungen). Bei auffälligen Befunden ist eine weiterführende kardiologisch-pulmonologische Diagnostik sinnvoll.

17.13 Pulmonalarterielle Hypertonie

Erhöhung des Blutdrucks im kleinen Kreislauf als Komplikation chronisch obstruktiver Lungenerkrankungen, rezidivierender Lungenarterienembolien, Lungenfibrosen, Vaskulitiden, Herzfehlern oder als primäre pulmonale Hypertonie ungeklärter Ursache.

Gefahren bestehen durch Leistungseinschränkung, Dyspnoe, Rechtsherzinsuffizienz und Bewusstlosigkeit.

Absolute Kontraindikation
– Pulmonalarterielle Hypertonie

Hinweis Ein Nachweis einer pulmonalarteriellen Hypertonie bedeutet immer Tauchuntauglichkeit, da es im Rahmen der Immersion zu drastischen Druckanstiegen kommen kann mit unvorhergesehenen Komplikationen.

17.14 Orthostatische Hypotonie

Kreislaufregulationsstörung mit Abfall des arteriellen Blutdrucks. Dadurch kann Schwindel und Ohnmacht ausgelöst werden. Häufig bei Jugendlichen und jungen Frauen. Hypotonie kann aber auch Folge einer anderen Erkrankung sein, insbesondere bei älteren Erwachsenen. Durch Dehydratation kann die Symptomatik deutlich verschlechtert werden.

➡ Es besteht keine tauchspezifische Gefährdung.

Relative Kontraindikation
– Geringe Symptomatik ohne Synkopen mit normaler Belastbarkeit.

Hinweis Eine medikamentöse Therapie der Hypotonie ist mit einer Tauchtauglichkeit zu vereinbaren. Dehydratation und intensive Sonneneinwirkung sind zu vermeiden.

17.15 Arterielle Verschlusskrankheit (AVK)

❓ Durchblutungsstörungen der Extremitätenarterien (meist im Bereich Becken/Beine, seltener auch Schulter/Arme) sind in der Regel durch Arteriosklerose bedingt und äußern sich in belastungsabhängigen Schmerzen (Claudicatio intermittens), Ruheschmerzen oder Gewebsdefekte.

Stadieneinteilung (nach Fontaine)
Stadium I: Stenosen oder Verschlüsse ohne Beschwerden
Stadium IIA: Claudicatio intermittens, schmerzfreie Gehstrecke > 200 m
Stadium IIB: Claudicatio intermittens, schmerzfreie Gehstrecke < 200 m
Stadium III: Ruheschmerz
Stadium IV: Nekrose, Gangrän

Die Stadien III und IV sind als kritische Extremitätenischämie zu werten und erfordern fast immer eine invasive Therapie (chirurgisch oder interventionell mit Katheterverfahren). Dies gilt auch für das fortgeschrittene Stadium IIB sowie gelegentlich für Stadium IIA.

⚠ Eine Gefahr besteht durch Ischämieschmerz mit Panik und eingeschränkte Leistungsfähigkeit.
Abklärung: Im Rahmen der körperlichen Untersuchung (Pulsstatus, Fußinspektion), weitere angiologische Diagnostik mit Duplexsonographie (Lokalisation der Läsion, Karotisstenose) und kardiologische Untersuchung hinsichtlich einer KHK.

→ Tauchtauglichkeit besteht im Stadium I, im Stadium IIA bei normaler Belastbarkeit, nach Revaskularisation (3 Monate nach chirurgischer und 1 Monat nach interventioneller Therapie), wenn Beschwerdefreiheit und normale Belastbarkeit besteht.

Absolute Kontraindikationen
- Stadium IIB–IV
- Stadium IIA bei reduzierter Belastbarkeit
- Nach Revaskularisation (3 Monate nach chirurgischer und 1 Monat nach interventioneller Therapie), wenn keine Beschwerdefreiheit erreicht ist oder weiter eine reduzierte Belastbarkeit besteht.

17.16 Phlebothrombose

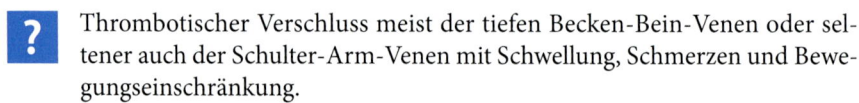

Thrombotischer Verschluss meist der tiefen Becken-Bein-Venen oder seltener auch der Schulter-Arm-Venen mit Schwellung, Schmerzen und Bewegungseinschränkung.

Das Krankheitsbild wird durch die Lokalisation des thrombotischen Venenverschlusses bestimmt.

⚠ Die Gefahr besteht im Auftreten einer Lungenembolie bzw. Rezidivthrombose.

Abklärung: Angiologische Diagnostik mit Duplexsonographie.

→ Tauchtauglichkeit besteht nach Phlebothrombose im Anschluss an die o. g. Intervalle bei Beschwerdefreiheit oder geringer Schwellung der Extremität.

Absolute Kontraindikation
- < 3 Monate nach Unterschenkelvenenthrombose sowie 6 Monate nach Phlebothrombose anderer Lokalisation bzw. im Anschluss daran bei starker Schwellung der Extremität.

Hinweis Eine Antikoagulation kann die Tauchtauglichkeit beeinträchtigen (siehe Kap. 15).

Bei Phlebothrombose nach Thoracic-outlet-Syndrom ist wegen des möglichen Rezidivrisikos durch Tragen der Ausrüstung im Einzelfall zu entscheiden.

Auf eine Rezidivprophylaxe insbesondere bei längeren Flugreisen sollte geachtet werden.

17.17 Varikosis, chronisch-venöse Insuffizienz (CVI)

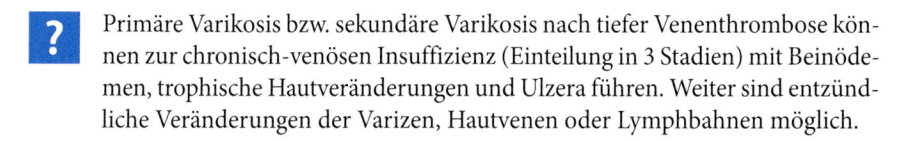

Primäre Varikosis bzw. sekundäre Varikosis nach tiefer Venenthrombose können zur chronisch-venösen Insuffizienz (Einteilung in 3 Stadien) mit Beinödemen, trophische Hautveränderungen und Ulzera führen. Weiter sind entzündliche Veränderungen der Varizen, Hautvenen oder Lymphbahnen möglich.

Eine tauchspezifische Gefährdung besteht nicht. Infektionen sind bei Ulzera möglich sowie Varizenblutung durch mechanische Verletzung.
Abklärung: phlebologische Diagnostik.

Tauchtauglichkeit besteht bei Varikosis, bei chronisch-venöser Insuffizienz Stadium I und II und bei abgeheiltem Ulcus cruris ohne massive Schwellung.

Absolute Kontraindikation
- Florides Ulcus cruris

Hinweis Ein erhöhtes Thromboserisiko besteht beim Tauchen nicht.

Literatur

Bove AA: Fitness to dive. In: Bennett PB et al. (eds.): Physiologie and medicine of diving. Philadelphia: Saunders, 2003.
Braunwald E et al.: Heart disease. Philadelphia: Saunders, 2004.
Bundesärztekammer: Nationale Versorgungsleitlinie Chronische KHK. Dtsch Ärztebl 2006; 103(44)
Deutsche Gesellschaft für Kardiologie: Leitlinien: Akutes Koronarsyndrom. Z Kardiol 2004; 93: 72–90, 324–341.
Deutsche Gesellschaft für Kardiologie: Leitlinien zur Therapie der chronischen Herzinsuffizienz. Z Kardiol 2005; 94: 488–509.
Deutsche Hochdruckliga: Leitlinien zur Diagnostik und Behandlung der arteriellen Hypertonie. Nieren- und Hochdruckkrankheiten 2005; 34: 481–498.

Edmonds C et al.: Diving and subaquatic medicine. Hodder Arnold, 2002.
Klingmann C, Tetzlaff K: Moderne Tauchmedizin. Stuttgart: Gentner, 2007.
Muth C-M, Rademacher P: Kompendium der Tauchmedizin. Köln: DÄV, 2006.
Muth CM, Tetzlaff K: Tauchen und Herz – kardiologische Aspekte des Sporttauchens. Herz 2004; 29: 406–413.
Österreichische Gesellschaft für Hypertensiologie. Klassifikation, Diagnostik und Therapie der Hypertonie 2007: J Hypertonie 2007; 11: 7–11; http://www.kup.at/hypertonie
Torti SR: Die Bedeutung des offenen Foramen ovale beim Tauchen – mit den Empfehlungen 2007 der Schweizerischen Gesellschaft für Unterwasser und Hyperbarmedizin. Schweiz Med Forum 2007; 7: 975–977.
Wendling J et al.: Tauchtauglichkeit Manual. GTÜM, 2001.

18 Lungen- und Atemwegserkrankungen

> Krankhafte Veränderungen von Lunge und Atemwegen können das Risiko erhöhen, einen schweren Tauchunfall (Dekompressionsunfall) zu erleiden. Dies sind insbesondere Erkrankungen, die mit einem so genannten „Air Trapping" (gefangene Luft) einhergehen. Grundsätzlich verbieten akute Erkrankungen der Lunge und Atemwege und/oder eine eingeschränkte Lungenfunktion das Tauchen. Bei bestimmten Lungen- und Atemwegserkrankungen kann das Tauchen ärztlich vertretbar sein, sofern die Erkrankung stabil und die Lungenfunktion nicht eingeschränkt ist.

18.1 Allgemeines

18.1.1 Basisuntersuchung

Im Rahmen der normalen Tauchtauglichkeitsuntersuchung werden der Brustkorb und die Lunge vom Arzt untersucht. Weiterhin wird eine apparative Lungenfunktionsprüfung mit einem Spirometer durchgeführt. In dieser werden das maximal ein- und auszuatmende Lungenvolumen (Vitalkapazität) und das Lungenvolumen, das bei forcierter Ausatmung in einer Sekunde ausgeatmet werden kann (Einsekundenkapazität), gemessen. Der Quotient beider Werte wird dann ermittelt.

Hinweis Für eine Tauchtauglichkeit sollten die gemessenen Werte der Einsekundenkapazität FEV_1 und der Vitalkapazität FVC sowie des Spitzenflusses PEF jeweils besser als 80 % der entsprechenden Sollwerte sein. Der Quotient FEV_1/FVC sollte größer 0,7 sein.

18.1.2 Weitergehende Untersuchungen

Wenn aktuelle Beschwerden (z. B. Husten, Auswurf, Luftnot, Schmerzen) bestehen oder eine Erkrankung oder eine Verletzung von Lunge und Atemwegen bestanden hat oder besteht, ist eine weitergehende Abklärung notwendig, die über das empfohlene Maß der Tauchtauglichkeitsuntersuchung hinausgeht.

Auch zur (Selbst-)Kontrolle der Erkrankung können weitere Maßnahmen erforderlich sein, die über die einfache Spirometrie im Rahmen der Tauchtauglichkeitsuntersuchung hinausgehen: So sollten zum Beispiel Patienten mit Asthma, die tauchen, regelmäßige, d. h. mindestens zweimal tägliche, Messungen der Lungenfunktion mit einem Peak-Flow-Meter durchführen. Dieses einfache Gerät misst den Spitzenfluss bei forcierter Ausatmung. Die vor dem Tauchen gemessenen Werte des Spitzenflusses (Peak-Flow oder PEF) sollten 80 % des persönlichen Bestwertes nicht unterschreiten.

18.2 Obstruktive Lungenerkrankungen

18.2.1 Asthma bronchiale

Asthma ist eine chronische und in Anfällen auftretende Erkrankung der Atemwege, die gekennzeichnet ist von einer Entzündung der Atemwege und einer ständigen Bereitschaft, auf bestimmte Reize in der Einatemluft überempfindlich zu reagieren (bronchiale Hyperreaktivität). Dadurch schwellen die Schleimhäute an und zäher Schleim verlegt die Atemwege. Die Reizung der Bronchien durch besondere Stimuli wie beispielsweise inhalative Allergene, Anstrengung und kalte Luft kann einen Asthmaanfall auslösen. Etwa jeder 20. Erwachsene und jedes 10. Kind leiden unter Asthma! Im Asthmaanfall verkrampft sich die Muskulatur in den Atemwegen (Bronchialmuskulatur) und verengt damit die Atemwege. Der Schleim verstopft diese zusätzlich. Das löst Husten, Luftnot und krampfhaftes Atmen aus.

Entsprechend der neuesten internationalen Empfehlungen der „Global Initative on Asthma (GINA)" (www.ginasthma.com) wird der Schweregrad der Erkrankung definiert über den Status der medikamentösen Therapiekontrolle. Dementsprechend werden kontrolliertes Asthma von teilweise kontrolliertem Asthma und unkontrolliertem Asthma unterschieden (Tabelle 18.1).

Das Problem für Asthmapatienten beim Tauchen besteht insbesondere in dem erhöhten Risiko einer Lungenüberdehnung, da Asthma mit einem vermehrten „Air Trapping" einhergeht. Hierbei handelt es sich um die Gefahr, dass Luft während der Ausatmung durch Verengungen von Bronchiolen nicht in dem Maße abgeatmet werden kann wie sie eingeatmet wurde; es kommt zu „gefangener Luft". Zusätzlich stellt die sehr trockene und in der

Tabelle 18.1: Status der Asthmakontrolle

Status der Asthmakontrolle	Kontrolliert	Teilweise kontrolliert	Unkontrolliert
Symptome tagsüber	Keine (bis zu 2-mal wöchentlich)	Mehr als 2-mal wöchentlich	Drei oder mehr der Merkmale des partiell kontrollierten Asthmas pro Woche
Einschränkung von Aktivitäten	Keine	Vorhanden	
Nächtliche Symptome	Keine	Vorhanden	
Notwendigkeit von Notfallinhalationen	Keine (bis zu 2-mal wöchentlich)	Mehr als 2-mal wöchentlich	
Lungenfunktion	Normal	< 80% vom Sollwert/Bestwert	
Exazerbationen	Keine	> 1-mal jährlich	> 1-mal wöchentlich

Regel auch kalte Luft aus den Tauchflaschen einen bronchialen Reiz dar, der bei entsprechender Überempfindlichkeit der Atemwege zum Asthmaanfall führen kann. Hohe Strömungsgeschwindigkeiten des Atemgases auch in den kleinen Atemwegen bewirken ihrerseits eine Einengung der Atemwege. Diese Mechanismen können durch Anstrengung beim Tauchen noch verstärkt werden. Asthmatiker werden heutzutage jedoch nicht grundsätzlich vom Tauchen ausgeschlossen. Es gibt viele Patienten, die Asthma als Kind hatten und seitdem beschwerdefrei sind. Darüber hinaus zeigen inzwischen Daten, dass Patienten mit Asthma über Jahre beschwerdefrei tauchten. Daher wird Asthma heutzutage nicht mehr allgemein als absolute Kontraindikation zum Tauchen angesehen, sondern es kommt auf die Art und den Schweregrad des Asthmas an.

➡ Ausschlaggebend für die Beurteilung der Tauchtauglichkeit von Patienten mit Asthma ist der Zustand der Asthmakontrolle. Entsprechend der neuen Klassifikation des Asthmaschweregrades, die den Zustand der Asthmakontrolle einbezieht (s. Tabelle 18.1), sind Patienten mit unkontrolliertem Asthma generell nicht tauchtauglich, weil das Tauchunfallrisiko als deutlich erhöht angesehen werden muss.

Demgegenüber können Patienten mit kontrolliertem Asthma, auch wenn sie einer dauerhaften Einnahme von Medikamenten bedürfen, potenziell tauchen. Voraussetzung ist, dass sie unter der Medikation beschwerdefrei sind und die Lungenfunktion normal (Einsekundenkapazität mindestens 80 % des Sollwertes bzw. Peak-Flow über 80 % des persönlichen Bestwertes) ist. Sollten trotz dauerhafter Medikation dennoch Beschwerden auftreten bzw. ein Asthmaanfall, dann darf so lange nicht getaucht werden, bis sich die Lungenfunktion wieder stabilisiert hat und der Peak-Flow-Wert über 80 % des Bestwertes liegt. Über die notwendige Dauer der Stabilisierung gibt es keine sicheren Erkenntnisse; jedoch ist zu empfehlen, wenigstens 24 Stunden bis zum nächsten Tauchen zu warten. In diesem Zusammenhang sei nochmals darauf hingewiesen, dass Asthmapatienten vor jedem Tauchgang den Peak-Flow messen sollten. Nach einem schweren Asthmaanfall sollten sich die Lungenfunktion bzw. die morgens und abends gemessenen Peak-Flow-Werte für 2 Wochen wieder im Normbereich (größer 80 % des persönlichen Bestwertes) stabilisiert haben, bevor wieder getaucht wird.

Allerdings sollten Asthmapatienten mit deutlicher anstrengungs- oder kälteinduzierter Krankheitskomponente nicht tauchen, da die Anstrengung und die Atmung kalter Luft aus den Druckluftflaschen während des Tauchgangs die Situation der Atemwege trotz Medikation verschlechtern kann.

Patienten, die seit Jahren beschwerdefrei sind (z. B. Zustand nach kindlichem Asthma) oder auch nur unregelmäßig und verhältnismäßig selten Beschwerden haben (mildes intermittierendes Asthma), können tauchen, wenn die Lungenfunktion normal ist und eine nur leichte Überempfindlichkeit der Atemwege besteht. Diese ist durch einen Facharzt oder eine Fachabteilung mittels einer inhalativen Provokationstestung messbar.

Schwierig ist die Beurteilung für Patienten mit nur teilweise kontrolliertem Asthma: Prinzipiell ist ihnen vom Tauchen abzuraten. Wird dennoch getaucht, so ist eine Voraussetzung, dass der vor dem Tauchgang gemessene Peak-Flow über 80 % vom Bestwert liegt und etwa 15 Minuten vor Beginn des Tauchgangs ein bronchialerweiterendes Medikament inhaliert wurde. Anstrengungen (sowohl körperlicher als auch psychischer Natur) beim Tauchgang müssen unbedingt vermieden werden und die Auftauchgeschwindigkeit sollte so langsam wie möglich sein.

Hinweis Für tauchende Asthmatiker sind die Krankheitseinsicht und die Krankheitskontrolle wichtig. Dazu gehören eine gute Selbsteinschätzung der Luftnot unter regelmäßiger (mindestens zweimal täglicher) Selbstmessung des Spitzenflusses mit einem Peak-Flow-Meter und die geeignete Handhabung der Medikamente. Als Prophylaxe vor dem Tauchen ist die Einnahme eines schnellwirksamen bronchialerweiternden Medikamentes – eines Beta$_2$-Rezeptoragonisten – 15 min vor Beginn eines Tauchgangs anzuraten.

Tauchtauglichkeit besteht bei Zustand nach Asthma in der Kindheit mit seitdem bestehender Beschwerdefreiheit.

Relative Kontraindikationen	Absolute Kontraindikationen
– Kontrolliertes Asthma – Leichtes intermittierendes Asthma – Teilweise kontrolliertes Asthma, bei stabiler Lungenfunktion	– Unkontrolliertes Asthma – Akuter Asthmaanfall – Akute Exazerbation – Belastungs- und/oder kälteinduziertes Asthma

18.2.2 Chronisch-obstruktive Lungenerkrankung (COPD)

Heutzutage werden die chronische Bronchitis und das Lungenemphysem als chronisch-obstruktive Lungenerkrankung zusammengefasst. Sie ist neben dem Asthma die häufigste Lungenerkrankung unter den Bewohnern der westlichen Welt. Vor allem Zigarettenraucher und Menschen, deren Atemluft stark schadstoffbelastet ist, sind von der Krankheit betroffen.

Chronische Bronchitis: Die chronische Bronchitis ist definiert als Auftreten von Husten und Auswurf über mindestens drei Monate während zweier aufeinander folgender Jahre.

Lungenemphysem: Beim Lungenemphysem kommt es zur Überblähung des Lungengewebes mit irreparabler Zerstörung der kleinen Lungenbläschen und einer Abnahme der Elastizität der Lunge.

Verlauf und Entstehung der COPD sind sehr vielfältig. Das Krankheitsbild reicht von chronischem Husten (einfache chronische Bronchitis) über heftige Hustenanfälle mit eitrigem Auswurf und Verengung der Atemwege infolge Muskelkrampf und übermäßiger Schleimproduktion (obstruktive chronische Bronchitis) bis zu schweren Veränderungen des Lungengewebes (Emphysem) und ebenso schweren Verlusten an Leistungsfähigkeit der Lunge. Die COPD ist gekennzeichnet durch eine andauernde Entzündung der Bronchialschleimhaut unter stark vermehrter Schleimbildung und dauerhaftem Muskelspasmus. Sie zwingt daher zu anhaltendem Husten mit mehr oder weniger starkem Auswurf. Die Krankheit entsteht langsam und schreitet mit einer irreparablen Einschränkung der Lungenfunktion fort. Auch die COPD wird in unterschiedliche Schweregrade eingeteilt. Bei milder COPD ist nur der Tiffeneau-Quotient $FEV_1/FVC < 70\%$ erniedrigt bei sonst normalen Lungenvolumina. Ab einer mäßiggradigen COPD ist dann auch das FEV_1 eingeschränkt, und zwar im Unterschied zum Asthma dauerhaft und auch durch Medikamente nur noch teilweise zu verbessern.

⚠️ Die Gefahren für Patienten mit COPD beim Tauchen bestehen in einem erhöhten Risiko für eine Lungenüberdehnung und einer verminderten Leistungsfähigkeit. Da die COPD mit einer fortschreitenden Zerstörung und einem Umbau des Lungengewebes einhergeht, sollten betroffene Patienten nicht tauchen, wenn die Lungenfunktion eingeschränkt ist. Ein eingeschränkter Quotient FEV_1/FVC (< 70 %) ist ein deutliches Signal für eine beginnende Einschränkung der Lungenfunktion und sollte spätestens dann Anlass genug sein, das Rauchen (!) aufzugeben, denn dies ist die einzige Möglichkeit die fortschreitende Lungenfunktionseinschränkung aufzuhalten.

➡️ Ein bestehendes Lungenemphysem schließt eine Tauchtauglichkeit sicher aus, weil es hier bei Druckanstiegen in der Lunge leichter zum Lungenriss kommen kann. Auch örtlich begrenzte emphysematöse Veränderungen oder einzelne erweiterte und vergrößerte Lungenbläschen schließen eine Tauchtauglichkeit aus.

Hinweis Für Patienten mit einfacher chronischer Bronchitis (ohne Einschränkung der Lungenfunktion) besteht nur eine relative Kontraindikation zum Tauchen, indem sie möglicherweise eine Überempfindlichkeit der Atemwege haben und damit ein theoretisch erhöhtes Risiko zum „Air Trapping".

18.2.3 Akute Bronchitis

❓ Bei der akuten Bronchitis sind die Schleimhäute der Atemwege akut entzündet, wobei die gesamten Atemwege von der Luftröhre bis zu den fein verzweigten Bronchiolen betroffen sein können. Die akute Bronchitis ist eine der häufigsten Erkrankungen der Atemwege. Sie tritt gehäuft in der kalten Jahreszeit auf und entsteht oft in Zusammenhang mit einer Erkältung. Die ersten zwei bis drei Tage bestehen ein allgemeines Krankheitsgefühl, Schnupfen und die typischen Gliederschmerzen, gefolgt von zumeist trockenem Husten. Dieser kann dann mit Auswurf einhergehen, evtl. auch mit einer Temperaturerhöhung, die bis über 39 °C reichen kann. Das Fieber kann mehrere Tage andauern. Die Menge des ausgehusteten zähen Sekrets nimmt mit Verlauf der Krankheit zu und kann dabei Farbe und Beschaffenheit ändern. Zunächst ist es weißlich und schleimig, später durch weiße Blutkörperchen gelblich gefärbt. Grünlicher Farbeinschlag entsteht durch Beimengung von Eiter und kann für eine bakterielle Infektion sprechen. Bräunliche Färbung entsteht durch Blutbeimengung. Im unkomplizierten Fall heilt die akute Bronchitis wieder spontan ab, jedoch können auch Komplikationen wie eine Lungenentzündung oder eine dauerhafte Bronchitis entstehen.

Hinsichtlich des Tauchens besteht prinzipiell das Risiko der Lungenüberdehnung, da eine akute Bronchitis oft mit einer vorübergehenden Überempfindlichkeit der Atemwege einhergeht. Auch können Schleim und geschwollene Schleimhäute die Atemwege verengen und somit ein „Air Trapping" herbeiführen. Daher sollte bis zur kompletten Abheilung nicht getaucht werden.

Relative Kontraindikationen	Absolute Kontraindikationen
– COPD mit nur leichter Einschränkung der Lungenfunktion (FEV$_1$/FVC < 70%) – Chronische Bronchitis ohne Obstruktion	– COPD mit Einschränkung von FEV$_1$ und FVC jeweils < 80% vom Sollwert – Akute Exazerbation – Lungenemphysem – Akute Bronchitis

18.2.4 Mukoviszidose

Die Mukoviszidose (auch zystische Fibrose genannt) ist eine erbliche Stoffwechselstörung, die durch Produktion von zähem Schleim zu Schäden vor allem an Lunge und Bauchspeicheldrüse, aber auch an Leber und Hoden führt. Sie ist eine der häufigsten Erbkrankheiten. Ursache ist ein Gendefekt, der zu einer Fehlfunktion der Membranpumpen, die normalerweise Chlorid aus den Zellen heraustransportieren, führt, mit der Folge einer Produktion zähflüssiger Sekrete. Dabei ist die Lunge besonders betroffen, deren Bronchien von abnorm zähem Schleim besiedelt sind. Dies führt zur Verstopfung der Atemwege und zu fortschreitendem Verlust von Lungengewebe. Die Folgen sind Atemnot, Sauerstoffmangel und eine zunehmend eingeschränkte Leistungsfähigkeit. Es gibt allerdings unterschiedliche Verlaufsformen der Mukoviszidose und eine Lungenbeteiligung kann erst später auftreten.

Bronchiektasen. Hierbei handelt es sich um sackförmige Ausweitungen der Bronchien mit Veränderung des Durchmessers der Atemwege und der Lungenbläschen. Sie sind gehäuft bei Mukoviszidose vorhanden, können aber auch im Rahmen anderer Erkrankungen wie der chronischen Bronchitis und auch als einzelne Befunde vorkommen. Besonders morgens oder bei Lagewechsel im Bett kommt es zu reichlichem, meist eitrigem Auswurf und Husten. Bei röntgenologischem Nachweis derartiger Veränderungen in der Lunge darf nicht getaucht werden.

Durch die Entzündung und vermehrte Produktion von (besonders zähem) Bronchialschleim (Mukushypersekretion) kann es zum Sekretstau und darüber zum Phänomen des „Air Trapping" kommen, das ein Risikofaktor für ein Lungenüberdruckbarotrauma ist. Im fortgeschrittenen Stadium kommt es auch zu einem fibrösen Umbau des Lungengewebes mit eingeschränktem Gasaustausch und Belastungsluftnot, die körperliche Anstrengungen verbieten.

Hinweis Eine Mukoviszidose mit Lungenbeteiligung stellt insbesondere wegen des Risikos einer Lungenüberdehnung eine absolute Kontraindikation zum Tauchen dar. Bei fehlender Lungenbeteiligung und normaler Lungenfunktion kann im Einzelfall das Tauchen möglich sein.

Relative Kontraindikation	Absolute Kontraindikation
– Mukoviszidose ohne Lungenbeteiligung mit normaler Lungenfunktion	– Mukoviszidose mit Lungenbeteiligung

18.3 Infektiöse Lungenerkrankungen

18.3.1 Lungenentzündung

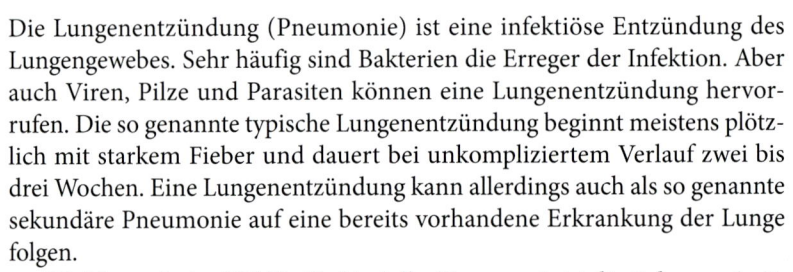

Die Lungenentzündung (Pneumonie) ist eine infektiöse Entzündung des Lungengewebes. Sehr häufig sind Bakterien die Erreger der Infektion. Aber auch Viren, Pilze und Parasiten können eine Lungenentzündung hervorrufen. Die so genannte typische Lungenentzündung beginnt meistens plötzlich mit starkem Fieber und dauert bei unkompliziertem Verlauf zwei bis drei Wochen. Eine Lungenentzündung kann allerdings auch als so genannte sekundäre Pneumonie auf eine bereits vorhandene Erkrankung der Lunge folgen.

Die Therapie der Wahl bei bakterieller Pneumonie ist die Gabe von Antibiotika, auf die die Bakterien möglichst empfindlich und nicht resistent sind (Keimbestimmung). Bei normalem Verlauf heilt eine Lungenentzündung in der Regel folgenlos ab.

Eine Lungenentzündung kann auch mit Beteiligung des Rippenfells einhergehen oder das Rippenfell kann entzündet sein ohne Lungenentzündung. Eine solche Rippenfellentzündung (Pleuritis) wird meist durch Viren hervorgerufen oder tritt im Gefolge anderer entzündlicher Erkrankungen der Brust auf. Man unterscheidet die trockene Rippenfellentzündung (Pleuritis sicca) von der feuchten Form der Entzündung (Pleuritis exsudativa), die mit einem Pleuraerguss einhergeht.

> ⚠️ Im akuten Stadium einer Lungen- oder Rippenfellentzündung sollte nicht getaucht werden, da durch die Entzündung von Lungengewebe und Atemwegen die Gefahr des „Air Trapping" erhöht ist und die Leistungsfähigkeit eingeschränkt ist.

Hinweis Nach folgenloser Abheilung einer Pneumonie kann getaucht werden. Nach schwereren Verläufen oder Rippenfellbeteiligung empfiehlt sich die Anfertigung einer Röntgenaufnahme der Lunge, um eventuelle narbige Verwachsungen/Pleuraverklebungen auszuschließen.

Relative Kontraindikation	Absolute Kontraindikationen
– Zustand nach Rippenfellentzündung mit diskreter narbiger Bindegewebs-/Rippenfellheilung	– Akute Lungenentzündung – Akute Rippenfellentzündung

18.3.2 Tuberkulose

Die Lungentuberkulose ist eine infektiöse Entzündung des Lungengewebes oder der Lymphknoten mit Tuberkulosebakterien. Die Übertragung des Erregers erfolgt meist durch Tröpfcheninfektion, wenn die Bakterien von bereits infizierten Menschen ausgehustet und verbreitet werden. Werden die Bakterien eingeatmet, besiedeln sie zumeist die Lungenbläschen des Betroffenen. Das Einatmen der Erreger bedeutet jedoch nicht, dass die Krankheit notwendigerweise auch ausbricht. Normalerweise ist das menschliche Immunsystem stark genug, um zu verhindern, dass trotz Kontakt mit den Tuberkuloseerregern die Krankheit ausbricht. Der Betroffene ist dann zwar infiziert und somit Keimträger, erkrankt aber selbst nicht – und kann auch andere Personen nicht anstecken. Im Falle einer Erkrankung kommt es jedoch zur Zerstörung von Lungengewebe. Dabei können so genannte Kavernen (Hohlräume) entstehen.

Oft sind die Beschwerden, die von einer Tuberkuloseerkrankung verursacht werden, über längere Zeit untypisch. Wenn aus einer Infektion eine aktive TBC-Erkrankung wird, kommt es zu chronischem Husten mit Auswurf, dem gelblich grüner bis blutiger Schleim beigemengt sein kann. Dazu kommen Fieber, Schmerzen in der Brust, nächtliche Schweißausbrüche, Verlust an Appetit und Körpergewicht bis hin zum allgemeinen Kräfteverfall. Dank moderner antituberkulöser Medikamente ist die Tuberkulose in der westlichen Welt sehr selten geworden.

Im Rahmen der tuberkuloesen Entzündung kann es zu narbigen Veränderungen des Lungengewebes und/oder des Rippen- und Lungenfells (Pleura) kommen. Diese erhöhen die Gefahr eines „Air Trapping". Daher sollte im Falle einer aktiven Tuberkulose bzw. bei narbiger Abheilung mit Pleuraverklebungen, Gewebenarben oder Kavernen nicht getaucht werden.

Hinweis Nach Abschluss der medikamentösen Behandlung einer Tuberkulose kann getaucht werden, wenn die Lungenfunktion und die Röntgen-Untersuchung der Lunge normal sind.

Relative Kontraindikation	Absolute Kontraindikationen
– Zustand nach abgeheilter Tuberlulose ohne erkennbare Narbenbildung mit normaler Lungenfunktion	– Akute Lungentuberkulose – Tuberkuloeser Pleuraerguss – Posttuberkuloese kavernoese Veränderungen des Lungengewebes

18.4 Restriktive Lungenerkrankungen

18.4.1 Sarkoidose

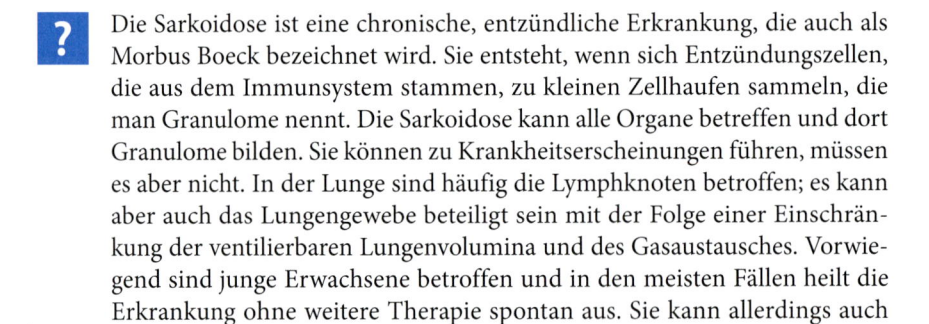

Die Sarkoidose ist eine chronische, entzündliche Erkrankung, die auch als Morbus Boeck bezeichnet wird. Sie entsteht, wenn sich Entzündungszellen, die aus dem Immunsystem stammen, zu kleinen Zellhaufen sammeln, die man Granulome nennt. Die Sarkoidose kann alle Organe betreffen und dort Granulome bilden. Sie können zu Krankheitserscheinungen führen, müssen es aber nicht. In der Lunge sind häufig die Lymphknoten betroffen; es kann aber auch das Lungengewebe beteiligt sein mit der Folge einer Einschränkung der ventilierbaren Lungenvolumina und des Gasaustausches. Vorwiegend sind junge Erwachsene betroffen und in den meisten Fällen heilt die Erkrankung ohne weitere Therapie spontan aus. Sie kann allerdings auch chronisch fortschreiten bis zum Stadium einer Lungenfibrose.

Bei aktiver Sarkoidose der Lungen sollte wegen des Risikos einer Lungenüberdehnung nicht getaucht werden. So ist der Fall einer arteriellen Gasembolie (AGE) infolge Lungenüberdehnung bei einem Patienten mit Sarkoidose beschrieben worden, der entgegen ärztlichem Rat weitertauchte und nochmalig eine AGE erlitt. Bei Beteiligung des Herzens im Rahmen einer

Sarkoidose kann es zu Herzrhythmusstörungen kommen, die das Risiko eines Tauchunfalls zusätzlich erhöhen können.

Hinweis Nach Abheilung einer Sarkoidose bzw. Nachweis der Inaktivität der Erkrankung und normaler Lungenfunktion kann getaucht werden.

18.4.2 Lungenfibrose

Als Lungenfibrose bezeichnet man den bindegewebigen Umbau mit Vernarbung von chronisch entzündetem Lungengewebe. Sie betrifft das Lungenbindegewebe und auch die feinen Wände der Lungenbläschen. Da sich die Veränderungen am Gerüst des Lungengewebes (Interstitium) abspielen, spricht man auch von einer interstitiellen Lungenfibrose. Sie kann Folge von chronischen Lungenerkrankungen, Erkrankungen anderer Ursache mit Lungenbeteiligung oder Folge der Einatmung von organischen und anorganischen Stäuben sein (z. B. Farmerlunge nach Inhalation von Schimmelpilzen oder Asbestose nach Asbestexposition). In einigen Fällen gibt es keine erkennbare Ursache (idiopathische Lungenfibrose).

Bei fortschreitender Krankheit steht durch die narbigen Veränderungen immer weniger funktionstüchtiges Lungengewebe für die Sauerstoffaufnahme zur Verfügung. Die Folge sind Atemstörungen, Atemnot, trockener Reizhusten und Fieber. Die Lungenfunktion zeigt eine Abnahme der Vitalkapazität und eine Gasaustauschstörung (erniedrigte DLCO) sowie eine verminderte Dehnbarkeit.

Aufgrund des bindegewebigen Umbaus der Lunge mit Vernarbung chronisch entzündlichen Gewebes kommt es zu einer Veränderung der Lungenmechanik mit erhöhter Elastizität und verminderter Dehnbarkeit. Eine Einschränkung der Lungendehnbarkeit ist in wissenschaftlichen Untersuchungen als Risikofaktor für ein Lungenüberdruckbarotrauma identifiziert worden. Auch kommt es zu einer Einschränkung des Gasaustausches. Aufgrund dieser Risikoerhöhung sollten betroffene Patienten nicht tauchen.

Hinweis Bei Vorliegen einer Lungenfibrose besteht unabhängig von deren Ursache ein Tauchverbot, da in Studien gezeigt werden konnte, dass eine verminderte Lungendehnbarkeit mit dem Risiko einer Lungenüberdehnung beim Tauchen einhergeht!

Relative Kontraindikationen	Absolute Kontraindikationen
– Sarkoidose der Lunge/Lymphknoten nach Abheilung und normaler Lungenfunktion – Zustand nach interstitieller Lungenentzündung nach Abheilung und normaler Lungenfunktion	– Interstitielle Lungenfibrose – Akute interstitielle Entzündung des Lungengewebes (z.B. bei exogen-allergischer Alveolitis)

18.5 Verletzungen/Anomalien der Lunge

18.5.1 Pneumothorax

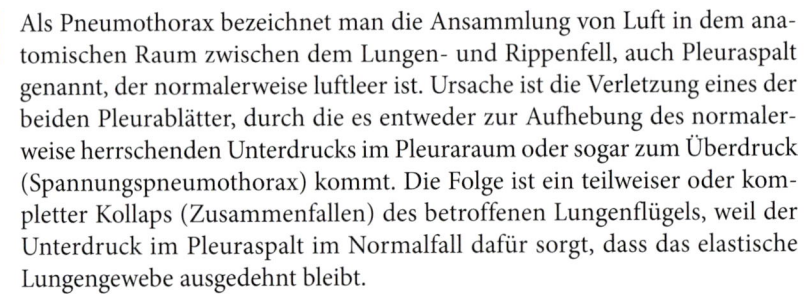

Als Pneumothorax bezeichnet man die Ansammlung von Luft in dem anatomischen Raum zwischen dem Lungen- und Rippenfell, auch Pleuraspalt genannt, der normalerweise luftleer ist. Ursache ist die Verletzung eines der beiden Pleurablätter, durch die es entweder zur Aufhebung des normalerweise herrschenden Unterdrucks im Pleuraraum oder sogar zum Überdruck (Spannungspneumothorax) kommt. Die Folge ist ein teilweiser oder kompletter Kollaps (Zusammenfallen) des betroffenen Lungenflügels, weil der Unterdruck im Pleuraspalt im Normalfall dafür sorgt, dass das elastische Lungengewebe ausgedehnt bleibt.

Der idiopathische (keine offensichtliche oder bekannte Ursache) Spontanpneumothorax (auch primärer Pneumothorax genannt) tritt ohne erkennbare Lungen- oder Bronchialerkrankung auf. Demgegenüber tritt ein sekundärer Pneumothorax als Folge einer Lungenerkrankung oder -verletzung auf.

Der Pneumothorax stellt ein Risiko während des Tauchens dar, weil sich die Luft im Pleuraspalt während des Aufstiegs entsprechend dem Boyle-Mariotte'schen Gesetz ausdehnt und somit zu einem Spannungspneumothorax führen kann. Patienten, die einen Spontanpneumothorax erlitten haben, sollten nicht tauchen, da eine relativ große Wahrscheinlichkeit des Wiederauftretens besteht – bei 35 % aller Fälle – und die wahrscheinliche Ursache in kleinsten Veränderungen des Lungengewebes liegt (z. B. kleine Emphysemblasen).

Allerdings sehen einige Experten eine Tauchtauglichkeit dann als gegeben, wenn eine operative künstliche Entfernung von Lungen- und Rippenfell durchgeführt wurde (Pleurektomie) und die Computertomographie der Lunge drei Monate später einen normalen Befund erbringt. Problematisch sind dabei sicherlich das (Rest-)Risiko eines Mediastinalemphysems bzw. einer AGE beim Tauchen mit derartigen Veränderungen und ein erhöhtes Risiko durch den operativen Eingriff selbst. Aufgrund des theoretisch erhöhten Risikos einer Lungenüberdehnung bei Vorgeschichte eines Pneumothorax sollte Tauchanfängern in jedem Fall vom Tauchen abgeraten werden.

Hinweis Das Tauchen ist nach einem sekundären Pneumothorax (z. B. infolge eines Unfalls) möglich, wenn die Lungenfunktion und die Computertomographie der Lunge nach 12 Wochen einen Normalbefund zeigen.

18.5.2 Zustand nach Operationen im Brustkorb/an der Lunge

Operative Eingriffe am Brustkorb können aus vielerlei Gründen und in unterschiedlicher Weise stattfinden. Problematisch ist die Tauchtauglichkeit insbesondere dann zu sehen, wenn die Lunge bzw. das Lungenfell verletzt wurden, da hierbei die Gefahr einer Bildung von Lungengewebsnarben oder Pleuranarben besteht und damit das Risiko für ein „Air Trapping" erhöht wird. Die Tauchunfallstatistiken zeigen, dass sich unter den Unfällen mit AGE infolge Lungenüberdehnung gehäuft Fälle mit einer Vorgeschichte von Lungenoperationen finden.

Schwierig ist die Entscheidung bei chirurgischer Entfernung von einzelnen Emphysemblasen. Dies ist heutzutage sogar endoskopisch möglich, d. h. dass über ein optisches Instrument, das in örtlicher Betäubung in den Raum zwischen Lungen- und Rippenfell eingeführt wird (Thorakoskopie), ein „krankes" Stück Lunge herausgeschnitten wird. Wenn dies ohne größere Gewebeverletzung und Narbenbildung abheilt, so ist denkbar, dass das Risiko für einen Tauchunfall nicht erhöht ist. Voraussetzung ist eine normale Lungenfunktion (Ganzkörperplethysmographie) sowie eine unauffällige Computertomographie der Lunge, die in einem solchen Fall unbedingt zur Bewertung der Tauchtauglichkeit erforderlich ist. Das Risiko muss jedoch unter Hinzuziehung dieser weiterführenden Untersuchungen im Einzelfall bewertet werden.

Hinweis Nach Operationen im Brustkorb bzw. an der Lunge ist eine weitergehende lungenfunktionelle (Ganzkörperplethysmographie) und röntgenologische (Computertomographie) Abklärung erforderlich. Ergeben sich hieraus keine Hinweise für größere Pleura- oder Gewebenarben, so kann prinzipiell getaucht werden.

18.5.3 Zustand nach Lungenüberdehnung

Es ist nicht immer möglich, eine Lungenüberdehnung infolge Tauchunfall als solche sicher festzustellen, da oftmals nur die Symptomatik und ihr zeitliches Auftreten Hinweise auf eine arterielle Gasembolie liefern und krankhafte Befunde z. B. in der Röntgenuntersuchung oder sogar der Computertomographie der Lunge nicht nachzuweisen sind. In solchen Fällen ist die Beurteilung schwierig und es gibt Experten, die eine Tauchtauglichkeit dann für möglich halten, wenn die Lungenfunktion und die Computertomographie Normalbefunde ergeben. Eine gewisse Risikoerhöhung ist hier aber nicht auszuschließen, da es denkbare morphologische Veränderungen der Lunge gibt, die unterhalb der Auflösungskraft der Computertomographie liegen und somit nicht erfasst werden. Anders stellt es sich bei nachweisbaren Befunden, z. B. in der Computertomographie der Lunge, dar: In diesen Fällen sollte in keinem Falle mehr getaucht werden!

18.5.4 Lungenanomalien

Anatomische Anomalien des Brustkorbs oder der Lunge sind relativ selten und sollten im Einzelfall hinsichtlich einer Tauchtauglichkeit bewertet werden. Ein deutlich erhöhtes Risiko, ein Lungenbarotrauma zu erleiden, besteht bei so genannten Bullae (Blasen) oder zystischen Hohlräumen. Hierunter versteht man irreversible Erweiterungen der Hohlräume terminaler Bronchiolen bzw. von Alveolen. Die Lungenfunktion kann bei Vorliegen solcher Veränderungen noch normal sein. Bronchiektasen sind angeborene oder erworbene Erweiterungen der Bronchien. Ihr Vorhandensein geht oft mit chronischem Husten und Auswurf, zum Teil auch mit Fieber und Schwäche, einher. Sie sind eine typische Veränderung im Rahmen der Mukoviszidose (s. dort); können aber auch unabhängig davon in den Lungen auftreten.

Relative Kontraindikationen	Absolute Kontraindikationen
– Sekundärer Pneumothorax bei unauffälligem Thorax-CT und normaler Lungenfunktion – Zustand nach Verletzungen der Lunge ohne größere Narbenbildung und normaler Lungenfunktion – Zustand nach Pleurektomie als Pneumothorax-Rezidivprophylaxe	– Idiopathischer Spontanpneumothorax – Zustand nach AGE infolge Lungenüberdehnung – Lungenzysten bzw. Bullae – Bronchiektasen – Zustand nach Pleurodese als Pneumothorax-Rezidivprophylaxe

Literatur

British Thoracic Society Fitness to Dive Group, a subgroup of the British Thoracic Society Standards of Care Committee: British Thoracic Society guidelines on respiratory aspects of fitness for diving. Thorax 2003; 58: 3–13.

Dillard TA, Khosla S, Ewald FW Jr, Kaleem MA: Pulmonary function testing and extreme environments. Clin Chest Med 2005; 26: 485–507.

Jenkins C, Anderson SD, Wong R, Veale A: Compressed air diving and respiratory disease. Med J Aust 1993; 158: 275–279.

Koehle M, Lloyd-Smith R, McKenzie D, Taunton J: Asthma and recreational scuba diving. Sports Med 2003; 33: 109–116.

Muth CM, Wendling J, Tetzlaff K: Tauchtauglichkeitsuntersuchungen bei Sporttauchern mit besonderer Berücksichtigung medizinischer Grenzfälle. Dtsch Z Sportmed 2002; 53: 170–176.

Russi EW: Diving and the risk of barotrauma. Thorax 1998; 53 (Suppl 2): S20–S24.

Tetzlaff K, Muth CM, Waldhauser LK: A review of asthma and scuba diving. J Asthma 2002; 39: 557–566.

Tetzlaff K, Thorsen E: Breathing at depth: physiologic and clinical aspects of diving while breathing compressed gas. Clin Chest Med 2005; 26: 355–380.

19 Nephrologie

> Beim Tauchen führt eine immersionsbedingte Blutumverteilung aus der Peripherie in die thorakalen Gefäße zu einer Volumenbelastung der Vorhöfe des Herzens und konsekutiv zum Phänomen des vermehrten Harndrangs beim Tauchen. Dieser in der Literatur als „Taucherdiurese" bekannte Effekt ist die Folge einer durch Vorhofdehnung bedingten Freisetzung des atrialen natriuretischen Peptid (ANP) bei gleichzeitiger Hemmung der Freisetzung von antidiuretischem Hormon (ADH), was zu einer Erhöhung der glomerulären Filtrationsrate mit erhöhter Natriurese und Wasserdiurese führt.
>
> Erkrankungen der Niere, die mit einer verminderten Filtrationsleistung einhergehen, können daher beim Tauchen zu Problemen führen. Darüber hinaus ist eine verminderte Filtrationsleistung der Nieren (Niereninsuffizienz) in der Mehrzahl der Fälle die Folge einer oder mehrerer Grunderkrankungen, die ihrerseits einen wesentlichen Einfluss auf die Tauchtauglichkeit haben können.
>
> Schließlich liegen sehr häufig bei niereninsuffizienten Patienten weitere Begleiterkrankungen vor, die ebenfalls die Tauchtauglichkeit beeinflussen können.

19.1 Niereninsuffizienz

Als Niereninsuffizienz wird eine Unterfunktion einer oder beider Nieren bezeichnet, in deren Folge es zu einer Abnahme der Filtrationsleistung der Nieren für harnpflichtige Substanzen (z. B. Kreatinin, Harnstoff u. a. m.) kommt, so dass deren Spiegel im Blut ansteigen. Eine Niereninsuffizienz kann akut, z. B. in Folge einer schweren Infektionserkrankung oder eines Traumas, oder chronisch auftreten.

Eine chronische Niereninsuffizienz geht meist mit einem langsamen, über Monate oder Jahre voranschreitenden Verlust der Nierenfunktion einher. Die chronische Niereninsuffizienz kann vielfältigste Ursachen haben, die häufigsten Ursachen sind aber der arterielle Hypertonus und ein Diabetes mellitus, die beide ebenfalls eine hohe Relevanz für die Tauchtauglichkeit haben.

Tabelle 19.1: Glomeruläre Filtrationsrate (GFR) der Niere

Stadium	GFR (ml/min/1,73 m²)	Nierenerkrankung
1	> 90	mit normaler Nierenfunktion
2	60–89	mit milder Funktionseinschränkung
3	30–59	mit moderater Funktionseinschränkung
4	15–29	mit schwerer Funktionseinschränkung
5	< 15	chronisches Nierenversagen

Mit der Progredienz einer Niereninsuffizienz werden weitere Organsysteme in Mitleidenschaft gezogen, was deren Funktionsfähigkeit beeinträchtigen kann.

Die chronische Niereninsuffizienz kann in unterschiedliche Schweregrade (Stadien) eingeteilt werden, wobei hier unterschiedliche Einteilungsarten klinisch gebräuchlich sind.

Eine der gebräuchlichsten Stadieneinteilungen bewertet die glomeruläre Filtrationsrate (GFR) der Niere, wobei die GFR das Gesamtvolumen des Primärharns angibt, das von allen Glomeruli beider Nieren in einer definierten Zeiteinheit gefiltert wird (Tabelle 19.1)

⚠ Sehr häufig finden sich Begleiterkrankungen wie arterieller Hypertonus, Adipositas oder eine koronare Herzerkrankung (KHK). Bei länger bestehendem Diabetes sind Folgeerkrankungen wie diabetische Nephropathie, Neuropathie oder auch eine AVK nicht ungewöhnlich. Dies ist bei der Beurteilung auf Tauchtauglichkeit ggf. zu berücksichtigen und abzuklären!

Typische Symptome einer höhergradigen Niereninsuffizienz können unmittelbar zu einer Gefährdung beim Tauchen führen oder eine tauchtypische Symptomatik verschleiern.

Wichtige Symptome der Niereninsuffizienz sind:
- ▶ Pruritus, Polyneuropathie mit Parästhesien und Paresen, Kopfschmerzen, Müdigkeit, gastrointestinale Störungen = relevant zur Erkennung eines Dekompressionsunfalls,
- ▶ Lungenstauung, Herzinsuffizienz = relevant für die Entwicklung eines immersionsbedingten Lungenödems, eingeschränkte Leistungsfähigkeit,
- ▶ Krampfanfälle = per se Kontraindikation,
- ▶ Anämie, renale Osteopathie, Herzinsuffizienz = verminderte Leistungsfähigkeit.

Die Entscheidung zur Erteilung der Tauchtauglichkeit richtet sich nach dem Allgemeinzustand des Patienten und vor allem nach der Nierenfunktion (Tabelle 19.1). Verkürzte Untersuchungsintervalle sind ebenso angeraten, wie die regelmäßige internistische/nephrologische Kontrolle.

Tauchtauglichkeit besteht bei
- Niereninsuffizienz Stadium 1 (GFR > 89 ml/min/1,73 m²; Nierenkrankheit mit normaler Nierenfunktion),
- Niereninsuffizienz Stadium 2 (GFR 89–60 ml/min/1,73 m²; Nierenkrankheit mit milder Nierenfunktionseinschränkung),
- guter körperlicher Leistungsfähigkeit und gut eingestellten Begleiterkrankungen.

Relative Kontraindikation	Absolute Kontraindikationen
– Niereninsuffizienz Stadium 3 (GFR 59–30): Nierenkrankheit mit moderater Nierenfunktionseinschränkung. Bei guter Kompensation ohne Wasserretention und/oder Elektrolytverschiebung und sonst guter körperlicher Leistungsfähigkeit sowie Abwesenheit von Folge- und Begleiterkrankungen	– Floride entzündliche Prozesse der Nieren – Nephrotisches Syndrom – Akutes Nierenversagen – Niereninsuffizienz Stadium 4 (GFR 29–15 ml/min/1,73 m²): Nierenkrankheit mit schwerer Nierenfunktionseinschränkung – Niereninsuffizienz Stadium 5 (GFR < 15 ml/min/1,73 m²): chronisches Nierenversagen – Jede terminale Niereninsuffizienz mit Dialysepflicht – Vorliegen von Folgeerkrankungen und/oder relevanten Begleiterkrankungen

19.1.1 Glomerulonephritis

Bei der Glomerulonephritis handelt es sich meist um eine Autoimmunerkrankung, deren eigentliche Ursachen noch weitgehend unbekannt sind und von der es eine Vielzahl histologisch unterscheidbarer Unterformen gibt.

Die chronische Glomerulonephritis geht mit einem fortschreitenden Verlust der Nierenfunktion einher und kann zum nephrotischen Syndrom mit Proteinurie (Eiweißverlusten über den Urin), Hypoproteinämie (verminderter Eiweißgehalt des Blutes), Ödementwicklung und Hyperlipidämie (Erhöhung der Blutfettwerte) führen.

> Sowohl der zugrunde liegende Autoimmunprozess, als auch die typischen Veränderungen beim nephrotischen Syndrom können eine erhebliche Auswirkung auf die Dekompressionsphysiologie haben. Wenn Tauchen daher überhaupt möglich ist, sollte ein sehr konservatives Tauchverhalten empfohlen werden!

> Die Entscheidung zur Erteilung der Tauchtauglichkeit richtet sich nach dem Allgemeinzustand des Patienten und vor allem nach der Nierenfunktion (Tabelle 19.1). Verkürzte Untersuchungsintervalle sind ebenso angeraten, wie die regelmäßige internistische/nephrologische Kontrolle.

19.1.2 Interstitielle Nephritis

> Die interstitielle Nephritis ist eine inflammatorische Reaktion des Nierengewebes auf unterschiedlichste Schädigungsmechanismen wie z. B. Giftstoffe, Medikamente, Virusinfektionen oder Strahleneinwirkung.

> Die Entscheidung zur Erteilung der Tauchtauglichkeit richtet sich nach dem Allgemeinzustand des Patienten und vor allem nach der Nierenfunktion (Tabelle 19.1). Verkürzte Untersuchungsintervalle sind ebenso angeraten, wie die regelmäßige internistische/nephrologische Kontrolle.

19.1.3 Pyelonephritis

> Als Pyelonephritis bzw. Nierenbeckenentzündung wird eine meist durch bakterielle Infektionen verursachte Entzündung des Nierenkelchsystems und Beteiligung des Nierenparenchyms bezeichnet, die sowohl akut, als auch chronisch verlaufen und einseitig oder beidseitig auftreten kann. Die chronische Verlaufsform kann zur Niereninsuffizienz führen.

> Eine akute Pyelonephritis führt bis zur vollständigen Ausheilung zum Tauchverbot.

> Nach einer akuten Pyelonephritis und kompletter Ausheilung besteht keine Einschränkung der Tauchtauglichkeit. Die Entscheidung zur Erteilung der Tauchtauglichkeit bei der chronischen Verlaufsform richtet sich nach dem Allgemeinzustand des Patienten und vor allem nach der Nierenfunktion (Tabelle 19.1). Verkürzte Untersuchungsintervalle sind ebenso angeraten, wie die regelmäßige internistische/nephrologische Kontrolle.

19.1.4 Zystennieren

? Bei Zystennieren handelt es sich um eine vererbbare Erkrankung, bei der es zur Ausbildung multipler, flüssigkeitsgefüllter Zysten in beiden Nieren kommt, was zu einer Funktionsbeeinträchtigung der Nieren bis zum terminalen Nierenversagen führen kann. Im Gegensatz zur einzelnen Nierenzyste (s. unten) handelt es sich bei Zystennieren um eine relevante Nierenerkrankung.

⚠ Nicht selten liegt koinzident ein schwer einzustellender arterieller Hypertonus und/oder rezidivierende Harnwegsinfektionen vor, was beim Tauchen/bei der Tauchtauglichkeit zu berücksichtigen ist.

➡ Die Entscheidung zur Erteilung der Tauchtauglichkeit richtet sich nach dem Allgemeinzustand des Patienten und vor allem nach der Nierenfunktion (Tabelle 19.1). Verkürzte Untersuchungsintervalle sind ebenso angeraten, wie die regelmäßige internistische/nephrologische Kontrolle.

19.1.5 Nierenzysten

? Nierenzysten sind einzelne, flüssigkeitsgefüllte und von einer Kapsel umgebene Hohlräume im Nierenparenchym, die in der Regel ohne klinische Symptomatik vorliegen und meist zu keiner Nierenfunktionseinschränkung führen.

⚠ Da Nierenzysten in der Regel weder Beschwerden verursachen, noch zu einer Beeinträchtigung der Nierenfunktion führen, haben sie keine tauchmedizinische Relevanz.

➡ Empfehlung zur regelmäßigen internistisch/nephrologischen Kontrolle.

19.1.6 Nierentransplantierte Patienten

? Nierentransplantierte Patienten sollten in jedem Fall mit dem transplantierenden Zentrum Rücksprache nehmen, ob ggf. Tauchen erlaubt werden kann (siehe auch Kap. 7).

Literatur

Go AS et al.: Chronic kidney disease and the risks of death, cardiovascular events, and hospitalization. N Engl J Med 2004; 351: 1296–1305.
Joss N et al.: Granulomatous interstitial nephritis; Clin J Am Soc Nephrol 2007; 2: 222–230.
Kottgen A, Russell SD, Loehr LR, Crainiceanu CM, Rosamond WD, Chang PP, Chambless LE, Coresh J: Reduced kidney function as a risk factor for incident heart failure: The Atherosclerosis Risk in Communities (ARIC) Study. J Am Soc Nephrol 2007; 18: 1307–1315.
Kwan BC, Kronenberg F, Beddhu S, Cheung AK: Lipoprotein metabolism and lipid management in chronic kidney disease. J Am Soc Nephrol. 2007; 18: 1246–1261.
Park YS et al.: Renal function in hyperbaric environment. Appl Human Sci 1998; 17: 1–8.
Rim H et al.: Effect of physical exercise on renal response to head-out water immersion. Appl Human Sci 1997; 16: 35–43.
Tonelli M et al.: Chronic kidney disease and mortality risk: a systematic review. J Am Soc Nephrol 2006; 17: 2034–2047.
Stamm WE, Hooton TM: Management of urinary tract infections in adults. N Engl J Med 1993; 329: 1328–1334.
Kühn W, Walz G: Autosomal dominante polyzystische Nierenerkrankung. Dtsch Arztebl 2007; 104: A3022–3028.
Levey AS, Greene T, Kusek JW, Beck GJ, MDRD Study Group: A simplified equation to predict glomerular filtration rate from serum creatinine [Abstract]. J Am Soc Nephrol 2000; 11: A0828.
Levey AS, Coresh J, Greene T, Marsh J, Stevens LA, Kusek JW, Van Lente F: Expressing the modification of diet in renal disease study equation for estimating glomerular filtration rate with standardized serum creatinine values. Clin Chem 2007; 53: 766–772.

20 Neurochirurgie

> Viele Erkrankungen und Störungen aus dem neurochirurgischen Fachgebiet sind mit Symptomen vergesellschaftet, die mit dem Tauchen nicht vereinbar sind. Einige dieser Erkrankungen erschweren die tauchmedizinische Beurteilung durch ihre ausgeprägte Dynamik im Krankheitsverlauf. Dabei kann jede neurochirurgische Intervention bzw. adjuvante Therapie selbst wieder relevante neurologische Störungen verursachen.
> Wissenschaftliche Studien zur Tauchtauglichkeit nach neurochirurgischen Eingriffen sind kaum vorhanden, so dass sich die Empfehlungen zur Tauchtauglichkeit meist an der bestehenden Pathophysiologie und klinischen Symptomen orientieren.

20.1 Allgemeines

Neurochirurgische Patienten sind hinsichtlich der Aufgaben des täglichen Lebens oft kompensiert und haben gelernt, mit ihren körperlichen Einschränkungen umzugehen. Diese lassen sich deshalb oft nur durch aufwändige Untersuchungen objektivieren.

Die tauchmedizinische Untersuchung und Begutachtung hat zu berücksichtigen, dass neurochirurgische Patienten eine erhöhte Sensibilität gegenüber

- ▶ Immersionseffekten (Kreislaufveränderungen, Flüssigkeitsverschiebungen),
- ▶ hyperbaren Konditionen (Wirkung erhöhter Inertgas- und Sauerstoffteildrücke)
- ▶ den speziellen Bedingungen unter Wasser (Strömung, Kälte, schlechte Sicht, erschwerte räumliche Orientierung),
- ▶ ausrüstungsbedingten Behinderungen (Einschränkungen von Bewegung oder Sicht)

aufweisen können.

Zuvor kompensierte Störungen können durch den Tauchsport demaskiert werden und den Sportler gefährden.

Die Symptome neurochirurgischer Erkrankungen sind in hohem Maße von der Lokalisation des betroffenen Nervensystemabschnitts abhängig und zeigen somit sehr vielfältige Bilder, die wiederum in Ausprägung und Verlauf stark differieren können. Die Beurteilung der Tauchtauglichkeit kann daher schwierig und aufwändig sein. Der beurteilende Arzt ist meist auf zusätzliche, fachspezifische Informationen angewiesen.

Zur Deckung des Informationsbedarfes wird nach gründlicher Anamnese-Erhebung das folgende Vorgehen empfohlen:
1. Anforderung der vollständigen Vorbefunde, des Krankheitsverlaufes und des Behandlungsergebnisses,
2. Kontaktaufnahme mit dem behandelnden Neurochirurgen und dem Nachsorgezentrum zur Klärung von Prognose, Verlauf und Restsymptomatik,
3. ausführliche neurologische Untersuchung durch einen Neurologen (Motorik, Sensibilität, Sensorium, Reflexe, Koordination, Hirnnervenfunktion, Vegetativum, neuropsychologische und psychologische Untersuchung),
4. ggf. apparative Untersuchungen (CCT, MRT, Angiographie, EEG).

20.2 Tumoren des Nervensystems

Primäre Hirntumoren sind Neubildungen in Gehirn, Rückenmark, Hypophyse und Hirnhäuten unterschiedlicher Dignität. Sekundäre Hirntumoren entstehen als Metastasen maligner Neubildungen außerhalb des ZNS.

Typisch für Hirntumore und differenzialdiagnostisch relevant ist eine ausgeprägte Progredienz und Varianz der Symptomatik: So können Kopfschmerz, zerebrale Krampfanfälle (häufig!), psychische Alterationen, Wesensveränderungen, Wahrnehmungsstörungen, endokrine Störungen, Hirndruckzeichen und fokale Ausfallserscheinungen (entsprechend der Tumorlokalisation) Erstmanifestationen einer Tumorerkrankung sein.

Therapeutisch wird versucht, die Tumore operativ vollständig zu entfernen. Begleitend können radio- und chemotherapeutische Verfahren zum Einsatz kommen. Fortgeschrittene Stadien werden der palliativen Behandlung zugeführt. Je nach Dignität, Größe, Tumorstadium, Ausbreitung und Art der Therapie weisen Symptome, Verläufe, Komplikationen, Rezidiv- und Überlebensraten eine sehr starke Variation auf.

Vor allem bei intrazerebralen Tumoren besteht häufig keine Tauchtauglichkeit, da diese meist mit schweren neurologischen Defekten und einer ausgeprägten Dynamik des Krankheitsverlaufes einhergehen. Auch das Vorliegen von neurologischen oder neuropsychologischen Defiziten (Denkstörungen, Orientierung, Gleichgewicht), die den Taucher oder seine Partner unter Wasser gefährden könnten, sowie Epilepsien führen zu einer absoluten Tauchuntauglichkeit.

➡ Voraussetzungen für eine uneingeschränkte Tauchtauglichkeit für Hirntumorpatienten sind ein benigner oder niedrigmaligner Tumor in einem frühen Stadium, mit günstiger Lokalisation und niedrigem Rezidivrisiko. Der Behandlungsverlauf sollte insgesamt unkompliziert sein ohne Sekundärschäden durch Operation, Radiatio oder Chemotherapie. Es dürfen keine neurologischen Störungen vorliegen, die den Taucher unter Wasser gefährden (s. Allgemeines). Nach erfolgter Kraniotomie muss mindestens ein Intervall von 2 Jahren eingehalten werden. Wichtig ist eine gute körperliche Belastbarkeit. Einschränkungen im täglichen und beruflichen Leben dürfen nicht bestehen.

Tauchtauglichkeit besteht bei Restitutio ad integrum nach erfolgreicher kurativer Behandlung benigner Tumore, regelmäßigem Rezidivausschluss und ohne persistierende Krampfneigung.

Relative Kontraindikation	Absolute Kontraindikationen
– Sicher geheiltes Tumorleiden (z. B. nach kindlichem Hirntumor, nach kleinem und günstig gelegenem, benignem Hirntumor) ohne relevante Residualsymptomatik und Krampfneigung und nach Rezidivausschluss	– Maligne Hirntumoren bzw. maligne spinale Tumoren – Tumorrezidive – Metastasen extrakranieller Tumoren – Persistierende Epilepsie – Psychologische oder neuropsychologische Symptome – Kleinhirn- oder Hirnstammsymptome – Vegetative Störungen – Querschnittssymptomatik

Hinweis Die genannten relativen und absoluten Kontraindikationen können im Rahmen des Behindertentauchens im Einzelfall anders bewertet werden.

20.3 Gefäßerkrankungen

20.3.1 Intrazerebrale Blutung (ICB)

❓ Intrazerebrale Blutungen sind intraparenchymatöse Blutungen im Großhirn, den Stammganglien, dem Hirnstamm oder dem Kleinhirn, die schlagartig auftreten und denen verschiedene Ursachen zugrunde liegen können: arterielle Hypertension, Gefäßmalformationen, Antikoagulation, Tumoren, Vaskulitiden, Eklampsie, genetische Vaskulo- oder Koagulopathien, Traumen, Sinusvenenthrombose.

Die Blutung breitet sich ausgehend vom rupturierten Gefäß durch das Hirngewebe aus, bis sie von Gerinnungsvorgängen und einem steigenden Hirndruck gestoppt wird. Um das Hämatom herum entsteht ein Ödem, das die (regionale) Hirndurchblutung beeinträchtigt. Die Folge sind ischämische Schäden.

Typische Symptome sind Kopfschmerz, Übelkeit, Erbrechen und Vigilanzstörungen. Entsprechend der Blutungslokalisation kann es zu Lähmungen, Empfindungsstörungen, Sehstörungen, vegetativer Dysregulation, Bewusstseinsstörung oder Krampfanfällen kommen. Infolge der hämatombedingten Raumforderung und des Hirnödems steigt der Hirndruck oft dramatisch an.

Bei günstiger Lokalisation und Ausdehnung wird die Blutung vom Neurochirurgen ausgeräumt und gestillt. Bei Zeichen eines Hydrozephalus wird meist eine Ventrikeldrainage eingelegt.

Im Verlauf können Rezidivblutungen (3 %), Ventrikeltamponade mit Hydrozephalus, Epilepsie und Hirnödem mit Einklemmungssymptomatik auftreten.

Langfristig überleben nur ca. 35 % der ICB-Patienten, wovon die Hälfte schwere Behinderungen aufweist. Nur 17 % der Patienten zeigen keine oder nur unwesentliche Behinderungen.

> Intrazerebrale Blutungen bringen häufig schwere Behinderungen mit sich, die unter Wasser eine nicht zu vertretende Gefahr darstellen. Eine ICB kann zudem auf einer Gefäßmalformation oder anderen angeborenen Defekten beruhen, die ein erhöhtes Rezidivrisiko beinhaltet oder zu weiteren, mit dem Tauchen nicht vereinbaren Störungen führt.

> Eine ausführliche Anamnese unter Hinzuziehung der Vorbefunde, Verlaufsberichte und der behandelnden Kollegen sind Voraussetzungen zur Beurteilung der Tauchtauglichkeit. Besondere Aufmerksamkeiten sind auf zugrunde liegende Systemerkrankungen oder Missbildungen zu richten. Der Patient darf in seiner Fähigkeit zur selbständigen Planung und Ausführung von Tauchgängen nicht beeinträchtigt sein.
>
> Tauchtauglichkeit besteht bei Restitutio ad integrum ohne systemische Grundkrankheit und ohne symptomatische Epilepsie.

Relative Kontraindikationen	Absolute Kontraindikationen
– Leichte stabile Paresen oder leichte sensible Ausfälle ohne Relevanz für den Tauchsport – Z.n. hypertensiver ICB, wenn Hypertonus ausreichend eingestellt wurde und bei nicht relevanter Residualsymptomatik	– Systemische Grundkrankheit als Ursache der ICB – Gefäßmalformation – Nicht eingestellter Hypertonus – Persistierende Epilepsie – Psychologische oder neuropsychologische Symptome – Kleinhirn- oder Hirnstammsymptome – Vegetative Störungen

Hinweis Die genannten relativen und absoluten Kontraindikationen können im Rahmen des Behindertentauchens im Einzelfall anders bewertet werden.

20.3.2 Subarachnoidalblutung (SAB)

Akute Einblutungen in den Subarachnoidalraum gehen typischerweise mit heftigstem Kopf- und Nackenschmerz einher, je nach Schweregrad begleitet von vegetativen Störungen, Meningismus, Bewusstseinsstörungen, Übelkeit, Erbrechen, Lichtscheue oder Hirnnervenausfällen.

Blutungsquellen sind Aneurysmata der basalen Hirnarterien (80 %), arteriovenöse Malformationen, Schädelhirntraumata, Sinusvenenthrombose, Vaskulitiden, Infektionen, Koagulopathien oder Gefäßdissektionen.

Der Verlauf wird geprägt von den Komplikationen der SAB: Nachblutung (50 %), Hydrozephalus (20 %) und Vasospasmus (30–70 %) mit konsekutiver Ischämie (20 %). Im weiteren Verlauf können SAB-Patienten ein zerebrales Salzverlustsyndrom (25 %), eine Epilepsie (30 %) und häufig kardiale Arrhythmien (in 5 % lebensbedrohlich) präsentieren. Die Letalität beträgt 45 %. Bleibende neurologische Defizite zeigen 30 % der Patienten, häufig sind neuropsychologische Alterationen.

Entscheidend für die Beurteilung der Tauchtauglichkeit sind die häufigen neurologischen und neuropsychologischen Defizite gleichermaßen wie die Gefahr von Rezidivblutungen (weitere Aneurysmata): Bis zu 33 % der SAB-Patienten haben multiple Aneurysmata und jedes unverschlossene Aneurysma hat (je nach Größe) ein Blutungsrisiko von bis zu 3 % pro Jahr.

Eine SAB ohne Aneurysmanachweis kann verschiedene Ursachen haben (venöse Blutung, Tumoren, Dissektionen, Fistel, Malformationen, Infektionen, verborgene oder thrombosierte Aneurysmata) und ist somit vom Komplikationsrisiko nur schwer einzuschätzen.

→ Nach vollständiger Genesung, fehlender systemischer Grundkrankheit und ohne vorliegendes Aneurysma (> 1 Jahr) ist das Tauchen uneingeschränkt möglich. Bei einer persistierenden Gefäßmalformation oder Fortbestehen eines Aneurysmas ist das Tauchen kontraindiziert. Nach vollständiger Aneurysmaausschaltung und einer nicht relevanten neurologischen Residualsymptomatik (> 1 Jahr) kann das Tauchen möglich sein.

Tauchtauglichkeit besteht bei
▶ Restitutio ad integrum ohne systemische Grundkrankheit und nach vollständiger Aneurysma-Ausschaltung (> 1 Jahr) und ohne persistierende Krampfneigung,
▶ SAB ohne Aneurysmanachweis trotz mehrfacher Abklärung (MRT, Angiographie) und ohne Residuen (> 1 Jahr).

Relative Kontraindikation	Absolute Kontraindikationen
– Nicht relevante, neurologische Residualsymptomatik nach vollständiger Aneurysmaausschaltung (> 1 Jahr)	– Nicht vollständig entfernte Gefäßmalformation als Ursache der SAB – Inkomplett oder nicht verschlossenes Aneurysma – Weitere, unbehandelte Aneurysmata – Zerebrales Salzverlustsyndrom – Persistierende Epilepsie – Psychologische oder neuropsychologische Symptome – Hydrozephalus – Kardiale Arrhythmie – SAB < 1 Jahr

20.3.3 Zerebrale vaskuläre Malformationen

? Unter diesem Begriff werden verschiedene Gefäßmissbildungen zusammengefasst (arteriovenöse Malformation = AVM, kapilläre Hämangiome, Kavernome). Häufig sind diese asymptomatisch und werden als Zufallsbefund entdeckt; apparent werden sie durch Blutungen, Epilepsie oder fokalneurologische Ausfälle. Patienten mit AVM haben ein Blutungsrisiko von 2–4 % pro Jahr. Bis zu 60 % aller AVM-Patienten erleiden eine Blutung. Behandelt werden Malformationen per operativer Ausschaltung, Embolisation oder Radiatio.

Bei Blutungsereignissen erfolgt die Therapie wie bei ICB bzw. SAB. Die Letalität einer AVM-Blutung beträgt 10–15 %, das Rezidivblutungsrisiko 50 %. Eine AVM-Blutung führt in 10–30 % zu permanenten, neurologischen Defiziten.

Patienten mit bekannten zerebralen Gefäßmissbildungen sind besonders durch erneute Blutungsereignisse gefährdet. Weitere neurologische Symptome hängen stark von der Lokalisation des Herdes und von therapiebedingten Komplikationen ab.

Bei unbehandelten Gefäßmissbildungen besteht ein großes Blutungsrisiko. Inwieweit physiologische und physikalische Einflussfaktoren des Tauchens das Risiko für Blutungen erhöhen, ist nicht bekannt. Da jede Blutung unter Wasser akut das Leben des Tauchers gefährdet, sind unbehandelte Gefäßmissbildungen nicht mit dem Tauchen vereinbar.

Tauchtauglichkeit besteht bei Restitutio ad integrum nach vollständiger Entfernung der Malformation (> 1 Jahr bzw. > 3 Jahre nach Radiatio) und ohne persistierende Krampfneigung.

Relative Kontraindikation	Absolute Kontraindikationen
– Nicht relevante neurologische Residualsymptomatik nach vollständiger Entfernung der Malformation (> 1 Jahr bzw. > 3 Jahre nach Radiatio, ggf. unter den Bedingungen des Behindertentauchens)	– Unbehandelte oder weiter bestehende zerebrale, vaskuläre Malformationen – Zerebrales Anfallsleiden – Relevante Komplikationen bzw. Residualzustände nach Behandlung der Malformation (neurologische bzw. neuropsychologische Defizite, Hydrozephalus, vegetative Störungen, Hirnstammsymptome usw.) – Therapie der Malformation < 1 Jahr (bei Radiatio < 3 Jahre)

20.4 Traumata des ZNS

Schädel-Hirn-Trauma (SHT)

Eine Verletzung des Hirns kann sich als isoliertes Schädel-Hirn-Trauma oder aber im Rahmen eines Polytraumas ereignen. Zur Abschätzung der Bewusstseinslage dient präklinisch die Glasgow Coma Scale (GCS). Neben der besten

motorischen und verbalen Reaktion wird das Öffnen der Augen mit Punkten bewertet (GCS 15: höchste Punktzahl, wacher, orientierter kooperativer Patient. GCS 3: niedrigste Punktzahl, tief komatöser Patient). Die Einteilung des SHT erfolgt nach Schweregraden:
- ▶ SHT °I (Leichtes SHT): GCS 15–13, Bewusstseinstörung < 30 min, Amnesie < 1 h, keine fokal-neurologischen Defizite, im CCT kein morphologischer Defekt (80 % der SHT),
- ▶ SHT °II (mittelschweres SHT): GCS 12–9, Bewusstseinstörung oder Amnesie < 24 h, klinisch neurologische Defizite, morphologische Defekte im CCT (10 % der SHT),
- ▶ SHT °III (schweres SHT): GCS 8–3, Bewusstseinstörung > 24 h, klinisch neurologische Defizite, Hirnstammzeichen, morphologische Defekte im CCT (10 % aller SHT).

Typische Komplikationen bzw. Zusatzverletzungen sind das offene SHT, intrazerebrale Hämatome und Blutungen, Kontusionsherde, diffuser Axonschaden, Liquorfisteln, sekundäre Ischämien, Hirnödem, Hydrozephalus, Nachblutungen, Traumata bzw. Komplikationen weiterer Organsysteme (Polytrauma, Multiorganversagen), sekundäre Infektionen (Pneumonie/ARDS, Sepsis, Meningitis, Hirnabszess) und v. a. das posttraumatische Syndrom.

Patienten mit SHT °I entwickeln häufig ein posttraumatisches Syndrom (s. unten). Der Großteil der Patienten ist nach 1 Jahr beschwerdefrei, in 10–15 % der Fälle persistieren die Beschwerden.

Patienten mit SHT °II weisen häufig mäßiggradige Behinderungen auf (25 %); 90 % von ihnen leiden an posttraumatischem Kopfschmerz oder Gedächtnisstörungen. Bei pathologischem CCT zeigen sie signifikant schlechtere Resultate und bedürfen wegen sekundärer Hirnschäden oft weiterer neurochirurgischer Eingriffe.

In der Gruppe der SHT °III versterben ca. 40 %. Häufig sind ausgeprägte bis schwerste Behinderungen. Nach einem SHT °III kommt es in vielen Fällen und oft noch nach Jahren zu Spätkomplikationen:
- ▶ posttraumatisches Syndrom (bis 80 %) mit Kopf- und Nackenschmerz, Benommenheit, psychischen Veränderungen, Abgeschlagenheit, Schwindel, Sehstörungen, Übelkeit, Erbrechen, Aufmerksamkeitsstörungen, Kreislaufstörungen,
- ▶ fokale neurologische Defizite entsprechend dem Parenchymschaden (sensible, motorische, sensorische Defizite, organisches Psychosyndrom),
- ▶ späte (> 2 Jahre) posttraumatische Epilepsie infolge Glianarben (bis 50 %),
- ▶ Hirnabszesse (13 %),
- ▶ Infektionen infolge Liquorfisteln (bis 46 %),
- ▶ Hydrozephalus.

> ⚠ Schwere Schädel-Hirn-Traumata sind nicht nur mit einer hohen Letalität verbunden, sondern gehen zumeist mit ausgeprägten neurologischen, vegetativen und psychologischen Störungen einher. Bemerkenswert ist hierbei, dass Vernarbungen im Bereich der Glia und sekundäre Komplikationen noch nach Jahren auftreten können. Traumabedingte, psychologische bzw. psychiatrische Alterationen werden vom Patienten selbst nicht immer wahrgenommen. Traumata des ZNS sind häufig mit Verletzungen weiterer Organsysteme (Polytrauma) vergesellschaftet, die, je nach Ausprägung und Verlauf, für sich genommen ebenfalls nicht mit dem Tauchen vereinbar sein können.

→ Vorbefunde und Verlaufsberichte zum SHT und zu evtl. vorhandenen Zusatzverletzungen sind von den behandelnden Ärzten anzufordern. Ein besonderes Augenmerk ist nicht nur auf die primären Defizite, sondern auch auf Komplikationen und Spätkomplikationen zu richten.

Voraussetzungen für eine uneingeschränkte Tauchtauglichkeit nach SHT °I und °II sind nach entsprechendem Zeitintervall das Fehlen von neurologischen Störungen, die den Taucher unter Wasser gefährden (Epilepsie, Bewusstseinsstörungen, kognitive Einschränkungen, vegetative Störungen, körperliche Behinderung, psychologische/psychiatrische Probleme, neuroendokrine Störungen), keine Einschränkung im täglichen und beruflichen Leben und eine gute körperliche Belastbarkeit.

Tauchtauglichkeit besteht bei Restitutio ad integrum und ohne persistierende Krampfneigung.

Relative Kontraindikationen	Absolute Kontraindikationen
– SHT °I mit posttraumatischem Syndrom in Form von isoliertem Kopfschmerz – Isolierte, geringgradige Paresen oder Sensibilitätsstörungen	– SHT °I < 3 Monate bzw. SHT °II < 2 Jahre – SHT °III – Persistierendes posttraumatisches Syndrom – Persistierende Epilepsie – Psychologische, neuropsychologische oder psychiatrische Symptome – Neuroendokrine Störungen – Kleinhirn- oder Hirnstammsymptome – Vegetative Störungen – Komplexe Paresen – Komplizierter Verlauf (Nachblutung, Herniation, Infektionen, Hydrozephalus) – Liquorfistel – Relevante Zusatzverletzungen oder Organkomplikationen

Hinweis Die genannten relativen und absoluten Kontraindikationen können im Rahmen des Behindertentauchens im Einzelfall anders bewertet werden.

20.5 Infektionen des Nervensystems

Hirnabszess

Hirnabszesse sind umschriebene und abgekapselte bakterielle Infektionen des Hirngewebes, die zu einer eiterbildenden Einschmelzung des betroffenen Gewebes führen. Als Erreger finden sich zumeist anaerob-aerobe Mischinfektionen. Immundefiziente Patienten können gehäuft Hirnabszesse mit atypischen Keimen aufweisen.

In der Regel ist das Großhirn betroffen, Kleinhirnabszesse trifft man eher selten an. Multiple Hirnabszesse sprechen für eine chronisch hämatogene Streuung (z. B. Endokarditis); in der überwiegenden Zahl der Fälle entstehen Hirnabszesse jedoch solitär.

In Abhängigkeit vom neurologischen Ausgangsbefund liegt die Letalität bei 5–15 %. Typisch sind Defektheilungen mit zumeist erheblicher bleibender neurologischer Residualsymptomatik: Häufig sind fokal neurologische Defizite und kognitive Störungen festzustellen; in 30–70 % der Patienten bleibt eine Epilepsie zurück. Rezidive finden sich bei 5 % der Patienten.

Die hohe Rate an Epilepsien nach Hirnabszessen birgt das Hauptrisikopotenzial für den Tauchsport. Ein weiterer limitierender Faktor ist das gehäufte Auftreten schwerer, neurologischer Behinderungen, das die Planung oder Ausführung von Tauchgängen massiv beeinträchtigt (kognitive Störungen, fokal neurologische Defizite).

Ist eine Sanierung des Fokus nicht sicher gelungen oder wurde der Hirnabszess durch eine schwere Grundkrankheit verursacht (z. B. pulmonale Infektionen, Herzfehler, AIDS, Immunschwäche), so ist das Rezidivrisiko hoch.

Vor der Beurteilung der Tauchtauglichkeit sind die Vorbefunde und Verlaufsberichte anzufordern, um sich ein Bild von der Schwere der Erkrankung und der zugrunde liegenden Gesundheitsstörungen zu machen. Liegt der Hirnabszess viele Jahre zurück, gibt es keine Hinweise auf eine Epilepsie, ist der Patient in seinem täglichen und beruflichen Leben nicht eingeschränkt, so spricht nichts gegen die Attestierung der Tauchtauglichkeit.

Tauchtauglichkeit besteht bei Restitutio ad integrum bei sicherer Herdsanierung und fehlender Grundkrankheit und ohne persistierende Krampfneigung.

Relative Kontraindikationen	Absolute Kontraindikationen
– Leichte Paresen – Leichte sensible Ausfälle	– Rezidive – Nicht sichere Fokussanierung – Chronische Grundkrankheit als Ursache – Persistierende Epilepsie – Psychologische oder neuropsychologische Symptome – Kleinhirn- oder Hirnstammsymptome – Vegetative Störungen

20.6 Liquorzirkulationsstörungen

Hydrozephalus

Ein Hydrozephalus entsteht infolge von Liquorabfluss- bzw. Liquorresorptionsstörungen und kann akut oder chronisch bestehen. Die Ursachen hierfür sind vielgestaltig (z. B. Tumoren, Infektionen, Blutungen, iatrogen, Missbildungen). Ein Hydrozephalus führt zu einer Steigerung des intrazerebralen Druckes, der wiederum die zerebrale Durchblutung beeinträchtigt und somit zur funktionellen Störung führt.

Wenn es möglich ist, wird die Ursache der Liquorzirkulationsstörung behandelt. Ansonsten wird ein Hydrozephalus durch eine Liquordrainage therapiert. Chronische Fälle werden mit Implantation eines internen Shunt-Systems versorgt, wobei eine Ableitung ins Peritoneum (vp-Shunt = ventrikuloperitoneale Ableitung) bzw. in den rechten Vorhof (va-Shunt = ventrikuloatriale Ableitung) möglich ist.

Patienten mit einem unbehandelten Hydrozephalus sterben in 50 % der Fälle, von den verleibenden Patienten sind nur 11–18 % asymptomatisch. Übliche Shuntprobleme sind Infektion, Ventilfehlfunktion, Kathetermigration und Überdrainage.

Die Gefahr für Hydrozephaluspatienten besteht darin, dass es durch die physikalischen und physiologischen Veränderungen während der Immersion zu einem akuten Anstieg des Hirndruckes kommt, der auch durch den Shunt nicht adäquat ausgeglichen werden kann. Untersuchungen zu dieser Problematik gibt es bisher keine.

Unklar ist auch der Einfluss der Ausrüstung auf einen Shunt. Daher ist bei engen Kopfhauben Vorsicht geboten. Der Shunt verläuft im Bereich des Halses subkutan und kann theoretisch verlegt oder geknickt werden. Theoretisch können auch dekompressionsbedingte Gasbläschen im Liquor zu einer Ventilschädigung führen. Die Shuntfunktion sollte daher regelmäßig überprüft werden. Manche Autoren postulieren eine Kontraindikation bei ventrikuloatrialem Shunt aufgrund des Risikos für die Entstehung von Gasbläschen im Herzvorhof (ohne dass es dazu Daten im Menschen gibt; allerdings hat sich im Tiermodell gezeigt, dass Fremdkörper wie Katheter im Gefäßsystem mit z. T. massiver Blasenbildung während der Dekompression einhergehen können). Daher ist eine Tiefenbegrenzung i. S. einer Stickstoffblasenvermeidung sinnvoll. Ein vp-Shunt sollte diesbezüglich unproblematisch sein.

> Bei der Beurteilung der Tauchtauglichkeit von Hydrozephaluspatienten sind drei Aspekte zu berücksichtigen:
> 1. Der Shunt muss sicher und korrekt funktionieren, und zwar unter den Bedingungen einer Immersion und mit vollständiger Ausrüstung.
> 2. Die den Hydrozephalus verursachende Grundkrankheit muss mit dem Tauchsport vereinbar sein (s. entsprechende Kapitel).
> 3. Eine evtl. vorliegende neurologische Residualsymptomatik darf die Planung und Ausführung von Tauchgängen nicht beeinträchtigen.

Tauchtauglichkeit besteht bei Erwachsenen mit Restitutio ad integrum nach komplikationsloser Shuntversorgung (> 6 Monate) und ohne persistierende Krampfneigung.

Relative Kontraindikationen	Absolute Kontraindikationen
– Komplikationslose Shuntversorgung (> 6 Monate) bei Heranwachsenden (Jungen > 16 Jahre, Mädchen > 14 Jahre) – Ventrikuloatrialer Shunt (nur mit Tiefenbegrenzung und Zeitbegrenzung gemäß dem sticktoffarmen Tauchen; s. Kap. 17)	– Schwere Grundkrankheit (Tumor, ICB, SAB usw.; s. entsprechende Kapitel) – Hydrozephalus ohne Shuntversorgung – Relevante neurologische Residualzustände – Gehäufte Shunt-Komplikationen bzw. Schwierigkeiten bei Shunteinstellung – Shuntversorgung < 6 Monate – Shuntkinder < 16 Jahre (Jungen) bzw. < 14 Jahre (Mädchen) wegen des ausgeprägten Längenwachstums, das zur Shuntdislokation führen kann

Literatur

Bennett PB, Elliot DH, Brubakk AO, Neuman TS: Physiology and medicine of diving, 5th edn. Edinburgh: Saunders, 2003.
Bove AA, Davis JC: Diving medicine, 4th edn. Philadelphia: Saunders, 2004.
Brandt T, Dichgans J, Diener HC: Therapie und Verlauf neurologischer Erkrankungen, 5. Aufl. Stuttgart: Kohlhammer, 2007.
Diener HC: Leitlinien für die Diagnostik und Therapie in der Neurologie, 3. Aufl. Stuttgart: Thieme, 2005; ergänzt durch Aktualisierungen unter www.dgn.org
Edmonds C, Lowry C, Pennefather J, Walker R: Diving and subaquatic medicine, 4th edn. London: Arnold, 2002.
Grehl H, Reinhardt F: Checkliste Neurologie, 3. Aufl. Stuttgart: Thieme, 2005.
Huang ET, Hardy KR, Stubbs JM, Lowe RA, Thom SR: Ventriculo-peritoneal shunt performance under hyperbaric conditions. Undersea Hyperb Med 2000; 27: 191–194.
Klingmann C, Tetzlaff K: Moderne Tauchmedizin. Stuttgart: Gentner, 2007.
Moskopp D, Wassman HD: Neurochirurgie. Stuttgart: Schattauer, 2004.
Muth CM, Radermacher P: Kompendium der Tauchmedizin. Köln: Deutscher Ärzteverlag, 2006.
Niessen KH: Pädiatrie, 6. Aufl. Stuttgart: Thieme, 2001.
Parker J: The sports diving medical. A guide to medical conditions relevant to scuba diving Melbourne: J.L. Pulications, 1994.
Rengachary SS, Ellenbogen RG: Principles of neurosurgery, 2nd edn. Amsterdam: Elsevier, 2004.
Schlegel U, Weller M, Westphal M: Neuroonkologie, 2. Aufl. Stuttgart: Thieme, 2003.
Weidauer H, Klingmann C: Tauchmedizin aktuell. Stuttgart: Gentner, 2004.
Wendling J, Ehm O, Ehrsam R, Knessl P, Nussberger P: Tauchtauglichkeit Manual, 2. Aufl. Gesellschaft für Tauch- und Überdruckmedizin (GTÜM), Österreichische Gesellschaft für Tauch- und Hyperbarmedizin (ÖGTH), Schweizerische Gesellschaft für Unterwasser- und Hyperbarmedizin (SGUHM), 2001.

21 Neurologie

> Die ungestörte Funktion des Nervensystems als Steuerungszentrum für motorische, sensorische und kognitive Funktionen einschließlich der Orientierung stellt eine wichtige Grundvoraussetzung für das Tauchen dar. Die möglichen Störungen, die mit neurologischen Erkrankungen einhergehen können, sind vielfältig und ähnlich komplex wie Aufbau sowie Funktionsweise des Nervensystems. Daher ist die Beurteilung der Tauchtauglichkeit oft schwierig und in vielen Fällen nur durch eine detaillierte Kenntnis des Einzelfalls möglich. Das folgende Kapitel stellt die wichtigsten neurologischen Erkrankungen, die die Tauchtauglichkeit beeinflussen können, kurz vor.

21.1 Allgemeines

21.1.1 Neurologische Untersuchung

Die Erhebung des neurologischen Untersuchungsbefunds ist obligatorischer Bestandteil einer Tauchtauglichkeitsuntersuchung. Diese umfasst die Prüfung der wichtigsten Hirnnerven. Bei der Untersuchung der Motorik ist auf das Vorliegen von Lähmungen oder Atrophien zu achten, die Reflexe sollten symmetrisch auslösbar sein, das Babinski-Zeichen negativ. Die Sensibilitätsprüfung erfolgt in aller Regel orientierend, außer bei Angabe von Beschwerden. Zur Untersuchung der Koordination werden Zeigeversuche, Prüfung repetitiver Abfolgen (Diadochokinese) und eine Gangprüfung durchgeführt.

In Taucherkreisen ist der „5-Minuten Neuro-Check" der DAN (Divers Alert Network) gut bekannt, der für Laien zur orientierenden Dokumentation neurologischer Symptome von Tauchunfällen entwickelt wurde (s. Anhang). Dieser Untersuchungsablauf, ergänzt durch den Reflexstatus, kann als Mindestanforderung an den neurologischen Teil der ärztlichen Tauchtauglichkeitsuntersuchung verwendet werden.

Hinweis Die Erhebung eines neurologischen Befunds ist obligatorischer Bestandteil einer Tauchtauglichkeitsuntersuchung.

21.1.2 Spezialuntersuchungen

Zusatzuntersuchungen wie EEG, andere elektrophysiologische Untersuchungen oder bildgebende Verfahren (insbesondere MRT) können erforderlich sein, wenn sich aus der Anamnese und/oder der neurologischen Untersuchung Hinweise für eine Erkrankung des Nervensystems ergeben. Die Indikation zu einer Zusatzuntersuchung sollte in aller Regel gemeinsam mit einem Facharzt für Neurologie gestellt werden.

21.1.3 Klinische Syndrome

Entsprechend dem Aufbau und der Funktionsweise des Nervensystems wird zwischen zerebralen, spinalen und peripheren neurologischen Syndromen unterschieden. Für eine zerebrale Manifestation sprechen halbseitige Lähmungen (Hemiparese) mit oder ohne halbseitige Gefühlsstörungen (Hemihypästhesie), Sprachstörungen (Aphasie) oder andere neuropsychologische Störungen wie Neglect, Apraxie oder Agnosie, in schweren Fällen auch Bewusstseinsstörungen. Weitere zerebrale Symptome sind Gesichtsfelddefekte, Doppelbilder, Koordinations- und Gangstörungen. Das häufigste spinale Syndrom ist das inkomplette oder komplette Querschnittssyndrom mit sensomotorischer Tetra- oder Paraparese unterhalb des betroffenen Rückenmarkssegments, häufig auch mit einer Störung der Blasen- und Mastdarmfunktion. Periphere Syndrome äußern sich in ausstrahlenden Schmerzen, Sensibilitätsstörungen und in schweren Fällen schlaffen Lähmungen, die sich dem Versorgungsgebiet eines oder mehrerer peripherer Nerven oder Nervenwurzeln zuordnen lassen.

21.2 Erkrankungen des Gehirns

21.2.1 Anfallserkrankungen

Epilepsie

Die Epilepsie ist eine chronische Erkrankung, die durch das wiederholte Auftreten epileptischer Anfälle gekennzeichnet ist. Bedingt durch abnorme, synchrone und sich selbst terminierende elektrische Entladungen von Nervenzellen des Gehirns führen epileptische Anfälle zu einer plötzlich beginnenden, in aller Regel spontan wieder abklingenden neurologischen Funktionsstörung. Epileptische Anfälle können verschiedene Ursachen haben; unterschieden werden genuine Epilepsien mit genetischem Hintergrund, die meist im Kindes- oder Jugendalter beginnen, und symptomatische Epilepsien, denen eine Störung der Integrität des Gehirngewebes zugrunde liegt. Dazu zählen unter anderem eine frühkindliche Hirnschädigung, Schädel-Hirn-Verletzungen, Infektionen des Gehirns, Hirntumoren, Durchblutungsstörungen, Hirnblutungen und toxische Ursachen. Der „klassische" generalisierte tonisch-klonische Anfall (Grand mal) führt zu Bewusstlosigkeit, zentraler Apnoe, Verkrampfung der Muskulatur gefolgt von rhythmischen motorischen Entäußerungen für die Dauer von etwa 3–5 min. Meist kommt es zu Zungenbiss, Einnässen und zu einer prolongierten Reorientierungsphase von ca. 30 min nach dem Anfall. Neben dem Grand mal gibt es aber noch viele andere Anfallsformen wie z. B. komplex-fokale Anfälle, die sich durch eine Art „Abwesenheit", d. h. eine kurzzeitig veränderte Reaktion auf äußere Reize und durch komplexe unwillkürliche Verhaltensabläufe (Automatismen) äußern können.

⚠️ Aufgrund der anfallsartig auftretenden Bewusstseinsstörung stellt das Vorliegen einer manifesten Epilepsie eine absolute Kontraindikation zum Tauchen dar. Der Grund für diese strenge Empfehlung begründet sich nicht nur mit dem hohen Risiko, bei einem epileptischen Anfall im bzw. unter Wasser zu ertrinken, sondern auch durch die erhebliche Gefährdung des Tauchpartner bei einem Rettungsversuch. Durch die während eines generalisierten Anfalls auftretende Apnoe kann eine Lungenüberdehnung mit nachfolgendem Pneumothorax oder arterieller Gasembolie entstehen.

Hinweis Die Anamnese unprovozierter epileptischer Anfälle in der näheren Vergangenheit ist mit der Ausübung des Tauchsports nicht vereinbar.

Eine Vorgeschichte epileptischer Anfälle führt im Allgemeinen zu einem dauerhaften Ausschluss vom Berufstauchen. Ob es für Sporttaucher Ausnahmen von dieser Regel geben soll, wird kontrovers diskutiert (siehe auch eine aktuelle Übersichtsarbeit von Almeida und Mitarbeitern in der Zeitschrift Epilepsia).

Bei einem Sauerstoffpartialdruck über ca. 1,6 bar, entsprechend einer Tauchtiefe von ca. 60 m mit Pressluft, können aufgrund der Sauerstofftoxizität generalisierte Krampfanfälle ausgelöst werden, die aussehen wie (hypoxisch bedingte) Epilepsieanfälle. Bei Atmung von reinem Sauerstoff oder bei Mischgasen mit höherem Sauerstoffanteil ist dies bereits in geringeren Tiefen möglich. Obwohl sich in experimentellen und epidemiologischen Untersuchungen – bei unbefriedigender Datenlage – bislang nicht belegen ließ, dass

Tauchen zu einem erhöhten Risiko für einen epileptischen Anfall führt, ist das zumindest theoretisch denkbar. Ebenso ist möglich, dass vorgeschädigte Neurone im Hinblick auf die Entstehung epileptischer Anfälle vulnerabler gegenüber der Sauerstofftoxizität sind.

➡ Nach den Begutachtungsleitlinien zur Kraftfahreignung des Gemeinsamen Beirats für Verkehrsmedizin beim Bundesministerium für Verkehr, Bau- und Wohnungswesen und beim Bundesministerium für Gesundheit können Patienten mit der Vorgeschichte einer Epilepsie nach einjähriger Anfallsfreiheit einen PKW und nach fünfjähriger Anfallsfreiheit ohne Medikation sogar einen LKW führen. Somit ist die Frage berechtigt, ob gut kontrollierte, langfristig (über mindestens 5 Jahre) anfallsfreie Patienten ohne Medikation und mit unauffälligem EEG und unauffälligem kraniellen MRI unter ausführlicher Aufklärung über die Risiken, mit Einschränkungen im Sinne einer relativen Kontraindikation tauchen dürfen, wenn ein dringender Wunsch hierfür besteht. Eine solche Entscheidung muss individuell, in Kenntnis der gesamten Vorgeschichte, gemeinsam durch einen Tauchmediziner und einen Facharzt für Neurologie getroffen werden. Dem Taucher und dem Tauchpartner sollte bewusst sein, dass das Risiko, einen epileptischen Anfall bei entsprechender Vorgeschichte nie ganz aufgehoben und höher als in der Allgemeinbevölkerung ist. Tauchgänge sollten in jedem Fall flach und weit außerhalb der Dekompressionspflichtigkeit sein, zudem ist von Mischgasen mit höherem Sauerstoffanteil abzuraten.

Hinweis Bei Anfallsfreiheit von mehr als 5 Jahren ohne Medikation oder mit einer niedrig dosierten Monotherapie ohne sedierende Nebenwirkungen ist das Risiko für einen epileptischen Anfall während eines Tauchgangs als gering einzustufen, wenn auch nicht gleich Null. Nach umfangreicher Information von Taucher und Tauchpartner über die möglichen Risiken kann eine Erlaubnis für flache Tauchgänge erwogen werden. Aus haftungsrechtlichen Gründen sollte die Entscheidung immer gemeinsam durch einen Tauchmediziner und einen Facharzt für Neurologie getroffen werden.

Antiepileptika

Einige Antiepileptika führen zu einer Sedierung und Verlängerung der Reaktionszeit. Dies betrifft insbesondere ältere Präparate wie Barbiturate, Benzodiazepine und Phenytoin, so dass unter Therapie mit einem dieser Medikamente nicht getaucht werden darf. Neuere Medikamente wie Lamotrigin oder Levetiracetam sind in niedriger Dosierung nicht oder wenig sedierend, allerdings ist der Einfluss höherer Atemgaspartialdrücke auf die zentralnervösen Effekte dieser Präparate unbekannt. Bezüglich der sedierenden Eigenschaften liegen Carbamazepin und Valproinsäure etwa zwischen den älteren und den neuen Medikamenten, wobei sedierende Nebenwirkungen von Antiepileptika grundsätzlich individuell unterschiedlich sind. In einer Eindosierungsphase sind zentralnervöse Effekte meist am stärksten, später tritt oft ein Gewöhnungseffekt ein. Bei Eindosierung von Antiepilepika und bei Polytherapie besteht eine absolute Kontraindikation zum Tauchen, auch wenn der Therapie eine andere Indikation als eine Epilepsie zugrunde liegt. Das Gleiche gilt für eine Medikamentenreduktion, da hierunter Anfälle auftreten können. Unter einer langjährigen Therapie mit einem niedrig dosierten Medikament in Monotherapie ohne sedierenden Effekt bei dokumentierter normaler Reaktionszeit besteht nur eine relative Kontraindikation.

Hinweis Antiepileptika werden immer häufiger auch aus anderer Indikation verschrieben, z. B. bei neuropathischen Schmerzen und zur Stimmungsstabilisierung bei psychischen Erkrankungen. In diesen Fällen gelten die gleichen Empfehlungen zur Tauchtauglichkeit wie bei Einnahme der Medikamente als Antiepileptikum.

Einzelne epileptische Anfälle

Ein einmaliger epileptischer Anfall sollte von einer Epilepsie abgegrenzt werden. Unter dem Einfluss von Provokationsfaktoren wie z. B. Schlafmangel, Flackerlicht, grippalen Infekten, Alkoholentzug oder bestimmten Medikamenten kann es ohne das Vorliegen einer Epilepsie zu einem einzelnen epileptischen Anfall kommen, man spricht dann von einem Gelegenheitsanfall.

Die Ursache eines solchen Anfalls sollte in jedem Fall durch einen Facharzt für Neurologie geklärt werden. Dazu gehört eine gründliche neurologische Untersuchung mit Zusatzdiagnostik, insbesondere EEG (Elektroenzephalographie) und MRT (Magnetresonanztomographie) des Gehirns. Bei unauffälliger neurologischer Diagnostik und Vorliegen eines klar definierten Provokationsfaktors ist die Tauchtauglichkeit nach Anfallsfreiheit von 6 Monaten gegeben, sofern der anfallsbegünstigende Provokationsfaktor nicht mehr vorliegt. Ebenso bestehen keine Einwände gegen die Ausübung des Tauchsports bei einer Vorgeschichte einmaliger epileptischer Anfälle in der frühen Kindheit, z. B. einem Fieberkrampf, sofern dieser nicht auf einer fortbestehenden neurologischen Erkrankung beruht hat.

→ Tauchtauglichkeit besteht nach einzelnen Anfällen in der Kindheit ohne neurologische Grunderkrankung und nach stattgehabtem Gelegenheitsanfall mit Anfallsfreiheit über 6 Monate, sofern der Provokationsfaktor nicht fortbesteht.

Relative Kontraindikationen	Absolute Kontraindikationen
– Epilepsie mit Anfallsfreiheit über 5 Jahre ohne Medikation – Epilepsie mit Anfallsfreiheit über 5 Jahre mit niedrig dosierter Monotherapie eines nicht sedierenden Antiepileptikums	– Manifeste Epilepsie – Therapie mit sedierenden Antiepileptika – Polytherapie mit Antiepileptika – Eindosierung oder Reduktion von Antiepileptika

Synkopen und andere Formen anfallsartiger Bewusstlosigkeit

? In der Bevölkerung wesentlich häufiger als epileptische Anfälle sind nichtepileptische Ursachen anfallsartiger Bewusstseinsstörungen. Dazu zählen insbesondere die Synkopen, bei denen es durch einen systemischen Blutdruckabfall zu einer kurzzeitigen Störung der Gehirndurchblutung kommt. Klinisch äußert sich die Synkope zunächst durch ein Schwindel- und Schwächegefühl, Schweißausbruch, teils begleitet von Verschwommensehen oder Übelkeit, gefolgt von einer kurz andauernden Bewusstlosigkeit mit kaum messbarem Puls und Blutdruck. Die Ursachen für Synkopen sind vielfältig und können harmlos sein, wie die vasovagale oder orthostatische Synkope, die nach längerem Stehen, bei Hitze, unangenehmen Eindrücken oder starken Schmerzen auftreten kann. Abzugrenzen sind kardiale Synkopen auf dem Boden von Herzrhythmusstörungen.

Andere Differenzialdiagnosen von anfallsartigen Bewusstseinsstörungen sind Hypoglykämien, Hyperventilationstetanien, eine Narkolepsie mit plötzlich auftretenden Einschlafattacken und psychogene Ursachen.

⚠ Für die Beurteilung der Tauchtauglichkeit ist die Ursache der anfallsartigen Bewusstseinsstörung zunächst unerheblich. Genau wie epileptische Anfälle sind manifeste wiederkehrende Synkopen oder andere anfallsartige Bewusstseinsstörungen mit dem Tauchen nicht vereinbar. Eine möglichst genaue Klärung der Ursache mittels kardiologischer und neurologischer Diagnostik sollte erfolgen und eine Behandlung eingeleitet werden. Je nach Ursache kann nach einem längeren anfallsfreien Intervall die Tauchtauglichkeit wiedererlangt werden. Die Dauer dieses Intervalls hängt von der Ursache ab, sollte aber mindestens 6 Monate betragen.

> **Hinweis** Personen mit wiederkehrenden anfallsartigen Bewusstseinsstörungen sind zunächst nicht tauchtauglich, unabhängig von deren Ursache. Eine genaue Diagnosestellung und Anfallsfreiheit über einen längeren Beobachtungszeitraum sind für die weitere Entscheidung über die Tauchtauglichkeit erforderlich.

21.2.2 Morbus Parkinson, andere neurodegenerative Erkrankungen

Der M. Parkinson ist eine extrapyramidalmotorische Erkrankung mit dem Leitsymptom Hypokinese, d. h. einer allgemeinen Verlangsamung von Bewegungsabläufen. Weitere Symptome sind Rigor (Tonuserhöhung mit Steifigkeit der Muskulatur), Ruhetremor und autonome Störungen. Die Erkrankung ist im Frühstadium medikamentös gut behandelbar, schreitet aber fort.

Eine weitere häufige degenerative Erkrankung des Nervensystems ist die Demenz vom Alzheimer-Typ, die selten auch schon vor dem 60. Lebensjahr beginnen kann. Zudem gibt es eine Vielzahl weiterer neurodegenerativer Erkrankungen mit unterschiedlichen Symptomen und Erkrankungsverläufen.

Aufgrund der Verlangsamung von Bewegungsabläufen mit verlängerter Reaktionszeit stellt der M. Parkinson eine Kontraindikation zum Tauchen dar. Ausnahmen sind im frühen Stadium der Erkrankung möglich, wenn unter Medikation ein unauffälliger neurologischer Befund vorliegt. Regelmäßige Kontrollen (ca. alle 6 Monate) sind erforderlich. Manche Parkinsonmedikamente (insbesondere die Dopaminagonisten Ropinirol, Pramipexol und Cabergolin) können zu einer vermehrten Tagesmüdigkeit führen, daher darf bei Einnahme dieser Präparate nicht getaucht werden. Eine Alzheimer-Erkrankung ist eine absolute Kontraindikation zum Tauchen. Auch die sonstigen degenerativen Erkrankungen des zentralen Nervensystems führen in aller Regel zum Ausschluss vom Tauchen.

> **Hinweis** Das Vorliegen einer degenerativen Erkrankung des zentralen Nervensystems stellt in aller Regel eine Kontraindikation zum Tauchen dar.

21.2.3 Schlaganfall: zerebrale Ischämie, intrakranielle Blutung

Bei einer zerebralen Ischämie kommt es aufgrund einer gestörten Blutversorgung zu einer Beeinträchtigung des zerebralen Stoffwechsels bis hin zum

Untergang von Gehirngewebe im Sinne eines Hirninfarkts (Schlaganfall). Klinisches Leitsymptom sind akut auftretende neurologische Ausfälle. Diese hängen von der Lokalisation und Größe des Hirninfarkts ab; daraus resultiert die heterogene Prognose bezüglich der Rückbildung der Symptome. Bei rascher Rückbildung der klinischen Symptomatik spricht man von einer transitorischen ischämischen Attacke (TIA), wobei die klassische Trennung zwischen TIA und manifestem Hirninfarkt heute als überholt gilt. Da das Rezidivrisiko von der Dauer der Initialsymptome unabhängig ist, sollte jede zerebrale Ischämie in der Akutphase ernst genommen werden.

Eine intrazerebrale Blutung ist eine schwerwiegende Erkrankung mit hoher Mortalität. In der Akutphase kann sie anhand der klinischen Symptomatik nicht ohne Bildgebung von einem Hirninfarkt unterschieden werden. Die häufigste Ursache ist ein unzureichend behandelter Hypertonus. Der Subarachnoidalblutung (SAB) liegt hingegen meist eine Ruptur eines Aneurysmas im Bereich der intrakraniellen Arterien zugrunde. Sie äußert sich durch ein heftiges Kopfschmerzereignis, Meningismus und variable neurologische Ausfälle, kann aber auch schleichend verlaufen. Die SAB ist ein lebensbedrohliches Krankheitsbild, das eine unmittelbare neurochirurgische oder interventionelle Therapie erfordert.

> ⚠️ Professionelle Taucher dürfen nach einem Schlaganfall in aller Regel ihren Beruf nicht mehr ausüben. Nach kürzlich stattgehabtem Schlaganfall oder einer TIA gilt auch bei Sporttauchern ein absolutes Tauchverbot. Liegt das Ereignis viele Jahre zurück, kann die Tauchtauglichkeit im Einzelfall wieder gegeben sein, selbst wenn stabile neurologische Defizite fortbestehen (relative Kontraindikation).

> ➡️ Nach den Empfehlungen für das Behindertentauchen ist Tauchen prinzipiell möglich, sofern der Taucher mit seiner körperlichen Einschränkung z. B. einer Halbseitenlähmung vertraut ist und umgehen kann. Spezielle Schulungsmaßnahmen im Rahmen von Programmen für das Behindertentauchen müssen zuvor durchlaufen werden. Lähmungen, die die Leistungsfähigkeit beim Schwimmen oder Tauchen einschränken, sind zu beachten. Die Tauchpartner sollten mit einbezogen sein und das Ausmaß der neurologischen Defizite kennen, um diese in Notfallsituationen von neurologischen Symptomen einer Dekompressionserkrankung unterscheiden zu können.

Das Ausmaß der neurologischen Funktionseinschränkung bestimmt die Tauchtauglichkeit nach einem Schlaganfall aber nicht allein; das Hauptaugenmerk sollte auf Begleiterkrankungen liegen. Zerebrale Durchblutungsstörungen sind häufig Folge einer Arteriosklerose, die wiederum mit den klassischen Risikofaktoren arterieller Hypertonus, Diabetes mellitus, Hypercholesterinämie, Adipositas und Nikotinabusus assoziiert ist. In anderen Fällen sind ein Vorhofflimmern oder andere Herzerkrankungen die Ursache der zerebralen Ischämie, die wiederum relative oder absolute Kontraindikationen zum Tauchen darstellen können. Ein persistierendes Foramen ovale (PFO) zählt ebenfalls zu den Risikofaktoren für einen Schlaganfall und spielt auch für die Tauchtauglichkeit eine Rolle.

Nach einer intrazerebralen Blutung gelten ähnliche Regeln wie nach einem Hirninfarkt. In aller Regel ist Zurückhaltung geboten. Die Tauchtauglichkeit kann im Einzelfall bescheinigt werden, wenn das Ereignis mehrere Jahre zurückliegt und keine neurologischen Defizite mehr vorliegen. Ein Hypertonus sollte gut eingestellt und die körperliche Fitness gewährleistet sein, d.h. dass keine Einschränkung für allgemeine sportliche Tätigkeit besteht. Bei Zustand nach SAB ohne Residuen, einer Operation eines asymptomatischen Aneurysma oder dem Vorliegen eines kleinen asymptomatischen Aneurysmas besteht eine relative Kontraindikation. Wie groß das Risiko einer Aneurysmaruptur unter hyperbaren Bedingungen ist, ist nicht bekannt.

Infolge eines Schlaganfalls kann es zur Entstehung einer symptomatischen Epilepsie kommen. Diese wiederum wäre eine absolute Kontraindikation zum Tauchen.

Hinweis Gründliche neurologische und internistische Untersuchungen mit Belastungs-EKG (und ggf. Koronarangiographie) zum Ausschluss relevanter Begleiterkrankungen sind unbedingt erforderlich, bevor nach einem Schlaganfall wieder getaucht werden darf. Für die Bewertung ist wichtig, ob es sich um einen Tauchbeginner oder um einen mehr oder weniger erfahrenen Taucher handelt.

Relative Kontraindikationen	Absolute Kontraindikationen
– Zustand nach Hirninfarkt, TIA, intrakranieller Blutung ohne Residuen oder mit stabilem neurologischen Defizit; SAB ohne Residuen Wartezeit mehrere Jahre und Ausschluss anderer Kontraindikationen (Begleiterkrankungen) – Zustand nach Operation eines asymptomatischen Aneurysmas – Vorliegen eines kleinen asymptomatischen Aneurysma (Zufallsbefund)	– Hirninfarkt, TIA, Hirnblutung in der Akutphase; neurologisches Defizit – Schweres residuelles neurologisches oder neuropsychologisches Defizit – Zustand nach SAB ohne vollständige Remission – Symptomatische Epilepsie – Mehrmalige Ereignisse

21.2.4 Multiple Sklerose (MS)

> **?** Die Multiple Sklerose ist eine immunologisch vermittelte entzündlich-demyelinisierende Erkrankung des zentralen Nervensystems. Sie ist eine der häufigsten neurologischen Erkrankungen und beginnt meist im jungen Erwachsenenalter. Die disseminiert auftretenden Entzündungsherde in Gehirn und Rückenmark können zu verschiedenen neurologischen Ausfällen führen, wobei Sensibilitätsstörungen, Koordinations- und Gangstörungen, Doppelbilder, Sehstörungen, Lähmungserscheinungen und Blasenentleerungsstörungen besonders häufig sind. Die Erkrankung verläuft meist schubförmig oder schubförmig-progredient. Die Häufigkeit und Schwere der Schübe ist sehr variabel: Manche Patienten haben im gesamten Erkrankungsverlauf nur einen oder wenige Schübe und sind im Alltag nicht eingeschränkt, andere haben mehrere Schübe pro Jahr mit nur unvollständiger Remission der Symptome.

> **⚠** Bislang gibt es keine Hinweise, dass der Verlauf einer MS durch das Tauchen ungünstig beeinflusst wird. Erkrankungssymptome können sich allerdings bei Erhöhung der Körpertemperatur, z. B. durch Fieber, ein heißes Bad, hohe Außentemperaturen oder durch exzessive Muskelarbeit verschlechtern (Uthoff-Phänomen). Während eines akuten Erkrankungsschubs darf nicht getaucht werden. Im schubfreien Intervall ist Tauchen unter Umständen möglich, sogar bei Vorliegen bestimmter persistierender neurologischer Defizite.

Nach den Empfehlungen zum Behindertentauchen ist Tauchen trotz bestimmter stabiler Lähmungen möglich. Bei Koordinations- und Gleichgewichtsstörungen sollte hingegen nicht getaucht werden. Aufgrund der erhöhten Temperaturempfindlichkeit sollten Patienten mit MS besondere Tauchgangsvorbereitungen treffen wie Achten auf angemessene Kleidung, Vermeiden von Überanstrengung, heißem Wasser und Saunagängen.

Relative Kontraindikationen	Absolute Kontraindikationen
– Schubfreies Intervall ohne neurologisches Defizit – Manche stabile neurologische Defizite im schubfreien Intervall	– Akuter Schub – Schwere neurologische Defizite, insbesondere Koordinations- und Gleichgewichtsstörungen – Fatigue – Symptomatische Epilepsie

21.2.5 Migräne und andere Kopfschmerzformen

? Die häufigste Kopfschmerzform ist der Spannungskopfschmerz. Die Schmerzen sind von mittlerer Intensität, haben einen dumpfen Charakter und sind meist holozephal lokalisiert. Sie können manchmal mehrere Tage anhalten. Die Migräne äußert sich mit attackenartig auftretenden, stechenden oder pulsierenden, meist halbseitigen Kopfschmerzen, die von Lichtscheu, Übelkeit und gelegentlich von den Kopfschmerzen vorausgehendem Flimmersehen (Migräneaura) begleitet sein können. In seltenen Fällen treten im Rahmen der Migräneaura auch neurologische Ausfälle wie halbseitige Sensibilitätsstörungen, Sprachstörungen oder sogar Lähmungserscheinungen auf. Der Cluster-Kopfschmerz ist selten und führt zu heftigen, attackenartigen, einseitigen Schmerzen reißenden Charakters im Bereich des Auges und der Stirn, meist begleitet von einseitigem Tränen des Auge und Sekretion der Nase.

Von diesen primären Kopfschmerzformen müssen bedrohliche Ursachen für Kopfschmerzen abgegrenzt werden, z. B. Subarachnoidalblutung, intrakranielle Blutung, Sinusvenenthrombose oder Meningitis.

⚠ Heftige akut einsetzende, noch nie in dieser Art aufgetretene Kopfschmerzen sollten umgehend abgeklärt werden. Auch bei bekannten Kopfschmerzsyndromen sollte während einer akuten Kopfschmerzattacke nicht getaucht werden. Wenn es im Rahmen einer Migräne mit Aura auch zu halbseitigen Sensibilitätsstörungen, Sprachstörungen oder Paresen kommt, ist eine Verwechslung mit einer Dekompressionserkrankung möglich. Bei häufigem Auftreten derart schwerer Migräneauren sollte daher auch im beschwerdefreien Intervall vom Tauchen abgeraten werden. Angesichts der Häufigkeit von Kopfschmerzsyndromen in der Bevölkerung kann eine Kopfschmerzattacke während des Tauchgangs beginnen; der Tauchgang sollte dann kontrolliert beendet werden. Viele Taucher berichten über regelmäßig auftretende Kopfschmerzen nach einem Tauchgang. Diese sind am ehesten harmlose Anstrengungskopfschmerzen.

Hinweis Eine schwere Migräne mit Aura kann eine Kontraindikation zum Tauchen darstellen.

Relative Kontraindikationen	Absolute Kontraindikationen
– Hohe Attackenfrequenz, insbesondere bei Migräne mit Aura – Aktuell bestehende Spannungskopfschmerzen	– Akute noch nie in dieser Art aufgetretene Kopfschmerzattacke – Akuter Migräneanfall (mit Aura)

21.3 Spinale Erkrankungen

21.3.1 Traumatische Querschnittslähmung

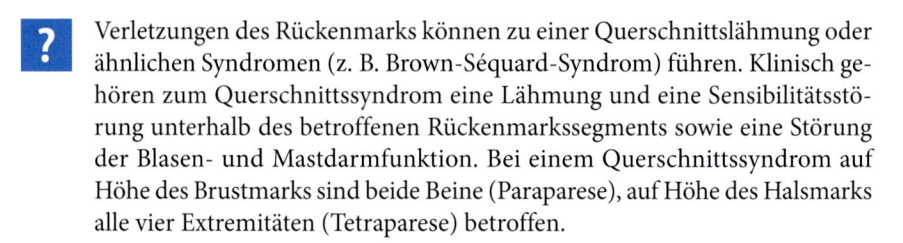

Verletzungen des Rückenmarks können zu einer Querschnittslähmung oder ähnlichen Syndromen (z. B. Brown-Séquard-Syndrom) führen. Klinisch gehören zum Querschnittssyndrom eine Lähmung und eine Sensibilitätsstörung unterhalb des betroffenen Rückenmarkssegments sowie eine Störung der Blasen- und Mastdarmfunktion. Bei einem Querschnittssyndrom auf Höhe des Brustmarks sind beide Beine (Paraparese), auf Höhe des Halsmarks alle vier Extremitäten (Tetraparese) betroffen.

Im akuten Stadium und nach nicht abgeschlossener Rehabilitation darf unter keinen Umständen getaucht werden. In jedem Fall ist eine ausreichend lange Wartezeit von mindestens 2–3 Jahren erforderlich. Im chronischen Stadium ist die Ausübung des Tauchsports bei Vorliegen einer Tetraparese, eines hohen zervikalen Querschnittslähmung mit Beteiligung der Atemhilfsmuskulatur sowie tiefer gelegenen Querschnittslähmung mit Paraparese nur nach den Empfehlungen des „Tauchens mit eingeschränkter Leistungsfähigkeit" möglich. Dem Taucher sollte das Risiko bewusst sein, dass neurologische Symptome im Falle einer Dekompressionserkrankung schwerer ausfallen können.

Tauchtauglichkeit besteht bei Restitutio ad integrum und bei geringen Paresen oder Sensiblitätsstörungen ohne Einschränkungen im täglichen Leben.

Relative Kontraindikationen	Absolute Kontraindikationen
– Querschnittssyndrom nach Dekompressionserkrankung, – Zervikaler Querschnitt (Tetraparese, Beteiligung der Atemhilfsmuskulatur) im Rahmen des „Tauchens mit eingeschränkter Leistungsfähigkeit" – Thorakaler Querschnitt mit stabiler Paraparese nach Abschluss der Rehabilitation, Wartezeit mindestens 2–3 Jahre, im Rahmen des „Tauchens mit eingeschränkter Leistungsfähigkeit"	– Akuter Querschnitt – Komplizierter Verlauf (Abszess, Syringomyelie, Myelomalazie, Liquorzirkulationsstörungen, spinaler Abszess usw.) – Relevante Zusatzverletzungen oder Organkomplikationen

Hinweis Die genannten relativen und absoluten Kontraindikationen können im Rahmen des Behindertentauchens im Einzelfall anders bewertet werden.

21.3.2 Andere Erkrankungen des Rückenmarks

Andere Ursachen für eine Schädigung des Rückenmarks sind Bandscheibenvorfälle (insbesondere im Halsmark), spinale Ischämien, MS, erbliche Erkrankungen und die Dekompressionserkrankung. Die Poliomyelitis (spinale Kinderlähmung) führt zu einer infektiösen Schädigung u. a. der Vorderhornzellen des Rückenmarks.

Bei anderen Ursachen schwerer, aber stabiler neurologischer Störungen wie z. B. bei abgelaufener Poliomyelitis ist genauso zu verfahren wie bei einem Querschnittsyndrom. Bei progredienten (z. B. erbliche spinale Erkrankungen) bzw. fluktuierenden Defiziten (z. B. MS) oder bei Gefahr der Verschlechterung durch das Tauchen (z. B. zervikaler Bandscheibenvorfall, zervikale Myelopathie) darf nicht getaucht werden (Ausnahmen im Kap. 6 „Behinderungen").

21.3.3 Lumbale Bandscheibenvorfälle

Aufgrund der Häufigkeit lumbaler Bandscheibenvorfälle kommen diese natürlich auch bei Sporttauchern vor. Zudem stellt das Tragen schwerer Lasten einen Risikofaktor dar. Das typische klinische Bild sind in das Bein ausstrahlende Rückenschmerzen, die dem Versorgungsgebiet einer Nervenwurzel folgen (= radikuläre Verteilung). Je nach Ausmaß der Schädigung können neurologische Ausfälle wie Sensibilitätsstörungen und Paresen hinzu kommen. Bei den selteneren großen medianen Bandscheibenvorfällen kann es akut zu einer schweren Paraparese, evtl. mit Blasen- und Mastdarmlähmung kommen (Konus- bzw. Kaudasyndrom). Hierbei handelt es sich dann um einen ernsten neurologischen Notfall.

Bei einem akuten Bandscheibenvorfall darf nicht getaucht werden. Auch nach unvollständiger Erholung kann das Tragen der Ausrüstung ein Rezidiv auslösen. Nach vollständiger Erholung kann in aller Regel wieder uneingeschränkt getaucht werden. Bei persistierenden, aber stabilen neurologischen Defiziten liegt eine relative Kontraindikation vor. Eine Bandscheibenoperation in der Vorgeschichte spricht nicht gegen die Tauchtauglichkeit.

Hinweis Grundsätzlich kann es auch während eines Tauchgangs zu einem Bandscheibenvorfall kommen. Bei neurologischen Symptomen ist die Abgrenzung zu einer Dekompressionserkrankung u. U. schwierig. Im Zweifelsfall sollte eine Druckkammerbehandlung und die diagnostische Klärung mittels MRT-Bildgebung erfolgen.

Tauchtauglichkeit besteht bei Zustand nach Bandscheibenvorfall ohne Residuen und bei Zustand nach Bandscheibenoperation ohne Residuen (Wartezeit etwa 6 Monate).

Relative Kontraindikationen	Absolute Kontraindikationen
– Kleiner akuter Bandscheibenvorfall ohne neurologische Symptomatik (vom Tauchen ist abzuraten) – Z.n. Bandscheibenvorfall mit stabilem Residuum (Wartezeit etwa 6 Monate)	– Akuter Bandscheibenvorfall mit neurologischer Symptomatik – Progrediente oder fluktuierende neurologische Symptomatik

21.4 Periphere Neuropathien, neuromuskuläre Erkrankungen

21.4.1 Periphere Nervenläsion

Läsionen eines oder mehrerer peripherer Nerven können durch Druck, Trauma oder bei bestimmten infektiösen Erkrankungen entstehen. Klinische Leitsymptome sind Schmerzen, Sensibilitätsstörungen und schlaffe Paresen (mit Atrophie im chronischen Stadium) im Versorgungsgebiet eines peripheren Nervs.

Im akuten Stadium einer peripheren Nervenläsion sollte nicht getaucht werden. Nach vollständiger Remission oder bei stabilem neurologischem Defizit kann die Tauchtauglichkeit wiedererlangt werden, sofern die Handhabung der Geräte sichergestellt ist. Im Falle eines Residuums sollte die neurologische Störung auch dem Tauchpartner genau bekannt sein, um Verwechslungen mit der Dekompressionserkrankung zu vermeiden.

21.4.2 Periphere Fazialisparese

Bei einer Lähmung des VII. Hirnnerven (N. facialis) kommt es zu einer halbseitigen schlaffen Parese der mimischen Muskulatur, der Lidschluss ist vermindert. Beidseitige und rezidivierende Fazialisparesen erfordern gründliche weiterführende Diagnostik.

Im akuten Stadium einer Fazialisparese darf nicht getaucht werden. Nach vollständiger Remission und anschließender Wartezeit für etwa einen weiteren Monat kann in aller Regel wieder getaucht werden.

Hinweis Bei stabilen Restsymptomen nach peripherer Fazialisparese sollte sichergestellt sein, dass das Mundstück gut im Mund gehalten werden kann.

21.4.3 Polyneuropathie

Eine Polyneuropathie bezeichnet eine generalisierte Erkrankung mehrerer peripherer Nerven, es gibt symmetrische und asymmetrische Verteilungstypen. Polyneuropathien können viele verschiedenen Ursachen zugrunde liegen. Klinisch äußern sich periphere Neuropathien durch sensible, motorische, und/oder autonome Störungen. Sensible Störungen führen bei Polyneuropathien besonders an den Füßen zu einer erhöhten Anfälligkeit für unentdeckte Hautverletzungen, die sich im weiteren Verlauf infizieren können. Die Temperaturwahrnehmung kann ebenfalls gestört sein, bis hin zu unbemerkten Verbrennungen.

Die Ursache der Polyneuropathie sollte möglichst geklärt sein. In manchen Fällen ist die Grunderkrankung für die Beurteilung der Tauchtauglichkeit wichtiger als die Polyneuropathie selbst. Beispiel hierfür ist die diabetische Polyneuropathie. Bei stabiler und leichtgradiger Symptomatik kann unter Umständen getaucht werden, wobei die Haut intakt sein soll. Ausgeprägte autonome Störungen sollen möglichst ausgeschlossen sein.

21.4.4 Neuromuskuläre Erkrankungen

Der Begriff neuromuskuläre Erkrankung ist ein Sammelbegriff vieler Erkrankungen, die entweder die motorischen Bahnen im zentralen oder peripheren Nervensystem, die neuromuskuläre Übertragung an der motorischen Endplatte oder den Muskel selbst betreffen können. Das Leitsymptom ist eine motorische Schwäche mit oder ohne Atrophien. Beispiele sind Muskeldystrophien, die amyotrophe Lateralsklerose und die Myasthenia gravis.

Aufgrund der motorischen Schwäche mit möglicher Mitbeteiligung der Atemhilfsmuskulatur besteht bei neuromuskulären Erkrankungen eine absolute Kontraindikation zum Tauchen. Im Einzelfall kann eine medikamentös gut eingestellte Myasthenia gravis unter bestimmten Umständen mit einer eingeschränkten Tauchtauglichkeit vereinbar sein. Dabei muss zuvor ggf. ein erhöhter Vagotonus ausgeschlossen werden (evtl. Ergometrie), da sowohl Bradykardie als auch Bronchospasmus für das Tauchen disqualifizieren.

Relative Kontraindikation	Absolute Kontraindikation
– Medikamentös gut eingestellte Myasthenia gravis als Einzelfallentscheidung bei fehlendem erhöhten Vagotonus	– Neuromuskuläre Erkrankungen

Literatur

Almeida M do R, Bell GS, Sander JW: Epilepsy and recreational scuba diving: an absolute contraindication or can there be exceptions? A call for discussion. Epilepsia 2007; 48: 851–858.
Bartsch T, Cordes P, Keil R, Reuter M, Hutzelmann A, Tetzlaff K, Deuschl G: Cervico-thoracic disc protrusions in controlled compressed-air diving: clinical and MRI findings. J Neurol 2001; 248: 514–516.
Boussuges A, Blanc F, Carturan D: Hemodynamic changes induced by recreational scuba diving. Chest 2006; 129: 1337–1343.
Brandt T, Dichgans J, Diener HC: Therapie und Verlauf neurologischer Erkrankungen. 4. Aufl. Stuttgart: Kohlhammer, 2003.
Brubakk A, Neumann TS: Bennet and Elliot's physiology and medicine of diving. Edinburgh: Saunders, 2003.
Chang SK, Tominaga GT, Wong JH, Weldon EJ, Kaan KT: Risk factors for water sports-related cervical spine injuries. J Trauma 2006; 60: 1041–1046.
DAN (Divers Alert Network): www.daneurope.de
Dreifuss FE: Epileptics and scuba diving. JAMA 1985; 253: 1877–1878.
Edmonds C, Lowry C, Pennefather J, Walker R: Diving and subaquatic medicine. London: Arnold Publishers, 2002.
Halsey MJ: Effects of high pressure on the central nervous system. Physiol Rev 1982; 62: 1341–1377.
Howard GM, Radloff M, Sevier TL: Epilepsy and sports participation. Curr Sports Med Rep 2004; 3: 15–19.
Leitlinien zu Neurologischer Diagnostik und Therapie: http://www.dgn.org
Lewrenz H (Bearbeiter): Begutachtungs-Leitlinien zur Kraftfahrereignung des Gemeinsamen Beirats für Verkehrsmedizin beim Bundesministerium für Verkehr, Bau- und Wohnungswesen und beim Bundesministerium für Gesundheit. 6. Aufl. Berichte der Bundesanstalt für Straßenwesen, Reihe „Mensch und Sicherheit". Bremerhaven: Wirtschaftsverlag NW, Verlag für neue Wissenschaft, 2000.
Madorsky JG, Madorsky AG: Scuba diving: taking the wheelchair out of wheelchair sports. Arch Phys Med Rehabil 1988; 69: 215–218.
Parker J: The sports diving medical. A guide to medical conditions relevant to scuba diving. Melbourne: J.L. Publications, 1994.
Taylor DM, O'Toole KS, Ryan CM: Experienced, recreational scuba divers in Australia continue to dive despite medical contraindications. Wilderness Environ Med 2002; 13: 187–193.

22 Orthopädie

Durch die Verschiebung der Altersgrenzen im Tauchsport in das frühe Kindesalter sowie in das höhere Lebensalter ergeben sich zunehmend häufiger orthopädische Fragestellungen im Rahmen der Tauchtauglichkeitsuntersuchung.

Der Bewegungsapparat wird beim Tauchsport in dreierlei Hinsicht beansprucht: Einerseits durch die ausrüstungsbedingte zusätzliche Gewichtsbelastung an Land oder bei schwirigen Einstiegen ins Wasser, andererseits durch die Bewegung gegen den Wasserwiderstand und drittens durch die ausrüstungsbedingte Hyperlordosierung der Hals- und Lendenwirbelsäule beim Tauchen selbst. Dies bedeutet für Muskeln, Sehnen, Bänder und Gelenke eine höhere Belastung und erfordert mehr Kraftaufwand. Während Verschleißerkrankungen mit Einschränkungen der Beweglichkeit, Unfallfolgen, Operationen sowie Gelenkersatz typischerweise vermehrt in der zweiten Lebenshälfte auftreten, sind im Kindesalter zur Beurteilung der Tauchtauglichkeit Fehlbildungen und vor allem die altersspezifischen Wachstumsprozesse zu berücksichtigen. Wachstum erzeugt physiologische Schwachstellen im kindlichen Skelettsystem. Diese Schwachstellen müssen beim Tauchsport besonders beachtet werden.

Zusammenfassend ergeben sich für die Tauchtauglichkeitsuntersuchung aus orthopädischer Sicht:
– Bewertung der Stabilität von Knochenstrukturen und Weichteilen,
– Konsequenzen einer möglichen Bewegungseinschränkung,
– Verschlechterung von bestehenden Erkrankungen durch kritische Stickstoffaufsättigung oder mechanische Beanspruchung,
– Wirkungen von Medikamenten zur Behandlung orthopädischer Erkrankungen,
– Beurteilung der kindlichen Skelettreife unter Berücksichtigung der Wachstumsschübe mit den damit verbundenen möglichen Risiken sowie die Risikoeinschätzung einer Dekompressionserkrankung.

Die Tauchtauglichkeit hängt in erster Linie vom individuellen Erkrankungs- und Heilungsverlauf ab. Demgemäß stellen die folgenden Empfehlungen nur Richtlinien dar. Die Freigabe zum Tauchen muss individuell vom betreuenden Arzt oder Taucherarzt beurteilt werden.

22.1 Allgemeines

Gelenke, Bänder, Sehnen, Knorpel und Knochen haben eine lange Halbwertszeit (HWZ) im Rahmen der Stickstoffkinetik. Kritische Stickstoffpartialdrücke, die zu Bläschenbildung führen können, sind in diesen Geweben erst bei sehr ausgedehnten, tiefen oder Wiederholungstauchgängen zu erwarten. Allerdings haben langsame Gewebe eine geringe Toleranz gegenüber einem erhöhten Stickstoffpartialdruck. Sind die Oberflächenintervalle zwischen den Tauchgängen kürzer als die Entsättigungszeit, resultiert hieraus eine Kumulation von Stickstoff.

Muskulatur besitzt eine HWZ von 100–240 min (Tabelle 22.1) und zählt im Rahmen der Stickstoffelimination zu den so genannten mittelschnellen Geweben. Diese können für eine Dekompressionssymptomatik verantwortlich sein. Deshalb ist bei entzündlichen Muskelerkrankungen oder akuten muskulären Verletzungen besondere Vorsicht geboten. Ein wichtiger Aspekt ist ein ausreichender Bewegungsradius, der eine schmerzfreie Bedienung der Ausrüstung zulässt. Liegen Einschränkungen vor, können diese nach den Richtlinien des Behindertentauchens bewertet oder durch kleinere Hilfsmittel kompensiert werden.

22.1.1 Basisuntersuchung

Anamnestisch sollte nach orthopädischen Vorerkrankungen, Medikation und Operationen gefragt werden. Bei Rheumapatienten ist die Erhebung des aktuellen Krankheitsstatus durch gezielte Befragung in Bezug auf die Entzündungssymptomatik (z. B. Bewegungsschmerzen/Ruheschmerzen) notwendig. Im Rahmen der normalen Tauchtauglichkeitsuntersuchung ist eine orientierende Untersuchung des Bewegungsapparats ausreichend. Dazu gehört die Überprüfung der Gelenke auf Schwellung, Bewegungseinschrän-

Tabelle 22.1: Halbwertszeiten der Stickstoffelimination für Gewebe des Bewegungsapparates

Gewebe	Halbwertszeit [min]
Rückenmark	10–20
Muskulatur	40–200
Gelenke, Sehnen, Bänder	300–400
Knochen	300–600

kungen, Fehlstellungen sowie chronische oder entzündliche Prozesse. An der Wirbelsäule erfolgt eine orientierende Untersuchung auf Skoliose (Vorbeugetest), Beweglichkeit (Finger-Fußboden-Abstand) und Rückenmuskulatur (Armvorhaltetest).

22.1.2 Weitergehende Untersuchungen

Ergeben sich Hinweise auf eine ernshafte orthopädische Erkrankung oder Unklarheiten nach einer orthopädischen Operation, kann eine Vorstellung beim entsprechenden Facharzt notwendig werden.

22.2 Verletzungen, Knochenerkrankungen und Operationen

Die allgemeine Leistungsfähigkeit ist nach Verletzungen, operativen Eingriffen und langer Immobilisation oft über einen längeren Zeitraum vermindert. Allgemein gilt, dass bis zur wiederhergestellten Leistungsfähigkeit und stabiler Ausheilung der betroffenen Knochen- oder Muskelstruktur keine Tauchtauglichkeit besteht. Wichtige Aspekte sind die sichere Fortbewegung bzw. Schwimmfähigkeit.

Krankheitsbilder, Diagnosen: Frakturen mit/ohne Gelenkbeteiligung, traumatische und habituelle Luxationen, Sehnen/Weichteilverletzungen, Osteochondosis dissecans (OD), aseptische Osteonekrosen (AON), Osteomyelitis (OM), Z.n. Operation, Reposition, Rehabilitationsphase.

22.2.1 Frakturen

Frakturen sind nach ihrem Schweregrad, den therapeutischen Ansätzen und der benötigten Rehabilitationszeit zu beurteilen. Besteht eine Grunderkrankung als auslösende Ursache für eine Spontanfraktur (Osteoporose, Tumore, aseptische Osteonekrosen) muss diese zunächst abgeklärt und ggf. therapiert werden, bevor die Tauchtauglichkeit erteilt werden kann.

Die betroffene Extremität muss auf jeden Fall belastungsstabil sein. Eine Übungsstabilität reicht für die Arbeit gegen den Wasserwiderstand und die ausrüstungsbedingte Mehrbelastung an Land nicht aus. Nach Operationen muss die Wundheilung abgeschlossen und die Funktion der Extremität wieder hergestellt sein (Ausnahme für die Funktionswiederherstellung: Handicapped Diving). Die veränderten Durchblutungsverhältnisse können theoretisch zu lokal kritischen Stickstoffübersättigungen führen. In situ verbleibendes Metall oder Endoprothesen stellen keine Kontraindikation gegen das Tauchen dar, wenn keine Lockerungs- oder Entzündungszeichen vorliegen.

Gefahren: Überlastung durch schwere Ausrüstung, ungenügende Schwimmfähigkeit, Luxation durch mangelnde muskuläre Führung oder Lockerung von nicht konsolidierten Implantaten, lokale Dekompressionserkrankung.

Tauchtauglichkeit besteht bei
- ▶ röntgenologischer Durchbauung des Frakturspaltes,
- ▶ kompletter Belastungsstabilität,
- ▶ abgeschlossener Wundheilung,
- ▶ reizloser Gelenksituation und
- ▶ zur Bedienung der Tauchausrüstung ausreichender Beweglichkeit.

Relative Kontraindikationen	Absolute Kontraindikationen
– Geringe Funktionseinschränkung – Andauernde Rehabilitationsphase	– Instabile Fraktur- Gelenkverhältnisse – Spontanfraktur: bis zur Ausheilung der Grunderkrankung – Lockerung von Implantaten – Entzündungszeichen, Schmerzen

22.2.2 Gelenkluxationen

Bei Luxationen werden die gelenkumspannenden Strukturen wie Kapsel, Bänder, Muskeln, Nerven und Blutgefäße stark gedehnt. Dabei kann es zu Durchblutungsstörungen, Nervenirritationen sowie bleibenden Gelenkschäden kommen.

Tauchmedizinisch ist die Unterscheidung zwischen habitueller und traumatischer Luxation relevant. Bei habitueller Luxation bereits bei Alltagsbewegungen besteht Tauchverbot aufgrund der Gefahr einer plötzlich auftretenden eingeschränkten Beweglichkeit und Belastbarkeit unter Wasser auch ohne besondere Ursache.

Gefahren: Reluxation, ungenügende Schwimmfähigkeit, Überlastung durch schwere Ausrüstung.

Tauchtauglichkeit besteht bei stabil abgeheilten konservativ oder operativ behandelten Luxationen Als unbedenklich gelten alle konservativ oder operativ behandelten Luxationen, bei denen die Wundheilung abgeschlossen und die Stabilität ohne wesentliche Funktionseinschränkung gegeben ist.

Relative Kontraindikationen	Absolute Kontraindikationen
– Geringe Funktionseinschränkung – Rehabilitationsphase	– Instabile Gelenkverhältnisse – Habituelle Luxationen von großen Gelenken bei Alltagsbewegungen – Entzündungszeichen, Schmerzen

22.2.3 Aseptische Osteonekrosen

Ätiologisch handelt es sich um mechanische, traumatische, stoffwechselbedingte oder idiopathische Nekroseherde mit oder ohne Knorpelbeteiligung. Pathogenetisch liegen lokale Mikrozirkulationsstörungen zugrunde. Prädilektionsstellen sind die Epi-, Meta- und Apophysen der langen und kurzen Röhrenknochen im Kindes- und Erwachsenenalter. Leitsymptome sind Gelenkschmerzen, Bewegungseinschränkungen und Gelenkschwellungen. Therapeutisch kommen bei allen Formen Entlastung, physikalische Therapie, Rheologika (z. B. Ilumedin) und/oder Antiphlogistika sowie die hyperbare Sauerstofftherapie zum Einsatz. Ultima ratio sind die operative Anbohrung oder Refixation. Im akuten Stadium bis zur Abheilung der Defekte besteht Tauchverbot.

Knocheninfarkte des Kindes- und Erwachsenenalters müssen den druckluftbedingten, so genannten „dysbaren" Osteonekrosen gegenübergestellt werden.

Hinweis Bei Berufstauchern und Caissonarbeitern werden Veränderungen in Form von aseptischen Osteonekrosen an Knochen und Gelenken beschrieben und sind als Berufserkrankung anerkannt. Die bevorzugten Lokalisationen sind die großen Gelenke. Die Entstehung der Nekrosen ist ein zunächst symptomlos verlaufender Prozess, der in keinem Zusammenhang mit einer akuten Dekompressionserkrankung stehen muss. Ursächlich sind Verlegungen der Endgefäße im Knochen durch Gasblasen, was zur Unterbrechung der Blutversorgung und konsekutivem Untergang von Knochenzellen führt. Für Freizeittaucher sind diese auf häufigen Druckluftexpositionen beruhenden Knochenerkrankungen eher unwahrscheinlich. Sie können vor allem seit dem Einsatz der Kernspindiagnostik (NMR bzw. MRT) zunehmend häufiger im Frühstadium diagnostiziert werden.

⚠️ Gefahren: Progression einer bestehenden Erkrankung im Subakutstadium, Stickstoffanreicherung.

Hinweis Sporttaucher mit Osteonekrosen in der Vorgeschichte sollten konservative Tauchprofile durchführen (s. Anhang: SUHMS-Empfehlungen für blasenarmes Tauchen). Zusätzlich empfehlen sich Verlaufskontrollen mit bildgebenden Verfahren (Röntgen, CT). Der langsamen Entsättigung des Knochengewebes muss in Form von ausreichend langen Dekompressionsstopps in den flachen Bereichen zwischen sechs und drei Metern Rechnung getragen werden.

Relative Kontraindikation	Absolute Kontraindikationen
– Rehabilitationsphase	– Akute Osteochondrosis dissecans (OD)/Nekrose – Gelenkschwellung, Entzündungszeichen, Schmerzen – Schmerzhafte Bewegungseinschränkung

➡️ Tauchtauglichkeit besteht bei abgeheilten Osteonekrosen und funktionell unbedeutender Bewegungseinschränkung.

22.2.4 Muskel-Sehnen-Bandverletzungen

❓ Einfache Distorsionen sind nach Abschwellen und schmerzfreier Beweglichkeit unbedenklich. Es kann dabei jedoch auch zu Einblutungen, Muskelüberdehnungen, Bänderrissen, Kapselschäden und sogar Knochenbrüchen kommen. Muskuläre Verletzungen im Sinne von Muskelfaserbündelrissen, komplette Muskelrupturen oder Sehnenrisse haben in der Regel größere Hämatome zur Folge. Die Beurteilung der Tauchtauglichkeit hängt einerseits von der stabilen Ausheilung, andererseits aber auch vom Rückgang der Schwellung und des Hämatoms ab.

⚠️ Gefahren: Überlastung, ungenügende Schwimmfähigkeit, Krämpfe, lokale Stickstoffanreicherung im Verletzungsbereich, Reruptur von Muskel- oder Sehnennähten.

➡️ Tauchverbot besteht bei akuten, frischen Verletzungen mit Gewebeschäden bis zur stabilen Ausheilung. Nach Operationen muss die Wundheilung abgeschlossen sein.

Tauchtauglichkeit besteht bei abgeheilten Verletzungen, funktionell unbedeutenden muskulären Defiziten oder Funktionseinschränkungen.

Relative Kontraindikation	Absolute Kontraindikationen
– Rehabilitationsphase	– Frische Verletzung – Schwellung, Entzündungszeichen, Schmerzen

Hinweis Muskuläre Defizite nach längerer Verletzungspause oder Trainingsmangel sind häufig Ursache von Krämpfen, vor allem im Wadenbereich. Hier gibt es einige Vermeidungsstrategien:
- Muskelaufbautraining durch Flossenschwimmen,
- Aufwärmen der Muskeln vor einer Belastung,
- Auskühlung vermeiden,
- Umstellung auf weiche Flossenblätter oder auf Flossen, die einen günstigeren Hebel am Sprunggelenk haben.

Unkontrollierte Einnahme von Magnesium ist nicht empfehlenswert. In hoher Dosis führt Magnesium zu Muskelschwäche, Durchfall und Müdigkeit. Kombinationspräparate von Calcium und Magnesium sind ungünstig, da sich die beiden Komponenten gegenseitig bei der Aufnahme im Körper hemmen.

22.3 Degenerative Gelenkerkrankungen

Degenerative Veränderungen der Gelenke sind Verschleißzustände und führen zu schmerzhaften Bewegungseinschränkungen. Ursächlich sind meist Operationen, Traumen mit Gelenkbeteiligung, „normale Abnutzung", angeborene Gelenkfehlstellungen, akute oder chronische Entzündungen. Eine sehr häufig vorkommende Erkrankung ist das Impingement-Syndrom (Tendinitis calcarea) der Schulter. Es beschreibt diverse Pathologien an der Rotatorenmanschette, der langen Bizepssehnenloge und des subakromialen Schleimbeutels. Es können neben Entzündungen wie Bursitis subacromialis und Tendovaginits bicipitalis auch schmerzhafte Verkalkungen der Sehnen der Mm. supra/infraspinatus auftreten. Auch andere degenerative Gelenkprozesse können einschränkend sein, z. B. Coxarthrose oder OSG-Arthrose.

Krankheitsbilder, Diagnosen: Arthrose, Spondylarthrose, Kyphose, Osteoporose, Osteochondrose.

⚠️ Gefahren: Überlastung, ungenügende Schwimmfähigkeit, lokale Stickstoffanreicherung im Entzündungsbereichbereich, Rupturen von Sehnen durch Handhabung der schweren Tauchausrüstung. Verschlimmerung von degenerativen Wirbelsäulenerkrankungen wie z. B. Bandscheibenvorfälle durch Handhabung der schweren Ausrüstung (Hyperlordosierung der HWS und/oder LWS im Wasser durch die Kopfhaltung und einen regulären Hüftbleigurt).

➡️ Bedingung für eine gegebene Tauchtauglichkeit ist die ausreichende Schwimm- und Bewegungsfähigkeit im Wasser. Liegen Gelenkeinsteifungen ohne entzündliche Prozesse vor, können die Richtlinien des „Handicapped Diving" angewandt werden. Während akuten Entzündungen oder Reizzuständen mit schmerzhafter Bewegungseinschränkung besteht Tauchverbot.

Tauchtauglichkeit besteht bei lokalen Einsteifungen bei ausreichend kompensierter Funktionalität des betroffenen Körperabschnittes.

> **Absolute Kontraindikationen**
> – Entzündungszeichen, Schmerzen, akute Frakturgefahr

22.3.1 Osteoporose

❓ Die Osteoporose ist durch eine niedrige Knochenmasse und eine Verschlechterung der Mikroarchitektur des Knochengewebes gekennzeichnet. Dies hat eine vermehrte Knochenbrüchigkeit zur Folge. Es wird zwischen präklinischer und manifester Osteoporose unterschieden. Bei der präklinischen Form (Osteopenie) besteht lediglich eine messbare Minderung der Knochendichte, während bei der Osteoporose die Dichte unter $-2{,}5$ abgesunken ist und sich das Frakturrisiko abhängig von Alter und Geschlecht damit deutlich erhöht hat. Bei der manifesten Osteoporose liegen zusätzlich eine oder mehrere Frakturen vor. Die osteoporotischen Frakturen sind häufig Spontanfrakturen. Typische Lokalisationen sind Deckplatteneinbrüche der Wirbelkörper oder Oberschenkelhalsfrakturen. Die manifeste Osteoporose ist in jedem Fall behandlungsbedürftig, bei der präklinischen Osteoporose reicht unter Umständen eine gezielte Vorsorge (Prophylaxe) aus.

Diagnostisch ist die DXA-Messung (Dual-X-Ray-Absorptiometrie) die Methode der Wahl und stellt den Goldstandard dar. Diagnosekriterium (nach WHO) ist der so genannte DXA-T-Wert oder T-Score. Weicht der

T-Score um mehr als 1 Standardabweichung (SD) von dem zugrunde liegenden Durchschnittswert der Peak Bone Mass nach unten ab (T-Score < –1 SD), so liegt definitionsgemäß eine Osteopenie vor. Mit dem Begriff Osteopenie wird ein Zwischenstadium mit mäßig fortgeschrittenem Knochenbruchrisiko bezeichnet, das noch keiner Osteoporose entspricht. Weicht dieser T-Score mehr als 2,5 Standardabweichungen vom Durchschnittswert nach unten ab, besteht nach dieser Definition eine Osteoporose.

Gefahren: Spontanfrakturen.

Bei Osteopenie besteht keine Einschränkung der Tauchtauglichkeit. Im Falle einer Osteoporose ist in jedem Fall gemeinsam mit dem behandelnden Osteologen die ausreichende Schwimm- und Bewegungsfähigkeit unter Berücksichtigung des individuellen Frakturrisikos abzuklären bzw. zu beurteilen. Ein Zustand nach Wirbelkörperfrakturen schließt eine Tauchtauglichkeit aus.

Generell sollten ruckartige Bewegungen beim Heben der schweren Tauchausrüstung und sturzgefährdete Ein- und Ausstiege (rutschige Uferrampen etc.) vermieden werden. Auf das Frakturrisiko durch das Tragen von Tauchausrüstung usw. soll der Proband ausdrücklich hingewiesen werden.

Bei Vorliegen von frischen Frakturen besteht Tauchverbot. Bei Vorliegen von grenzwertigen Befunden oder bei Z.n. Wirbelkörperfrakturen kann der Tauchsport unter Umständen im Rahmen des „Handicapped Diving" unter entsprechender Betreuung und Vorsichtsmaßnahmen durchgeführt werden.

Tauchtauglichkeit besteht bei normaler Bewegungs- und Leistungsfähigkeit.

Relative Kontraindikationen	Absolute Kontraindikationen
– Z.n. Spontanfrakturen bei Osteoporose	– Frische Fraktur
	– Z.n. Wirbelkörperfraktur

22.4 Wirbelsäulenerkrankungen

Im Rahmen des Tauchens können sich schon bestehende Beschwerden der Wirbelsäule verschlechtern oder bis dahin symptomlose Probleme erstmalig bemerkbar werden. Ursächlich dafür sind die ausrüstungsbedingte Verstärkung der HWS- und LWS-Lordosierung im Wasser und die erhebliche axiale Mehrbelastung an Land. Nerven und Rückenmark sind sehr gut durchblutet und haben somit im Rahmen der Stickstoffelimenation eine kurze Halbwertszeit. Normalerweise haben diese schnellen Gewebe eine größere Toleranz gegen Übersättigung. Nach Operationen am Wirbelkanal, Bandscheiben oder entzündlichen Prozessen der Nervenbahnen kann sich dies jedoch ändern, da Narben und Schwellungen die Entsättigungskinetik nachteilig verändern können. Nach Erkrankungen in diesem Bereich sollte konservativ getaucht werden, da theoretisch eine unzureichende Dekompression, vor allem bei vorgeschädigtem Nervengewebe, schwerwiegende gesundheitliche Störungen wie Lähmungen und sensorische Ausfälle zur Folge haben kann.

Krankheitsbilder, Diagnosen: Lumbago, Ischialgie, Protrusion, Bandscheibenvorfall, Spondylolyse/listhese, Spinalkanalstenose, Z.n. Operation, Verletzung, Skoliose.

22.4.1 Bandscheibenvorfall und Ischialgien

Die häufigste Lokalisation ist die Lendenwirbelsäule in Form von dorsolateralen oder intraforaminalen Bandscheibendislokationen. Durch Irritation, mechanische Druckbelastung mit nachfolgender ödematösen Verquellung und Entzündungsreaktion der Nervenwurzeln oder des Spinalkanals entstehen radikuläre Schmerzen bis hin zu Lähmungen.

Gefahren: Rezidiv bei Umgang mit der schweren Ausrüstung, Eine vorbestehende neurologische Symptomatik kann das klinische Bild im Falle eines Dekompressionsunfalles verschleiern. Hierüber ist der Taucher entsprechend aufzuklären.

Ein stattgehabter Bandscheibenvorfall stellt generell keine absolute Kontraindikation gegen den Tauchsport dar. Nach Operation wie auch nach konservativer Therapie dürfen jedoch keine schmerzhafte Bewegungseinschränkung, gravierende motorische Nervenausfälle oder instabilen Segmente an der Wirbelsäule vorliegen.

Der Taucher sollte unbedingt über einen rückenschonenden Umgang mit seiner Ausrüstung instruiert werden.

Tauchtauglichkeit besteht bei lokalen Einsteifungen bei ausreichend kompensierter Funktionalität des betroffenen Körperabschnittes.

Relative Kontraindikationen	Absolute Kontraindikationen
– Schmerzen – Verbleibende Parästhesien oder geringe neurologische Ausfälle ohne Schmerzen – Postnukleotomiesyndrom	– Funktionell bedeutende neurologische Ausfälle – Instabile Segmente

22.4.2 Skoliose

Bei jeder Skoliose liegen zusätzlich zur Seitverbiegung in der Frontalachse immer eine Rotationskomponente der Wirbelkörper und Änderungen des sagittalen Profils vor. Je nach Ausprägung der Skoliose werden durch die Deformität des Brustkorbs das Herz und die Lunge eingeengt, was zu Einschränkungen der kardiopulmonalen Leistungsfähigkeit führen kann. Bei operativ korrigierten Skoliosen ist der chirurgische Zugangsweg zur Beurteilung der Tauchtauglichkeit entscheidend: Bei rein dorsal durchgeführten Verfahren bleibt die Pleura intakt. Bei allen ventral dekomprimierenden und derotierenden oder kombinierten Verfahren wird die Pleura zwangsläufig verletzt, was zu Adhäsionen und Verwachsungen führen kann.

Gefahren: Lungenüberdehnung/-riss, kardiopulmonale Dekompensation.

Entscheidend sind das Ausmaß der Deformität, die Beweglichkeit und die Lungenfunktion. Bei ausreichender Beweglichkeit und guter kardiopulmonaler Leistungsfähigkeit darf getaucht werden. In Grenzfällen und nach jeder Operation mit ventralem Zugangsweg müssen, über das normale Maß der Tauchtauglichkeitsuntersuchung hinaus, Zusatzuntersuchungen durchgeführt werden. Diese enthalten neben einem Röntgenbild der Lunge, eine Bodyplethysmographie und, auch bei jungen Patienten, eine Belastungsergometrie. Ist die Ruhelungenfunktion eingeschränkt, so sind ggf. weitere Untersuchungen erforderlich, um eine Risikoerhöhung beim Tauchen auszuschließen.

Tauchtauglichkeit besteht bei lokalen Einsteifungen bei ausreichend kompensierter Funktionalität des betroffenen Körperabschnittes.

Absolute Kontraindikationen
– Einschränkung der Lungenfunktion (Definition siehe Kap. Lunge und Atemwege) – Nachgewiesene überblähte Bereiche im Spiral CT – Narben und Adhäsionen

22.4.3 Spondylolyse/-listhese

Liegt ein stabiles Stadium (Meyerding 1+2) vor, kann nach konservativer Therapie und Beschwerdefreiheit getaucht werden. Besteht ein progredientes Stadium (Meyerding 3+4) ist meist eine operative Versorgung notwendig (Repositionsspondylodese, Beurteilung durch Facharzt). Postoperativ besteht nach abgeschlossenem Heilungsverlauf keine Einschränkung der Tauchtauglichkeit.

22.4.4 Spondylitis und Spondylodiszitis

Bakterielle sowie abakterielle Spondylitis oder Sponylodiszitis schließen als akutes Krankheitsbild eine Tauchtauglichkeit aus.

22.4.5 Tauchen nach Wirbelsäulenoperationen

Folgende Voraussetzungen müssen gegeben sein:
- ▶ postoperativ: 3–6 Monate Pause (Abschluss der Narbenbildung),
- ▶ nach Metallimplantaten: stabile Konsolidierung,
- ▶ Beschwerdefreiheit ohne gravierende neurologische Ausfälle,
- ▶ abgeschlossene Rehabilitationsphase.

22.5 Rheumatische und entzündliche Erkrankungen, Überlastungssyndrome

Unter dem Begriff „Rheuma" werden mehr als 300 systemische und funktionelle Krankheiten (z. B. rheumatisches Fieber, chronische Polyarthritis, Morbus Bechterew etc.) zusammengefasst. Es liegen zumeist immunologische Prozesse zugrunde, die sich in systemischen Entzündungszeichen und/oder lokalen Entzündungen äußern. Die Erkrankungen können chronisch progredient oder in Schüben verlaufen. In der Regel stehen Gelenk- und Weichteilschmerzen (Muskeln, Sehnen, Bänder) im Vordergrund, weitere Symptome entwickeln sich je nach Organbefall (Augen, innere Organe). Oft entstehen auch unter optimaler Therapie arthrotische Veränderungen, bis hin zum völligen Funktionsverlust der Gelenke. Die Einschränkung der Beweglichkeit und das Ausmaß der dadurch hervorgerufenen Behinderung hängen in erster Linie von der Lokalisation ab. Zumeist werden nebenwirkungs- und wechselwirkungsreiche Substanzen wie Cortison, MTX; Hydroxochloroquin (absolutes Tauchverbot, s. 22.5.1, Morbus Bechterew), Sulfasalzin, Azathioprin, Cyclosporin, Leflunomid oder biologischen Antikörpern eingesetzt, die die Tauchtauglichkeit negativ beeinflussen können.

Krankheitsbilder, Diagnosen: rheumatisches Fieber, chronische Polyarthritis, Morbus Bechterew, Lupus erythematodes, Still-Syndrom etc.

Gefahren: ungenügende Schwimmfähigkeit, lokale Stickstoffanreicherung im Entzündungsbereich möglich, Spontanrupturen durch Überlastung. Medikamenteneffekt unter hyperbaren Bedingungen.

Die generalisierte Entzündung im Körper steigert den Stoffwechsel, verändert die Zusammensetzung des Blutes, erhöht die Durchlässigkeit der Gewebe, bewirkt Schwellungen und eventuell Fieber. Die Gelenkbeweglichkeit ist dabei äußerst schmerzhaft eingeschränkt. Während eines akuten Schubs besteht absolutes Tauchverbot. In den „relativ symptomfreien" Intervallen, in denen keine Entzündungszeichen vorliegen, kann getaucht werden. Die Medikation darf die Tauchtauglichkeit nicht gefährden. Generell muss der Taucher ausreichend beweglich sein, um seine Ausrüstung bedienen, Rettungsmanöver durchführen und selbstständig schwimmen zu können. Ist dies nicht gegeben, kann der Tauchsport ggf. im Rahmen des „Handicapped Diving" ausgeübt werden. Empfehlenswert ist in jedem Fall das Einhalten konservativer Tauchprofile, da Rheumapatienten selten entzündungsfrei sind. Bei allen entzündlich rheumatischen Erkrankungen ist im Rahmen der Tauchtauglichkeit eine fachärztliche Beurteilung mit entsprechendem Basislabor zu empfehlen.

Tauchtauglichkeit besteht bei Therapie mit TNF-alpha-Antagonisten, sofern länger als 3 Monate eingestellt, und bei stabiler Einstellung mit MTX, Sulfasalazin oder Leflunomid, sofern keine Nebenwirkungen bestehen, sowie bei Medikation mit NSAR.

Relative Kontraindikationen	Absolute Kontraindikationen
– Remissionsphase zwischen zwei Schüben – Medikation mit Steroiden	– Akuter Schub, Entzündungszeichen, Schmerzen – Chronisch progredienter Verlauf ohne Remissionsphasen – Medikation mit Basistherapeutika wie MTX, Sulfasalazin, Leflunomid, die bereits zu einer messbaren Minderung der kardiopulmonalen Leistungsfähigkeit geführt haben – Hydroxochloroquin

22.5.1 Morbus Bechterew und andere seronegative Spondylarthropathien

> **?** Zu den Spondylarthropathien gehören der Morbus Bechterew, die Psoriasisarthritis, die reaktive Arthritis mit der Sonderform des Morbus Reiter und andere undifferenzierte Formen. Allen gemeinsam ist eine Mitbeteiligung des Achsenskeletts mit Enthesitis der Wirbelsäulenligamente, Sakroileitis, Perichondritis und zirkumskripte Osteopenien.

Die Prävalenz des Morbus Bechterews liegt bei knapp einem Prozent. Die taucherische Relevanz ergibt sich einerseits aus dem schubhaften Verlauf mit florider Entzündung, andererseits aus der Prämedikation und der meist verminderten Knochendichte in der Wirbelsäule (beachtenswert ist, das jeder zweite Bechterew-Patient über 50 Jahre mindestens einen Wirbelkörpereinbruch aufweist).

> **⚠** Gefahren:
> - Bei peripherem Gelenksbefall wird oft Hydroxochloroquin rezeptiert (Quenysl 200 mg Tbl), das unter Druck, ähnlich dem Lariam, unvorhersehbare Effekte aufweisen kann,
> - Achsenskelettbefall (Osteopenie durch chronische Entzündung),
> - Achtung beim Heben schwerer Lasten wie dem Tauchgerät: Wirbelkörperfrakturen oder Deckplatteneinbrüche möglich,
> - Hyperlordosierung der HWS kann zu einer Verschlimmerung des Krankheitsbildes mit neurologischen Symptomen führen.

Absolute Kontraindikationen wie bei anderen rheumatischen Erkrankungen (s. oben).

22.5.2 Entzündliche Erkrankungen und Überlastungssyndrome

> **?** Nichtrheumatische bzw. nichtinfektiöse Entzündungen entstehen häufig durch mechanische Überlastung von Muskelgruppen mit den entsprechenden Sehnen, Gelenkkapseln und/oder Bändern. Bei länger dauernden oder rezidivierenden Reizungen kann es zu chronischen Verdickungen dieser Strukturen kommen, die dann zu Engpasssyndromen (z. B. Karpaltunnelsyndrom) oder zu spontanen Zerreißungen (z. B. Achillessehne) führen. Die Behandlung ist oft langwierig und unbefriedigend, da selbst mehrwöchige Schonung oder Ruhigstellung inklusive antientzündlicher Medikation und physikalischer Therapie nicht zum gewünschten Ergebnis führen.

Gefahren: ungenügende Schwimmfähigkeit, lokale Stickstoffanreicherung im Entzündungsbereichbereich, Spontanrupturen durch Überlastung.

Während eines akuten Überlastungsyndroms besteht bei schmerzhaften Bewegungseinschränkungen, die eine Eigen- oder Fremdrettung ausschließen, Tauchverbot. Aufgrund der entzündlichen Gewebeveränderungen müssen konservative Tauchprofile eingehalten werden. Nach konservativer oder operativer Therapie müssen Kraftgrad und Beweglichkeit ausreichend wieder hergestellt und die Wundheilung abgeschlossen sein.

22.5.3 Osteomyelitis

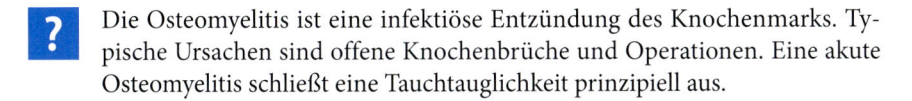

Die Osteomyelitis ist eine infektiöse Entzündung des Knochenmarks. Typische Ursachen sind offene Knochenbrüche und Operationen. Eine akute Osteomyelitis schließt eine Tauchtauglichkeit prinzipiell aus.

Tauchtauglichkeit besteht bei abgeheilten Erkrankungen.

Relative Kontraindikation	Absolute Kontraindikationen
– Chronische Osteomyelitis ohne Schub	– Entzündungszeichen – Schmerzhafte Funktionseinschränkung – Akute Osteomyelitis

Literatur

Baranto A et al.: Back pain and degenerative abnormalities in the spine of young elite divers: a 5-year follow-up magnetic resonance imaging study. Knee Surg Sports Traumatol Arthrosc 2006; 14: 907–914.

Bennett PB, Elliot DH, Brubakk AO, Neuman TS: Physiology and medicine of diving, 5th edn. Edinburgh: Saunders, 2003.

Bolte H et al.: Detection of dysbaric osteonecrosis in military divers using magnetic resonance imaging. Eur Radiol 2005; 15: 368–375.

Bonnel F et al.: Effects of compression of growth plates in the rabbit. Acta Orthop Scand 1983; 54: 730–733

Dachverband der Deutschsprachigen Osteologischen Fachgesellschaften: Leitlinie 2006 zur Prophylaxe, Diagnostik und Therapie der OSTEOPOROSE Bei Frauen ab der Menopause, bei Männern ab dem 60. Lebensjahr. Kurzfassung und Langfassung: http://www.lutherhaus.de/dvo-leitlinien

Mundt DJ et al.: An epidemiologic study of sports and weight lifting as possible risk factors for herniated lumbar and cervical discs. Am J Sports Med 1993; 6: 854-860.

Niethard FU: Kinderorthopädie. Stuttgart: Thieme, 1997.
Pförringer W, Rosemeyer B, Bär H-W: Sport Trauma und Belastung. Erlangen: perimed Fachbuch-Verlagsgesellschaft, 1985
Wilson-Mac DJ et al.: The relationsship between periostal division and compressionor destruction of the growth plate. J Bone Joint Surg 1990; 72B: 303–308.

23 Psychiatrie und Psychosomatik

> Bei den meisten Tauchunfällen besteht ein Missverhältnis zwischen einem während des Tauchgangs entstandenen Problem und den Fähigkeiten der beteiligten Taucher, dieses angemessen zu lösen. Es lässt sich in der Regel eine Ursachenkette rekonstruieren, die zum Tauchunfall geführt hat. In dieser spielen psychische Faktoren oft eine entscheidende Rolle. Psychische Störungen beeinflussen auf verschiedenste Weise die Fähigkeit eines Menschen, auftretende Probleme angemessen zu lösen. Sie können ihrerseits auch spezifische Probleme erzeugen, und damit das Risiko für einen Zwischenfall beim Tauchen dramatisch erhöhen. Während akute Psychosen die Tauchtauglichkeit ausschließen, kann bei anderen Störungen die Tauchtauglichkeit durchaus gegeben sein.

23.1 Allgemeines

23.1.1 Basisuntersuchung

Teil der Tauchtauglichkeitsuntersuchung ist das Erheben einer ausführlichen Anamnese, in der auch nach Erkrankungen aus dem psychiatrisch-psychotherapeutischen Gebiet gefragt wird wie Psychosen, Depressionen, Neigung zu Angstreaktionen oder Panikattacken. Zudem sollte mögliches klaustrophobes oder agoraphobes Erleben eruiert werden und nach dem Gebrauch von Alkohol, psychisch wirksamen Medikamenten sowie Drogen gefragt werden. Wichtig ist auch die Frage nach laufenden oder stattgefundenen psychiatrischen sowie psychotherapeutischen Behandlungen. Grundsätzlich sollte immer die Motivation zum Beginn mit dem Tauchsport hinterfragt werden.

Die Untersuchung verläuft zweigleisig. Während der Exploration, in der der zu Untersuchende wichtige Informationen mitteilen kann, wird gleichzeitig sein Verhalten (Gestik, Mimik, Sprechweise) beobachtet. Zu achten ist hierbei auch auf die Stimmungslage, die gehoben oder gedrückt sein kann, den Antrieb (gemindert?), das Denken und die Wahrnehmung. Ist der Patient bewusstseinsklar, allseits orientiert? Gibt es einen Anhalt für eine Wahnsymptomatik oder für Gedächtnisstörungen?

23.1.2 Weitergehende Untersuchungen

Ergibt sich aus der Anamnese oder der Untersuchung ein Anhalt für eine Erkrankung im psychiatrisch-psychotherapeutischen Fachgebiet oder berichtet der zu Untersuchende von psychischen Beeinträchtigungen im Alltag oder bei der Arbeit, ist die Frage der Tauchtauglichkeit anhand der im Folgenden zu den einzelnen Krankheitsbildern zusammengestellten Kriterien zu beurteilen. Anhand dieser wird es in den meisten Fällen möglich sein, die Entscheidung über Tauchtauglichkeit in Bezug auf das psychiatrisch-psychotherapeutische Fachgebiet zu fällen. Zweifelsfälle, die insbesondere im Bereich der relativen Kontraindikation liegen werden, können es notwendig machen, einen Kollegen des Fachgebiets hinzuzuziehen, bevorzugt jemanden, der mit dem Tauchsport vertraut ist.

Hinweis Eine ganze Reihe organischer Erkrankungen können in psychischen Belastungssituationen eine Verschlimmerung erfahren. Stress ist zum Beispiel in der Lage, bei einem gut kompensierten Asthmatiker einen Anfall auszulösen. Entsprechende Komplikationen können bei bestehender Hypertonie, Diabetes mellitus oder Epilepsie auftreten. Die Problematik psychischer Beeinträchtigungen verbunden mit solchen Erkrankungen kann zu einer Tauchuntauglichkeit führen, obwohl jede Beeinträchtigung für sich betrachtet keine absolute Kontraindikation darstellt.

23.1.3 Psychopharmaka

Einen wesentlichen Anteil bei der Beurteilung der Tauchtauglichkeit hat die Medikation des Tauchaspiranten. Viele liquorgängige Medikamente haben eine sedierende Komponente oder können zu einer Herabsetzung der Aufmerksamkeit, Konzentration und Reaktionsgeschwindigkeit führen. Die Wirkung ist hierbei unter anderem von der Dosierung, der Dauer der Einnahme und in hohem Maße von der individuellen Reaktion abhängig. Da es bisher keine publizierten Studien gibt, die eine risikolose Einnahme von bestimmten Substanzgruppen im Rahmen des Tauchsports zeigen, ist auch bei einer theoretischen Gefährdung des Sportlers das Tauchen prinzipiell kontraindiziert. Bei längerfristiger Medikation (> 3 Monate) ohne Änderung der Dosis und ohne Nebenwirkungen im Alltag (z. B. vorhandene Fahrtauglichkeit) kann bei positivem Krankheitsverlauf im Einzelfall über eine Tauchtauglichkeit entschieden werden.

23.2 Schizophrenie und schizoaffektive Störungen

Bei den schizophrenen Psychosen handelt es sich um eine schwere psychische Erkrankung, gekennzeichnet durch Störungen des Denkens, des Antriebs, der Wahrnehmung (z. B. Stimmenhören), des Affekts (inadäquat, verflacht), des Körper- und Selbstgefühls, des Ich-Erlebens und des Verhaltens. Die Bewusstseinsklarheit und die intellektuellen Fähigkeiten sind meist nicht beeinträchtigt. Die Krankheit verläuft kontinuierlich oder in Schüben mit der Möglichkeit der Totalremission oder der Ausbildung von Defektzuständen. Eher episodisch auftretende Störungen mit sowohl wahnhafter als auch affektiver Symptomatik werden schizoaffektive Psychosen genannt. Sie stehen im Verlauf den affektiven Psychosen (s. unten) näher.

Die Beeinträchtigung der Urteilsfähigkeit durch Wahninhalte oder Verfolgungsgefühle gefährdet die Fähigkeit, sich während des Tauchens und insbesondere bei Zwischenfällen situationsgerecht zu verhalten. Dadurch entstehen sowohl eine Selbst- als auch eine Fremdgefährdung, insbesondere bei begleitender Suizidalität. Zudem können Reizüberflutungen, Überstimulationen oder belastende Lebensereignisse eine Psychose verschlimmern oder einen neuen Schub auslösen.

Bei akuten Psychosen besteht keine Tauchtauglichkeit. Auch unter der Einwirkung von Psychopharmaka, die sedierende Wirkungen haben, darf nicht getaucht werden.

Relative Kontraindikationen	Absolute Kontraindikationen
– Einmalige psychotische Episode länger als 6 Monate zurückliegend – Abgeklungene Psychose, längeres psychosefreies Intervall (ca. 3–5 Jahre) – Remission unter Dauermedikation (s. Psychopharmaka) bei gutartigem Krankheitsverlauf, wiederhergestellten Beziehungen und gutem sozialem Umfeld	– Akute Psychose – Psychosen in Remission unter Gabe von Neuroleptika – Abgeklungene Psychose, aber mangelnde Compliance in Bezug auf fachärztliche Betreuung.

Ein ausreichend langes psychosefreies Intervall von 3 bis 5 Jahren ohne Medikation sollte nach abgeklungener Psychose eingehalten werden. Wichtig ist dabei, dass Kontrolluntersuchungen regelmäßig stattfanden und zur Tauchtauglichkeitsuntersuchung ein aktuelles psychiatrisches Attest vorliegt.

23.3 Affektive Störungen

Bei den affektiven Psychosen handelt es sich um Erkrankungen, die gekennzeichnet sind durch Veränderungen der Gestimmtheit, des Antriebs und der Kognition. Die Bewusstseinslage ist meist nicht verändert. Die Krankheit verläuft meist phasisch mit zwischenzeitlichen Remissionen. Es werden drei Verlaufsformen unterschieden:
- ▶ monopolare Depression: nur depressive Phasen, liegt bei etwa 65 % der Erkrankten vor;
- ▶ monopolare Manie, bei höchstens 5 % der Erkrankten;
- ▶ bipolare Störung: Wechsel zwischen depressiven und manischen Phasen, bei ca. 30 % der Erkrankten.

Das Risiko, an einer affektiven Psychose zu erkranken, liegt bei 10–20 %. Das typische Ersterkrankungsalter liegt bei 30–40 Jahren. Die Erkrankungshäufigkeit steigt bei familiärer Prädisposition. Symptome der Depression sind Niedergeschlagenheit, Leeregefühl, Hoffnungslosigkeit, Angst, Verzweiflung und Antriebsverarmung. Die Patienten fühlen sich klein und wertlos, voller Grübeln und Selbstvorwürfen. Appetit- und Schlaflosigkeit sind wichtige Indikatoren. Auf Suizidalität ist besonders zu achten!

Manische Patienten fallen auf durch ihre Verworrenheit, die grundlose Heiterkeit, die manchmal schnell in Gereiztheit umschlagen kann, Allmachtsgefühle und Selbstüberschätzung. Die psychomotorische Erregtheit und Enthemmung, verbunden mit dem verminderten Schlafbedürfnis, macht sie für ihre Umgebung sehr anstrengend.

Manische Patienten überschätzen in ihrer Kritiklosigkeit und Sprunghaftigkeit ihre Fähigkeiten und unterschätzen mögliche Gefahren. Dies führt zu einer großen Gefährdung des Tauchers selbst und der Tauchpartner. Es besteht die Gefahr des Verlusts der Selbstkontrolle und von aggressiven Durchbrüchen.

Die Freud- und Antriebslosigkeit sowie die Einengung des Denkens führen zur Tauchuntauglichkeit auch bei monopolaren Depressionen. Bei abgeklungenen affektiven Psychosen sind die Manie und manische Phasen kritischer zu beurteilen als monopolare Depressionen. Unter Medikation ist zu beachten, dass diese meist sedierende Eigenschaften haben und entsprechend das Tauchen kontraindiziert ist.

Die manchmal schwer einzuschätzende Suizidalität birgt das Risiko der Selbst- und Fremdgefährdung und ist auch im Zweifelsfall eine Kontraindikation für die Ausübung des Tauchsports.

Relative Kontraindikationen	Absolute Kontraindikationen
– Z. n. affektiver Psychose – Dauermedikation (s. Psychopharmaka)	– Akute affektive Psychose – Hohe Rezidivneigung – Suizidalität und Z. n. wiederholten Suizidversuchen

23.4 Persönlichkeitsstörungen

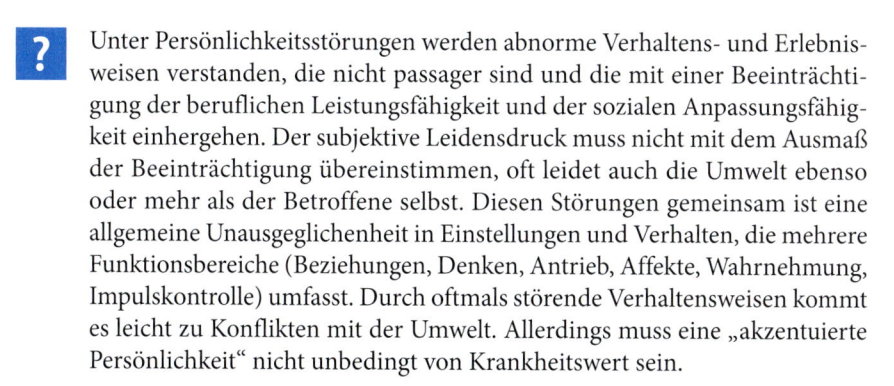

Unter Persönlichkeitsstörungen werden abnorme Verhaltens- und Erlebnisweisen verstanden, die nicht passager sind und die mit einer Beeinträchtigung der beruflichen Leistungsfähigkeit und der sozialen Anpassungsfähigkeit einhergehen. Der subjektive Leidensdruck muss nicht mit dem Ausmaß der Beeinträchtigung übereinstimmen, oft leidet auch die Umwelt ebenso oder mehr als der Betroffene selbst. Diesen Störungen gemeinsam ist eine allgemeine Unausgeglichenheit in Einstellungen und Verhalten, die mehrere Funktionsbereiche (Beziehungen, Denken, Antrieb, Affekte, Wahrnehmung, Impulskontrolle) umfasst. Durch oftmals störende Verhaltensweisen kommt es leicht zu Konflikten mit der Umwelt. Allerdings muss eine „akzentuierte Persönlichkeit" nicht unbedingt von Krankheitswert sein.

Die Gefährdung während des Tauchens entsteht dadurch, dass die Person durch verringerte Selbstkontrolle, Aggressivität, inadäquate Reaktionen sowie Missachtung sozialer Normen (Tauchregeln!) in Schwierigkeiten gerät und sich selbst oder andere gefährden kann. Zudem können Störungen, die mit verminderter Angst- oder Frustrationstoleranz einhergehen oder bei denen eine hohe Kränkbarkeit und Probleme mit Autoritäten zu beobachten sind, v. a. in Tauchgruppen und während des Lernens Probleme bereiten.

Bei schweren Persönlichkeitsstörungen besteht keine Tauchtauglichkeit. Liegt eine geringere Ausprägung vor, so ist im Einzelfall (gegebenenfalls nach

Rücksprache mit dem behandelnden Psychiater, sofern vorhanden) das Gefährdungspotenzial zu beurteilen.

Der beste Anhaltspunkt für die Beurteilung der Schwere der Störung ist das Ausmaß der Beeinträchtigung im Alltagsleben (Anamnese). Anzeichen für Störungen der Impulskontrolle oder verminderter Stresstoleranz zeigen sich daran, wie der Patient sich bei der Untersuchung gegenüber dem Arzt verhält. Insbesondere dann, wenn die Frage seiner Tauchtauglichkeit kritisch erörtert wird, kann der Umgang mit Autorität, Regeln, Beschränkungen unmittelbar beobachtet werden. Wenn derartige Störungen während der relativen kurzen Zeitspanne einer Tauchtauglichkeitsuntersuchung nicht erkannt werden, dann liegt die Verantwortung beim Tauchlehrer, Tauchgruppenleiter oder Tauchpartner. Daher sollte man zur Beurteilung z. B. nach Erlebnissen mit Tauchpartnern oder Gruppen beim Tauchen fragen.

Relative Kontraindikationen	Absolute Kontraindikationen
– Weniger schwere Persönlichkeitsstörungen – Persönlichkeitsstörungen mit verminderter Angst- und Stresstoleranz	– Schwere Persönlichkeitsstörungen – Störungen mit begleitenden anderen Erkrankungen (Depressionen, Sucht)

23.5 Neurotische, Belastungs- und somatoforme Störungen

Bei den neurotischen Störungen handelt es sich um seelische Fehlentwicklungen, die mit Veränderungen der Wahrnehmung, der Empfindungen und des Erlebens einhergehen. Für die Frage der Tauchtauglichkeit sind vor allem die generalisierte Angststörung, die Panikstörung, die Phobie und die neurotische Depression wichtig.

23.5.1 Neurotische Depression

Typische Symptome der neurotischen Depression sind Bedrücktheit, Leeregefühl, Anhedonie, Antriebsarmut und Versagensgefühle mit Selbstwertproblematik. Auch hier kann eine Suizidalität bestehen.

Die Bedrücktheit und Antriebslosigkeit macht diese Personen unaufmerksam für ihre Umgebung und die manchmal vorhandene Suizidalität birgt das Risiko der Selbst- und Fremdgefährdung.

Im akuten Stadium besteht keine Tauchtauglichkeit. Bei chronischen Formen, die weniger stark ausgeprägt sind, kann das Tauchen nach Einzelfallentscheidung möglich sein.

Der Grad der Schwere lässt sich beurteilen anhand der Einschränkungen, zu denen die Erkrankung im Alltagsleben des zu Untersuchenden führt. So sprechen beispielsweise lange Phasen von Arbeitsunfähigkeit gegen eine Tauchtauglichkeit.

23.5.2 Generalisierte Angststörung

Patienten mit einer generalisierten Angststörung leiden unter einer allgemein überhöhten Ängstlichkeit, die von körperlicher Symptomatik, wie Kopfschmerzen, Schwindel und Schwächegefühlen häufig begleitet wird. Sie sind übertrieben besorgt und schreckhaft.

Diese Patienten werden in der Regel nicht den Wunsch haben, den Tauchsport auszuüben. Bei der Anamnese zeigt eine genaue Erfragung der Gründe für den Entschluss zum Tauchen oft gute Hinweise für eine Beratung und Beurteilung. Es ist abzuwägen, inwieweit sie durch ihre Angst im Rahmen einer Gefahrensituation in einen Zustand der Lähmung kommen könnten, der für sie und eventuelle Tauchpartner gefährlich ist.

23.5.3 Phobie

Bei den Phobien sind für Taucher insbesondere die Agoraphobie und die Klaustrophobie wichtig. Agoraphobie bedeutet Angst vor weiten Räumen oder Höhen, im Gegensatz zur Klaustrophobie, bei der sich die Angst auf abgeschlossene Räume bezieht. Aber auch Tierphobien können in Einzelfällen zum Problem werden. Das Schweben an einer Steilwand oder das Tauchen unter einem Überhang kann plötzlich phobische Reaktionen auslösen.

Die Gefahr während des Tauchens liegt in der plötzlichen Fluchtreaktion, die meist zu einem unkontrollierten Aufstieg führt.

Im Rahmen der Tauchtauglichkeitsuntersuchung muss die mögliche Gefährdung durch die Phobie sorgfältig beurteilt und ggf. vom Tauchen abgeraten werden.

23.5.4 Panikstörung

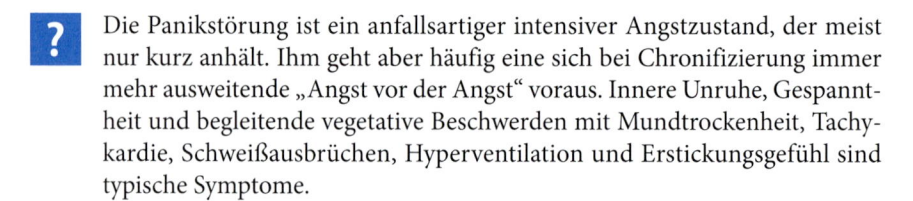

Die Panikstörung ist ein anfallsartiger intensiver Angstzustand, der meist nur kurz anhält. Ihm geht aber häufig eine sich bei Chronifizierung immer mehr ausweitende „Angst vor der Angst" voraus. Innere Unruhe, Gespanntheit und begleitende vegetative Beschwerden mit Mundtrockenheit, Tachykardie, Schweißausbrüchen, Hyperventilation und Erstickungsgefühl sind typische Symptome.

Die Panik als eine Reaktion auf eine den Taucher überfordernde Gefahrensituation stellt eine zentrale Ursache für Tauchunfälle dar. Bei einer bestehenden Panikstörung ist auch ohne wesentlichen äußeren Einfluss mit einem anfallsartigen Angstzustand zu rechnen. Während eine Paniksituation über Wasser als sehr unangenehm empfunden wird, führt diese unter Wasser, auch durch die mögliche Fluchtreaktion zur Wasseroberfläche, zu einer extremen Gefährdung.

Hinweis Manche Menschen mit Angststörungen suchen den Tauchsport als „Trainingsfeld", um sich in dieser „Extremsituation" ihre Angst abzugewöhnen. Von solchen Versuchen der Selbsttherapie ist in der Regel abzuraten, es sei denn, es geht über den Weg eine besonders intensiven und entsprechend empathisch durchgeführten Ausbildung.

Während bei schweren Panikstörungen das Tauchen kontraindiziert ist, kann bei weniger stark ausgeprägten Formen die Tauchtauglichkeit möglich sein. Wichtig ist, dass es durch die Erkrankung zu keiner zusätzlichen Gefährdung des Patienten und der Mittaucher kommt.

Relative Kontraindikationen	Absolute Kontraindikationen
– Weniger schwere Formen neurotischer Störungen – Weniger schwer ausgeprägte Angst- und Panikstörungen – Agoraphobie – Klaustrophobie – Entsprechende Tierphobien	– Akute und chronisch häufig rezidivierende neurotische Depressionen. – Schwere Angst- und Panikstörungen – Angst- und Panikstörungen, die sich bereits unter Wasser manifestiert haben (mit dadurch ausgelösten Tauchzwischenfällen)

Angst- und Panikstörungen, die den Patienten im Alltag erheblich und/oder ständig beeinträchtigen, die zu längeren Zeiten von Arbeitsunfähigkeit führen oder deren Chronifizierung zu einem den Patienten schützenden und schnell aktivierbaren Helfersystem geführt haben, (z. B. der Patient wird zur Tauchtauglichkeitsuntersuchung begleitet, weil Angst das selbständige Aufsuchen des Arztes verhindert,) sind als schwer einzustufen und sprechen gegen die Tauchtauglichkeit.

23.6 Alkohol-, Medikamenten- und Drogenmissbrauch, Sucht

Missbrauch, Abhängigkeit und Sucht umfassen ein weites Krankheitsspektrum und beziehen sich sowohl auf legale (Alkohol, Tabletten) wie auch illegale (Cannabis, Kokain, Heroin, Designerdrogen) Substanzen. Wichtigste Droge ist der Alkohol (40–60%) gefolgt von der Medikamentenabhängigkeit (20–25%) und den illegalen Drogen (15–20%). Neben den akuten Symptomen des Rausches, die mit Störungen des Bewusstseins, der Denk- und Urteilsfähigkeit bis hin zu motorischen Störungen einhergehen, führt der chronische Substanzmissbrauch zu Persönlichkeitsveränderungen. Auch niedrige Blutalkoholspiegel können sich in Kombination mit der vom Umgebungsdruck abhängigen Inertgasauswirkung kritisch bzw. für einen Tauchunfall begünstigend erweisen. Alkohol, Cannabis oder andere Drogen und Medikamente können auch zu pathologischen Veränderungen an verschiedenen Organsystemen führen und so Tauchuntauglichkeit hervorrufen.

Bei chronischer Abhängigkeit und im Rahmen eines akuten Rauschzustandes besteht keine Tauchtauglichkeit. Aber auch ein häufiger Substanzmissbrach, z. B. übermäßiger Alkohol- oder Cannabis-Konsum an fast jedem Wochenende oder regelhaft in Konfliktsituationen spricht gegen eine Tauchtauglichkeit, selbst wenn Anzeichen einer körperlichen Abhängigkeit fehlen. Hier muss von einer psychischen Abhängigkeit ausgegangen werden. Bei weniger häufigem Gebrauch ohne erkennbare psychische Abhängigkeit kann das Urteil weniger kritisch ausfallen.

Bei der Abgrenzung hilft auch hier die Frage nach dem Ausmaß der Auswirkungen des Suchtmittelgebrauchs auf den Alltag des Untersuchten. Ein kritikloser Umgang mit Suchtmitteln in Verbindung mit dem Führen von Kraftfahrzeugen beispielsweise spricht dafür, dass von der Person auch kein verantwortungsvoller Umgang damit beim Tauchen erwartet werden kann.

Bei Abstinenz von mindestens einem Jahr ohne persistierende psychische Veränderung ist die Beurteilung eventueller Organschäden ausschlaggebend.

Relative Kontraindikationen	Absolute Kontraindikationen
– Wiederholter Substanzmissbrauch an der Grenze zur psychischen Abhängigkeit – Abstinenz von mindestens einem Jahr ohne persistierende psychische Veränderung	– Akuter Rausch – Häufiger Substanzmissbrauch – Chronische Abhängigkeit

23.7 Essstörungen

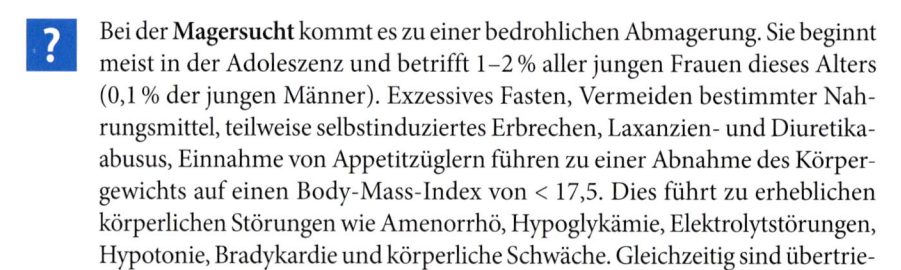

Bei der **Magersucht** kommt es zu einer bedrohlichen Abmagerung. Sie beginnt meist in der Adoleszenz und betrifft 1–2 % aller jungen Frauen dieses Alters (0,1 % der jungen Männer). Exzessives Fasten, Vermeiden bestimmter Nahrungsmittel, teilweise selbstinduziertes Erbrechen, Laxanzien- und Diuretikaabusus, Einnahme von Appetitzüglern führen zu einer Abnahme des Körpergewichts auf einen Body-Mass-Index von < 17,5. Dies führt zu erheblichen körperlichen Störungen wie Amenorrhö, Hypoglykämie, Elektrolytstörungen, Hypotonie, Bradykardie und körperliche Schwäche. Gleichzeitig sind übertriebene körperliche Aktivität und ein übersteigerter Ehrgeiz zu beobachten.

Bei der **Bulimie** kommt es oft mehrmals täglich zu „Fressattacken", wobei das Normalgewicht durch Erbrechen aufrechterhalten wird. Dieser Mechanismus wird suchtartig wiederholt. Auch hier sind die somatischen Folgen erheblich: Dehydratation, Elektrolytstörungen, Herzrhythmusstörungen, Zahn-, Larynx- und Ösophagusschäden.

Essstörungen sind häufig mit Depressionen und Alkoholmissbrauch vergesellschaftet.

Die vielfältigen organischen Begleiterscheinungen bedingen verschiedene Gefahren während des Tauchens. Durch die Dehydratation steigt das Risiko einer Dekompressionskrankheit. Aufgrund des Abbaus des Unterhautfettgewebes kommt es zu einer schnelleren Auskühlung und durch den Abbau der Muskulatur zu einer verminderten Leistungsfähigkeit.

Bei manifester Essstörung besteht keine Tauchtauglichkeit.
Tauchtauglichkeit besteht bei Z.n. Anorexie oder Bulimie mit normalisiertem Körpergewicht und Essverhalten sowie normalen blutchemischen Parametern.

> **Absolute Kontraindikation**
> – Manifeste Anorexia nervosa oder Bulimie

23.8 Hyperventilationssyndrom

Das akute Hyperventilationssyndrom wird meist durch Angst, Panik und akute Stressoren ausgelöst. Betroffen sind beide Geschlechter mit einer Häufung im zweiten und dritten Lebensjahrzehnt. Typischerweise ist das Auftreten anfallsartig mit beschleunigter und vertiefter Atmung. Hierdurch kommt es im Verlauf zu einer Abatmung von Kohlendioxid und entsprechend zu einem Absinken des arteriellen pCO_2. Dies führt zu den typischen tetanischen Symptomen. Neben diesen können auch weitere neuromuskuläre Beschwerden, aber auch Benommenheit, Schwindel und Sehstörungen auftreten. Akute Anfälle können meist durch Beruhigung, Empathie und weitere psychoreduktive Maßnahmen behandelt werden.

Beim chronischen Hyperventilationssyndrom kommt es zu einer sehr unterschiedlichen Beschwerdevielfalt. Neben Müdigkeit, Schwindelgefühlen, kalten Extremitäten bestehen meist auch psychische oder somatische Symptome. Während das akute Hyperventilationssyndrom durch das plötzliche Auftreten einfach diagnostiziert werden kann, ist dies beim chronischen Geschehen schwieriger. Psychotherapeutische Maßnahmen sind zu Behandlung häufig notwendig.

Sowohl die typischen Symptome des akuten als auch des chronischen Hyperventilationssyndroms können zu einer Gefährdung des Tauchers führen. Zudem kann es durch die veränderten Bedingungen unter Wasser zu Angst und Panik kommen, das wiederum einen akuten Hyperventilationsanfall triggern kann.

Nicht zu verwechseln ist das dargestellte Syndrom mit Hyperventilation im Rahmen von Apnoe-Versuchen. Auch hierbei kommt es zu einer Reduktion des arteriellen pCO_2, was durch das Hinauszögern des Einatemreizes zu Hypoxie mit Bewusstseinsstörungen bis hin zur Bewusstlosigkeit im Wasser führen kann. Hierbei erfolgt die Hyperventilation oft willentlich oder unbewusst im Rahmen von Anspannung sowie Aufregung.

Bei bekanntem akuten oder chronischen Hyperventilationssyndrom ist das Tauchen kontraindiziert.

Tauchtauglichkeit besteht, wenn über einen Zeitraum von mindestens 12 Monaten keine Symptome oder Anfälle mehr bestehen.

Absolute Kontraindikation
- Akutes oder chronisches Hyperventilationssyndrom

Literatur

Ermann M: Psychosomatische Medizin und Psychotherapie. Stuttgart: Kohlhammer, 2007.
Hewer W, Rössler W (Hrsg.): Akute psychische Erkrankungen. München: Urban & Fischer, 2007.
Payk T: Checkliste Psychiatrie und Psychotherapie. Stuttgart: Thieme, 2003.

24 Urologie

> Im Bereich der Nieren und des ableitenden Harntrakts können funktionelle Speicher- und Entleerungsstörungen auftreten. Es kann zu entzündlichen oder tumorösen Veränderungen sowie zu speziellen urologischen Erkrankungen wie Harnsteinbildung kommen. Die Druckänderungen, die Kälteeinwirkung und die Dehydratation beim Tauchen können Risiken nach sich ziehen, die auch aus urologischer Sicht den Tauchsport ganz verbieten oder in Einzelfällen zumindest einschränken. Die ungehinderte Urinproduktion und Ausscheidung sind essentielle Körperfunktionen. Störungen, die mittel- oder langfristig bestehen, können ernsthafte gesundheitliche Funktionsverluste hervorrufen. Neben massiven Beeinträchtigungen des Wasser-Elektrolyt-Haushaltes durch Niereninsuffizienz können auch starke Schmerzsymptomatiken wie beispielsweise bei einer Nierenkolik die Sicherheit beim Tauchen beeinträchtigen. Da die überwiegende Mehrzahl urologischer Erkrankungen medikamentös oder chirurgisch behandelbar ist, ist ein risikoloses Tauchen nach Abschluss der Behandlung in der Regel möglich. Aus diesem Grund sollte bei einer entsprechenden Anamnese die Basisuntersuchung zur Tauchtauglichkeit durch urologische Untersuchungen, wie beispielsweise die Sonografie der Nieren und der Blase sowie Urinuntersuchung, ergänzt werden.

24.1 Allgemeines

24.1.1 Anamnese und Basisuntersuchung

Im Rahmen der urologischen Anamnese sollte erfragt werden, ob wesentliche Beeinträchtigungen der Blasenentleerungsfunktion, z. B. Restharnbildung bei Prostatavergrößerung oder neurogene Blasenentleerungsstörungen, bekannt sind. Häufige Nykturie, Restharngefühl, rezidivierende Harnwegsinfekte (mit Dysurie) und hohe Miktionsfrequenzen (Pollakisurie) können indirekte Hinweise auf eine Entleerungsstörung geben. Erfragt werden sollte auch eine Harnsteinbildung in der Vorgeschichte. Die Rezidivhäufigkeit nach Harnsteinbildung beträgt 50 %, wobei dies unabhängig davon ist, ob es zu einem Spontansteinabgang gekommen ist oder ob der/die Stein/e urologisch entfernt wurden. Ebenso sind bekannte Beeinträchtigungen der Nierenfunktion sowie urologische Voroperationen und damit einhergehende funktionelle Störungen zu erfragen. Eine Dauermedikation ist im Bereich der Urologie häufig bei benigner Prostatahyperplasie, Harndrangsymptomatiken, Stressinkontinenz, rezidivierenden Infekten und auch zur Behandlung der erektilen Dysfunktion gebräuchlich.

Die körperliche Untersuchung beinhaltet die Beurteilung des Abdomens mit Nierenlagern. Die sonografische Untersuchung des Abdomens kann die Frage klären, ob ein Harnstau vorliegt, ob Steine im Bereich der Nieren zu sehen sind und ob die Harnblase nach Miktion komplett entleert ist. Ein einfacher Urinstix kann eine Harnwegsinfektion ausschließen und weitere indirekte Hinweise auf eine urologische Erkrankung geben (Leukozyten, Erytrozyten, Eiweiß, Nitrit und pH-Wert). Sind die Anamnese und die genannte Basisuntersuchung unauffällig ist aus urologischer Sicht keine weitere Abklärung erforderlich.

24.1.2 Weitergehende Untersuchungen

Bei urologischen Auffälligkeiten in der Basisdiagnostik sollte konsiliarisch eine urologische Abklärung erfolgen, bei der dann die urologischen Erkrankungen hinsichtlich ihrer Therapienotwendigkeit und Risikoeinschätzung bezüglich des Tauchens beurteilt werden können. Gegebenfalls können hier neben der Sonographie spezielle urologische Röntgenuntersuchungen (z. B. Ausscheidungsurogramm, Miktionszystourethrogramm, retrogrades Urethrogramm) oder endoskopische Untersuchungen wie Zystoskopie und retrograde Darstellung der Harnwege erforderlich werden. Darüber hinaus können Funktionsuntersuchungen (Nierensequenzszintigrafie zur Beurteilung der Nierenfunktion, der Funktionsseitenverteilung und der Abflussverhältnisse des oberen Harntrakts sowie Funktionsuntersuchungen der Blasenentleerung wie Uroflowmetrie und Urodynamik) ebenso indiziert sein, wie eine erweiterte Labordiagnostik.

24.2 Harnsteinerkrankung (Urolithiasis)

? In Abhängigkeit von der Konzentration können unterschiedliche Substanzen zur Kristall- und Harnsteinbildung nahezu überall im Harntrakt führen. 5-10 % aller Menschen bilden irgendwann im Laufe ihres Lebens Harnsteine aus.

⚠ Für Berufstaucher und Piloten ist das Vorhandensein von Harnsteinen ein Tauglichkeitsausschluss (s. Hinweis). Die Gefahr der akuten Kolik besteht in dem Moment, in dem sich ein Harnstein im Nierenbeckenkelchsystem löst und in den Harnleiter fällt. Bei der Harnleiterpassage in Richtung Blase kommt es dann zu unwillkürlichen Kontraktionen des Harnleiters, die eine heftige Schmerzsymptomatik auslösen (typischerweise wellenförmige Schmerzen in der Flanke, mit Ausstrahlung in den Unterbauch oder das äußere Genitale). Diese Schmerzsymptomatik ist prinzipiell unabhängig von der Steingröße. Häufig ist es jedoch so, dass besonders kleine Steine zu sehr heftigen Koliken führen. Kommt es zusätzlich zu einem Harnstau, besteht die Gefahr einer Funktionsbeeinträchtigung der Niere, einer Nierenkelchverletzung (sog. Fornixruptur) und dem Risiko der Infektion des aufgestauten Urins. Bei auftretendem Fieber in Verbindung mit einem Harnstau ist die endoskopische Entlastung der Niere über eine Schlauchdrainage (z. B. Harnleiterstent, sog. Pigtail oder perkutane Nephrostomie) lebensnotwendig, da eine fulminante Urosepsis droht.

➡ Die Behandlung eines Harnleitersteins besteht zunächst in einer spasmoanalgetischen, medikamentösen Therapie. Nach radiologischer Steingrößen- und -lagebestimmung kann entschieden werden, ob ein Stein unter medikamentöser Therapie spontan abgangsfähig ist oder ob eine operative Steintherapie in Form von Stoßwellenbehandlung (ESWL), endoskopischer Steinextraktion oder in seltenen Fällen eine Schnittoperation erforderlich ist. Bei Harnsäuresteinen ist auch eine medikamentöse Steinauflösung möglich. Dies ist jedoch langwierig und muss engmaschig kontrolliert werden.

Ein kleiner symptomloser Nierenstein, der in den Verlaufskontrollen nicht an Größe zunimmt, gilt üblicherweise als nicht behandlungswürdig und schränkt die Tauchtauglichkeit nicht ein.

Hinweis Da insbesondere die Dehydratation (Tauchurlaub in warmen Regionen, Durchfallerkrankungen) und die körperliche Anstrengung ein Risiko darstellen, dass sich vorhandene Harnsteine lösen und zu Komplikationen führen, sollte bei Tauchern eine Steinfreiheit des Harntrakts gefordert werden. Eine schwere Nierenkolik unter Wasser kann den Taucher, aber auch die Begleiter gefährden, da es bei starken Schmerzzuständen zu entsprechenden Panikreaktionen kommen kann.

Relative Kontraindikation	Absolute Kontraindikation
– Rezidivierende Steinbildner ohne derzeitige Beschwerdesymptomatik (engmaschige sonografische Kontrollen)	– Harnleiterstein, Harnstau, Schmerzsymptomatik im Rahmen einer Harnsteinerkrankung

24.3 Benigne Prostatahyperplasie (BPH)

? Die gutartige Vergrößerung der Prostata im höheren Alter ist eine häufige Erkrankung (jeder zweite Mann jenseits des 60. Lebensjahres leidet unter den entsprechenden Symptomen). Die alleinige Vergrößerung muss jedoch nicht zwingend zu einer Beeinträchtigung der Blasenentleerungsfunktion oder zu Beschwerden beim Wasserlassen führen. Entscheidend ist, inwieweit die Prostata dabei die prostatische Harnröhre einengt oder den Blasenboden anhebt. Hierdurch kann es zu einer subvesikalen Obstruktion kommen mit der Notwendigkeit eines erhöhten Miktionsdrucks und resultierender Abschwächung des Harnstrahls oder irritativen Symptomen wie Dysurie, Pollakisurie und Nykturie. Folgen sind eine Verdickung und Defunktionalisierung des Harnblasenmuskels sowie eine zunehmende Restharnbildung. Bei sehr fortgeschrittener Erkrankung kann es zur Schädigung des oberen Harntrakts oder zum kompletten Harnverhalt kommen. Der akute Harnverhalt tritt meist unter erhöhter Flüssigkeitsbelastung und/oder unter Alkoholeinfluss auf.

→ Die symptomlose BPH ohne Restharnbildung, egal ob unter medikamentöser Therapie oder nach erfolgreicher operativer Intervention, stellt keine Kontraindikation zur Ausübung des Tauchsports dar. Problematisch ist eine ausgeprägte Restharnbildung da es beim Tauchen zu einer forcierten Diurese kommt. Die schnelle Blasenfüllung und das Fehlen der Möglichkeit einer sofortigen Blasenentleerung bei auftretendem Harndranggefühl sowie die zusätzliche Kältewirkung durch die Wassertemperatur erhöhen das Risiko eines auftretenden Harnverhalts beträchtlich. Hohe Restharnmengen sollten generell, aber insbesondere im Hinblick auf den Tauchsport urologisch kontrolliert und behandelt werden.

Die offene Prostataentfernung sowie die endoskopische (transurethrale) Prostataresektion stellt nach Einhaltung der üblichen postoperativen Schonzeit keine Kontraindikation zum Tauchsport dar. Im Rahmen der Medikamentenanamnese ist auf die spezifischen möglichen Nebenwirkungen der Medikamente, die zur Therapie der BPH und dem assoziertem Symptomenkomplex eingesetzt werden, zu achten. So kann es bei Einnahmen von Alpha-Blockern zu Blutdruckabfall und Hypotonie kommen. Veränderte Akkommodationsfähigkeit, Tachykardie, Schwindel und Mundtrockenheit treten unter Dauermedikation von anticholinergen Substanzen auf.

Tauchtauglichkeit besteht bei BPH ohne Restharnbildung mit normaler Miktion nach der Operation.

> **Absolute Kontraindikationen**
> – BPH mit Restharnbildung
> – Z.n. Harnverhalt ohne weitere Therapie

24.4 Entzündliche Erkrankungen des Urogenitaltrakts

Entzündliche Erkrankungen des Urogenitaltrakts sind mit Abstand die häufigsten Erkrankungen im Bereich der Urologie. Sie sind in erster Linie schmerzhaft und nicht selten mit Fieber sowie einem allgemeinen Krankheitsgefühl vergesellschaftet. Akute Entzündungen sind meist durch Bakterien bedingt. Kälte, hygienische Probleme und geringe Urinausscheidung sind die größten Risikofaktoren. Chronische Entzündungen des Harntrakts können jedoch auch abakteriell verlaufen. Der mit Abstand häufigste Infekt im Urogenitalbereich ist der einfache, unkomplizierte Harnwegsinfekt. Dieser tritt aufgrund der anatomischen Verhältnisse am häufigsten bei Frauen auf. Bei Ausbreitung der Keime Richtung Niere kann es zu schwerwiegenderen Infektionen wie Nierenbeckenentzündungen kommen.

Der unkomplizierter Harnwegsinfekt (ohne Flankenschmerzen, Fieber und Blutlaborveränderungen) wird mit oraler Antibiose behandelt. Schwerwiegendere Harnwegsinfektionen wie beispielsweise eine Pyelonephritis müssen i.v. antibiotisch und mit Bettruhe therapiert werden. Die Infektion kann sich nicht nur Richtung oberer Harntrakt ausbreiten, sondern beim Mann auch die Prostata, die Nebenhoden oder in seltenen Fällen die Hoden betreffen. Auch hier ist eine antibiotische Therapie und antiinflamatorische sowie ggf. antipyretische Medikation erforderlich.

Chronische Entzündungen (z. B. chronische Prostatitis) sind häufig abakteriell und demnach durch eine antibiotische Behandlung nicht zu beeinflussen. Hier sind nach Ausschluss einer Keimbesiedlung antientzündliche Medikamente und physikalische Maßnahmen notwendig.

Durch die Kältewirkung ist beim Tauchen grundsätzlich mit einer Verschlechterung einer entzündlichen Symptomatik zu rechnen.

Eine akute bakterielle Entzündung verbietet wie jede andere akute Erkrankung das Tauchen. Bei rezidivierenden Harnwegsinfekten ist das Schwimmen und Tauchen als Risikofaktor anzusehen. Ist das Eintreten eines Infektrezidivs jedoch nicht mit dem Tauchen vergesellschaftet oder wird eine erfolgreiche Prophylaxe durchgeführt, kann der Tauchsport ausgeübt werden.

Relative Kontraindikation	Absolute Kontraindikationen
– Rezidivierende Harnwegsinfekte im beschwerdefreien Intervall	– Akuter Harnwegsinfekt – Pyelonephritis – Akute Prostatitis – Epididymitis

24.5 Funktionelle Abflussstörungen des oberen Harntrakts

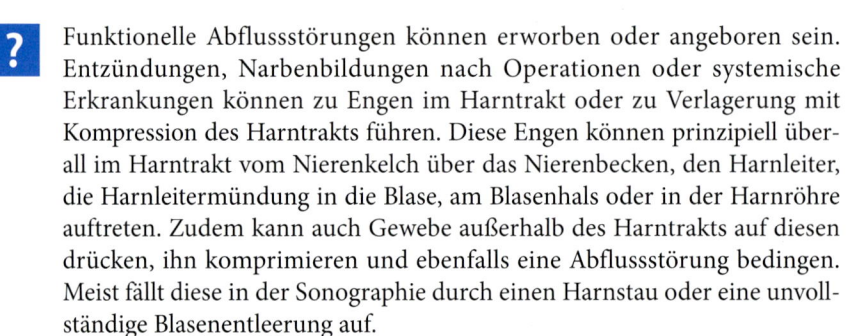

Funktionelle Abflussstörungen können erworben oder angeboren sein. Entzündungen, Narbenbildungen nach Operationen oder systemische Erkrankungen können zu Engen im Harntrakt oder zu Verlagerung mit Kompression des Harntrakts führen. Diese Engen können prinzipiell überall im Harntrakt vom Nierenkelch über das Nierenbecken, den Harnleiter, die Harnleitermündung in die Blase, am Blasenhals oder in der Harnröhre auftreten. Zudem kann auch Gewebe außerhalb des Harntrakts auf diesen drücken, ihn komprimieren und ebenfalls eine Abflussstörung bedingen. Meist fällt diese in der Sonographie durch einen Harnstau oder eine unvollständige Blasenentleerung auf.

Ob und wie eine Abflussstörung behandelt werden muss, wird vom behandelnden Urologen individuell nach bildgebender Diagnostik und ggf. einer Funktionsuntersuchung der Nieren (Nierenszintigraphie) entschieden.

Bei bestehender Abflussstörung oder entsprechenden Beschwerden kann durch die vermehrte Urinproduktion und die Kälte die Problematik während des Tauchens verschlechtert werden.

Bis zur abgeschlossenen Behandlung ist das Tauchen bei symptomatischen Abflussstörungen kontraindiziert. Besteht kein funktionelles Abflusshindernis oder ist dieses operativ saniert, kann der Tauchsport bedenkenlos ausgeübt werden.

Tauchtauglichkeit besteht bei operativ behobenem Harnstau.

Absolute Kontraindikation
– Harnstau bei dekompensierten Abflussverhältnissen

Literatur

Hofstetter A: Urogenitale Infektionen. Berlin Heidelberg New York Tokio: Springer, 1999
Jocham D, Miller K (Hrsg.): Praxis der Urologie, Band I und II, 2. Aufl. Stuttgart: Thieme, 2003.
Tiselius HG, Ackermann D, Alken P, Buck C, Conort P, Galluci M: Guidelines on urolithiasis. Eur Urol 2001; 40: 362–371.
Wagner T, Jonas U: Pharmakotherapie in der Urologie, 2. Aufl. Berlin Heidelberg New York Tokio: Springer, 2005.

25 Zahnheilkunde

> Verschiedene Erkrankungen der Zähne können während des Tauchens zu plötzlichen heftigen Schmerzen führen. Dabei können diese nicht nur sehr unangenehm sein, sondern auch Panikreaktionen zur Folge haben.

25.1 Allgemeines

Im Rahmen der Tauchtauglichkeitsuntersuchung sollte vom untersuchenden Arzt der Zahnstatus orientierend erhoben werden und bei bestehenden Erkrankungen oder anamnestischen Problemen eine zahnärztliche Vorstellung erfolgen.

25.2 Erkrankungen

25.2.1 Karies

Zahnkaries ist eine Erkrankung der Zahnhartgewebe. Primär bilden sich Demineralisationen im Bereich des Zahnschmelzes, die im weiteren Verlauf fortschreiten und das Dentin befallen. Typisches Symptom ist zunächst eine erhöhte Temperatursensibilität. Während sich das frühere Stadium durch intensive Fluoridierung therapieren lässt, müssen Kavitäten des späteren Stadiums ausgeräumt und der Zahn mit einem entsprechenden Füllungsmaterial versorgt werden. Bei Nichtbehandlung tritt bei Fortschreiten der Erkrankung eine Entzündung der Pulpa auf, die nur noch durch endodontische Maßnahmen (Wurzelbehandlung) therapiert werden kann. Unterbleibt auch diese Behandlung, besteht die Gefahr eines Übergreifens auf das Knochengewebe in Form zystischer, ostitischer oder osteomyelitischer Prozesse, die meist chirurgisch angegangen werden müssen.

Bei der Ausübung des Tauchsports können kariöse Zähne per se durch Änderung der Druckverhältnisse und daraus resultierender Irritation der

Pulpa, die ja in einen Hohlraum – das Pulpenkavum – eingelagert ist, zu heftigsten Schmerzreaktionen führen. Aber auch Kältereize, ein kräftiger Biss auf das Mundstück des Lungenautomaten sowie die komprimierte Atemluft können zu akuten Beschwerden während des Tauchens führen. Gleiches gilt für von Sekundärkaries befallene, insuffiziente Füllungen und Kronen.

Unbehandelte devitale Zähne können besonders in der Auftauchphase größere Probleme bereiten. Bei klinisch unauffälligen periapikalen Prozessen besteht durch Druckänderung die Gefahr der Überleitung in eine akute Phase.

Füllungen mit unvollständigem Schluss zum Zahn können bei Druckwechsel zu starken Schmerzen führen.

➡ Bis zur endgültigen Sanierung der Zahnkaries besteht keine Tauchtauglichkeit. Bei der Wahl des Füllungsmaterials ist zu beachten, dass sich bei Kunststofffüllungen bislang Bläschen in der Füllung kaum vermeiden lassen und diese daher für Taucher weniger gut geeignet sind. Die Verwendung von Amalgan, Gold oder Keramik ist für die Ausübung des Tauchsports problemlos, wobei die Zementierung möglichst blasenfrei erfolgen sollte.

Zahnschmerzen während des Tauchens bei bestehenden Füllungen können auf einen unzureichenden Randabschluss der Füllung zum Zahn hindeuten, so dass eine Sanierung notwendig ist und bis zum Abschluss dieser nicht getaucht werden sollte.

Hinweis Vereinzelt berichten Taucher, die Nitrox verwenden, dass sie während des Tauchens „irgendetwas" an den Zähnen schmecken würden. Diese Erlebnisse können möglicherweise auf Amalgam und erhöhte Oxidation zurückzuführen sein, sind aber unbedenklich. Wahrscheinlicher ist, dass diese Geschmackserlebnisse durch die Anwesenheit verschiedener Metalle im Mund (Amalgam, Gold, Metall des Lungenautomaten) und entsprechenden galvanische Reaktionen hervorgerufen werden.

Tauchtauglichkeit besteht bei abgeschlossener Behandlung einer Zahnkaries und bei intakten Füllungen und Kronen

Relative Kontraindikationen	Absolute Kontraindikationen
– Sanierungsbedürftiges Gebiss – Unbehandelte devitale Zähne	– Akute Beschwerden – Schadhafte Füllungen bis zur abgeschlossenen Behandlung

25.2.2 Zahnextraktion, kieferchirurgische Eingriffe

? Zahnextraktionen betreffen häufig die sog. Weisheitszähne, da diese aufgrund von Platzmangel oft zu pflegerischen oder kieferorthopädischen Problemen führen.

Bei der Behandlung devitaler Zähne ist das therapeutische Vorgehen vom Zahnstatus abhängig. So werden schwer kariös zerstörte Zähne einfach gezogen. Besteht die Möglichkeit der Zahnerhaltung, wird nach Ziehen des Zahnes der Nervenkanal gesäubert, mit einer Füllung verschlossen und der Zahn wieder aufgebaut.

➡ Nach einer Zahnextraktion sollte so lange mit dem Tauchen gewartet werden, bis die Wunde völlig reizlos und verschlossen ist, da es andernfalls zu Entzündungen kommen kann. Bei Zahnextraktionen im Bereich des Oberkiefers empfiehlt sich eine Tauchpause bei unkomplizierten Verläufen von mindestens 14 Tagen. Für Zahnextraktionen im Unterkieferbereich ist bei unkompliziertem Verlauf ein Tauchverbot von 7 Tagen ausreichend.

Kommt es im Rahmen einer Zahnextraktion im Oberkiefer zu einer Eröffnung der Kieferhöhle, ist unbedingt eine Tauchpause einzuhalten, bis ein belastungsfähiger Verschluss dieser Mund-Antrum-Verbindung gewährleistet ist. Wann dies der Fall ist, kann vom behandelnden Arzt durch entsprechende Tests und ggf. röntgenologische Kontrollen festgestellt werden und kann bis zu 3 Monaten dauern. Gleiches gilt für die Wartezeit nach kieferchirurgischen Eingriffen wie Resektionen, Entfernung von Zysten etc.

Tauchtauglichkeit besteht bei abgeschlossener Behandlung nach entsprechender Wartezeit

> **Absolute Kontraindikationen**
> – Unkomplizierte Zahnextraktion im Oberkiefer < 14 Tage
> – Unkomplizierte Zahnextraktion im Unterkiefer < 7 Tage
> – Eingriffe mit Eröffnung der Kieferhöhle, kieferchirurgische Eingriffe: Tauchpause < mindestens 3 Monate

25.2.3 Wurzelbehandlung

➡ Ist eine Wurzelbehandlung der Zähne notwendig, sollte der Tauchsport erst nach komplett abgeschlossener Behandlung wieder ausgeübt werden.

Hinweis Die Füllung der Wurzelkanäle muss ohne Lufteinschlüsse erfolgen.

Tauchtauglichkeit besteht bei Z.n. abgeschlossener Wurzelbehandlung.

Absolute Kontraindikation
- Notwendige oder nicht abgeschlossene Wurzelbehandlung

25.2.4 Freiliegende Zahnhälse

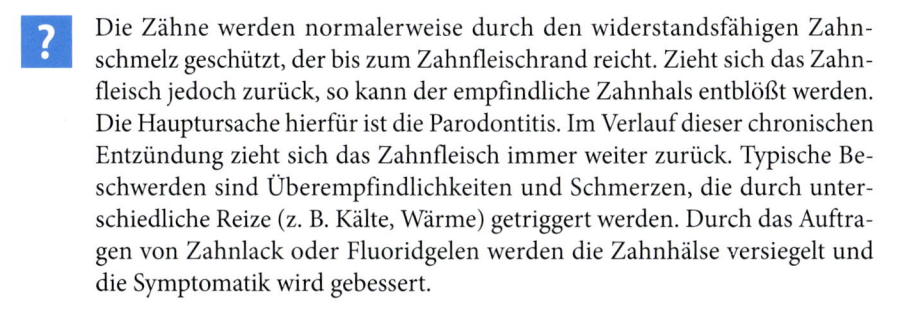

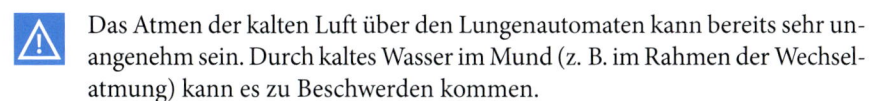

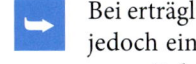

Die Zähne werden normalerweise durch den widerstandsfähigen Zahnschmelz geschützt, der bis zum Zahnfleischrand reicht. Zieht sich das Zahnfleisch jedoch zurück, so kann der empfindliche Zahnhals entblößt werden. Die Hauptursache hierfür ist die Parodontitis. Im Verlauf dieser chronischen Entzündung zieht sich das Zahnfleisch immer weiter zurück. Typische Beschwerden sind Überempfindlichkeiten und Schmerzen, die durch unterschiedliche Reize (z. B. Kälte, Wärme) getriggert werden. Durch das Auftragen von Zahnlack oder Fluoridgelen werden die Zahnhälse versiegelt und die Symptomatik wird gebessert.

Das Atmen der kalten Luft über den Lungenautomaten kann bereits sehr unangenehm sein. Durch kaltes Wasser im Mund (z. B. im Rahmen der Wechselatmung) kann es zu Beschwerden kommen.

Bei erträglichen Beschwerden ist das Tauchen nicht kontraindiziert. Besteht jedoch eine ausgeprägte Überempfindlichkeit, so darf bis zur abgeschlossenen Behandlung nicht getaucht werden.
Tauchtauglichkeit besteht bei erträglichen Beschwerden.

Absolute Kontraindikation
- Starke Beschwerden bis zur abgeschlossenen Behandlung

25.2.5 Zahnersatz

Ein lockerer Zahnersatz sowie der Verlust desselben unter Wasser schränkt das Festhalten des Lungenautomaten im Mund stark ein. In der Folge kann das Verrutschen zu Husten- oder Würgereiz führen, das ein Ertrinken und/oder eine Panikreaktion zur Folge haben kann.

Der plötzliche Verlust des Zahnersatzes kann zudem zu unüberlegten und gefährlichen „Rettungsversuchen" führen.

➡ Herausnehmbarer Zahnersatz muss gut und fest sitzen. Dabei ist es unerheblich, ob es sich um einen kompletten Zahnersatz oder um eine herausnehmbare Teilprothese handelt.

Die Wartezeit nach der Insertion von Implantaten ist abhängig vom gewählten Verfahren. Bei knochenverankerten Implantaten als Zahnersatz ist die völlige Einheilung abzuwarten. Hier ist eine längere Pause von mindestens 3 Monaten notwendig.

Um das Kippen von Prothesen zu vermeiden und ein sicheres Festhalten des Mundstücks des Atemreglers zu gewährleisten, sind für Prothesenträger individuell geformte Mundstücke, die auch die Seitenzahngebiete einbeziehen empfehlenswert.

Tauchtauglichkeit besteht bei
- ▶ Zahnimplantation nach Tauchpause über mindestens 3 Monate bei unkomplizierten Verläufen,
- ▶ Teilprothese: bei festem Prothesensitz,
- ▶ Vollprothese: bei sicherem Prothesensitz.

Absolute Kontraindikationen
– Lockerer, unsicherer Sitz einer Teil- oder Vollprothese
– Zeitintervall nach knochenverankerten Zahnimplantation < 3 Monate

25.2.6 Erkrankungen des Zahnfleisches

❓ Tiefe Zahnfleischtaschen können durch das Eindringen von Luft, die bei Druckreduktion nur verzögert wieder entweicht, sowohl zu Schmerzen als auch zu Entzündungen führen.

Durch die mechanische Reizung des Mundstücks bei bestehenden Entzündungen des Zahnfleisches kann es zudem zu Schmerzreaktionen und Blutungen kommen.

➡ Bis zur abgeschlossenen Behandlung sollte nicht getaucht werden. Bei kleineren Entzündungen (z. B. Aphten), die sich nicht im Bereich des Mundstücks befinden, darf getaucht werden.

Tauchtauglichkeit besteht bei kleinen Entzündungen, die durch das Mundstück nicht gereizt werden können.

Absolute Kontraindikation
– Tiefe Zahnfleischtaschen
– Chronische oder akute Entzündungen bis zur abgeschlossenen Behandlung

Literatur

Goethe WH, Bäter H, Laban C: Barodontalgia and barotrauma in the human teeth: findings in navy divers, frogmen, and submariners of the Federal Republic of Germany. Mil Med 1989; 154: 491–495.

Goossens IC, van Heerden WF: Interpretation and management of oral symptoms experienced by scuba divers. SADJ 2000; 55: 628–631.

Grant SM, Johnson F: Diver's mouth syndrome: a report of two cases and construction of custom-made regulator mouthpieces. Dent Update 1998; 25: 254–256.

Hammond J: Orthodontic treatment and diving. Br J Orthod 1997; 24: 346–347.

Hobson RS: Temporomandibular dysfunction syndrome associated with scuba diving mouthpieces. Br J Sports Med 1991; 25: 49–51.

Hobson RS, Newton JP: Dental evaluation of scuba diving mouthpieces using a subject assessment index and radiological analysis of jaw position. Br J Sports Med 2001; 35: 84–88.

Hurst TL, Tye EA, Byrd C: Snorkel or scuba diver's denture. J Prosthet Dent 1986; 55: 597–599.

Jagger RG, Jackson SJ, Jagger DC: In at the deep end – an insight into scuba diving and related dental problems for the GDP. Br Dent J 1997; 183: 380–382.

Koob A, Ohlmann B, Gabbert O, Klingmann C, Rammelsberg P, Schmitter M: Temporomandibular disorders in association with scuba diving. Clin J Sport Med 2005; 15: 359–363.

Lyons KM, Rodda JC, Hood JA: The effect of environmental pressure changes during diving on the retentive strength of different luting agents for full cast crowns. J Prosthet Dent 1997; 78: 522–527.

Lyons KM, Rodda JC, Hood JA: Barodontalgia: a review, and the influence of simulated diving on microleakage and on the retention of full cast crowns. Mil Med 1999; 164: 221–227.

Roberts GV: Diver's mouth syndrome: a field study. Dent Update 2000; 27: 74-77.

Scholtanus JD: Gingiva damaged by ill-fitting scuba-diving mouthpiece. Ned Tijdschr Tandheelkd 2003; 110: 403–405.

Weiner R: Barodontalgia: caught between the clouds and the waves. J Mass Dent Soc 2002; 51: 46–49.

Teil III

Anhang

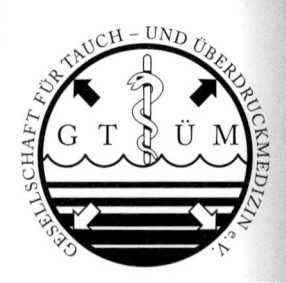

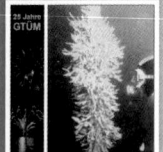

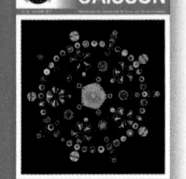

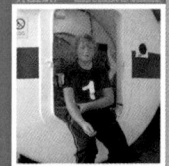

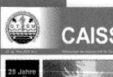

CAISSON

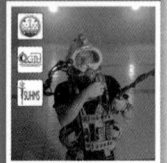

Mitgliederzeitschrift der Gesellschaft für Tauch- und Überdruckmedizin e.V.

- **Aktuelle Themen aus Tauchmedizin und Hyperbarmedizin**
  (Hyperbare Sauerstoff-Therapie / Druckkammer-Therapie).

- **Regelmäßige Veröffentlichung aktueller Listen von Therapie-Druckkammern in Deutschland, Österreich und Schweiz**
  (z. B. für Tauchunfälle) und von Taucherärzten mit international anerkannten Diplomen der Fachgesellschaften GTÜM (D), ÖGTH (A) und SUHMS (CH).

- **Erscheint viermal jährlich, Umfang pro Heft 48 bis 84 Seiten**

- **Kostenlos für Mitglieder der GTÜM e.V.**
  GTÜM-Mitgliedsbeitrag für Ärzte (ordentliche Mitglieder) und Nichtärzte (Fördermitglieder): 65 EUR/Jahr.
  CAISSON-Abonnement-Preis für Nichtmitglieder: 65 EUR/Jahr.

Nähere Informationen auf der Website der GTÜM unter www.gtuem.org.
Ältere Ausgaben von CAISSON sind auf www.gtuem.org kostenlos verfügbar (PDF-Download).

Medizinische Vorsorgeuntersuchung von Sporttauchern

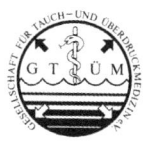

nach den Richtlinien der Gesellschaft für Tauch- und Überdruckmedizin e.V. (GTÜM) und der Österreichischen Gesellschaft für Tauch- und Hyperbarmedizin (ÖGTH). Weitere Informationen finden Sie auf den Websites der Gesellschaften unter www.gtuem.org und www.oegth.at. Hinweise zu relativen und absoluten Kontraindikationen finden Sie in der „Checkliste Tauchtauglichkeit", Gentner Verlag, Stuttgart (ISBN 978-3-87247-681-4)

Untersuchender Arzt
Adresse/Stempel: _____

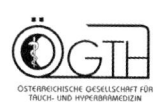

Personalien

Name, Vorname: _____ Geb.-Datum: _____
Adresse (PLZ, Stadt, Straße, Nr.): _____
Telefon, Fax (dienstl./privat): _____
Hausarzt: _____ Beruf: _____

Sportliche Betätigung

Hatten Sie jemals einen **Tauchzwischenfall** oder **Tauchunfall**? (was/wann?):
_____
(z.B. Dekompressionsunfall, Luftembolie, Barotrauma, Trommelfellriss, Schwindel oder häufiger Kopfschmerz beim Tauchen)

Bisherige **Tauchgänge** (Anzahl): _____
Tauchverfahren (Art/Häufigkeit): _____
_____
(z.B. Rebreather- oder Mischgastauchen, Höhlen- oder Wracktauchgänge, Tätigkeit als Tauchausbilder)

Sonstige **Sportarten** (was/wie oft?): _____

Teil A

Krankheitsvorgeschichte

☐ **Gesamte** Vorgeschichte

oder

☐ **Ergänzungen** seit letzter Untersuchung vom: _____
(nur möglich, wenn Untersuchungsbogen der letzten Untersuchung dem Arzt vorliegt)

Krankenhaus- oder **Heilstättenbehandlung**, **Operationen**, schwere **Verletzungen** oder **Unfälle**? (was/wann?)
_____
_____
_____

Beschwerden oder Erkrankungen folgender Organe oder Körperfunktionen? (was/wann?):

– Kopf, Gehirn Nervensystem

(Schädelhirnverletzung inkl. Gehirnerschütterung, Drehschwindel, Gleichgewichtsstörungen, häufiger Kopfschmerz, Migräne, Anfall mit Bewusstlosigkeit, epileptische Anfälle, Seekrankheit, Lumbago, irgenwelche sonstigen neurologischen Erkrankungen)

– Psyche

(Neigung zu Angstreaktion, Beklemmung in engen Räumen oder auf freien Plätzen, Panikattacke, Depression oder depressive Phasen, sonstige psychische Erkrankungen)

– Augen

(Herabsetzung des Sehvermögens, Brillenträger, Kontaktlinsen)

– Nase, Nasennebenhöhlen

(häufige Katarrhe, Heuschnupfen, häufig Nasenbluten nach dem Tauchen, Stirn- oder Kieferhöhlenentzündungen)

– Ohren

(Mittelohrentzündung, Gehörgangsentzündung, Trommelfellriss, Ohrensausen, Schwindel, Hörstörung)

– Atmungsorgane

(Tuberkulose, Lungenentzündung, Rippenfellentzündung, Asthma, länger dauernde Bronchitis, Spontanpneumothorax, Atemnot durch leichte Anstrengung oder kalte Luft)

– Herz-Kreislauf-System

(Herzfehler, Herzmuskelentzündung, Engegefühl/Schmerz im Brustkorb, Herzrhythmusstörung, erhöhter Blutdruck, Venenentzündung, Durchblutungsstörungen)

– Verdauungsorgane

(Aufstoßen oder Sodbrennen, Magen- und Zwölffingerdarmgeschwüre, Koliken, Leistenbrüche)

– Nieren, Harnwege, Geschlechtsorgane

(Nierenentzündungen, Nierenbecken- oder Blasenentzündung, Nierensteine)

– Haut, Knochen, Gelenke

(Allergien, Gelenkrheumatismus, Hexenschuss, Bandscheibenschäden, häufige Gelenkluxationen)

– Stoffwechsel

(Über- oder Unterfunktion der Schilddrüse, Tetanie, Gicht, Zuckerkrankheit, Fettstoffwechselstörungen)

Bei Frauen: **Schwangerschaft?** _____

Hatten Sie **fieberhafte Erkrankungen** in den letzten Monaten? (was/wann?):

Hatten oder haben Sie sonstige **Krankheiten, Fehler** oder **Beschwerden**, nach denen nicht ausdrücklich gefragt ist?

Wie viel **Alhohol** trinken Sie? (Art/Menge?): _____ **Rauchen** Sie? (Art/Menge?): _____

Welche **Medikamente** nehmen Sie?: _____

Letzte **Röntgenaufnahme der Lunge** (wann/wo?): _____

Letztes **Ruhe- oder Belastungs-EKG** (wann/wo?): _____

Datum: _____ Unterschrift, Proband: _____ Arzt: _____

Medizinische Vorsorgeuntersuchung von Sporttauchern

Teil B

Körperliche Untersuchung
Beurteilungskriterien:

Alter: _____ Jahre   Größe: _____ cm   Gewicht: _____ kg

– Allgemeinzustand:
_____
(Ernährungszustand, Ödeme, Missbildungen, Amputationen)

– Haut:
_____
(Dermatosen, allergische Erscheinungen)

– Kopf: **Augen**
_____
(Pupillenreaktionen, Sehschärfe r/l, bei Brillenträgern Dioptrienzahl)

Nase, NNH
_____
(unbehinderte Nasenatmung? Anhalt für purulente oder allergische Rhinitis/Sinusitis?)

Ohren
_____
(Gehörgänge, Trommelfellbefund: Perforation? Atrophische Narbe – Belastbarkeit während Valsalva-Manövers? – Tubendurchgängigkeit? – Hörvermögen r/l?)

Mundhöhle/Tonsillen/Rachenraum
_____
(Barotraumagefahr bei massiver Karies und schlechten Zahnfüllungen, chronische Tonsillitis? Pharyngitis?)

– Hals:
_____
(Struma, Lymphknotenvergrößerung, Geräusche über der Carotis – Carotisstenose?)

– Thorax:
_____
(symmetrische Atemexkursion?)

– Lunge:
_____
(Perkussion und Auskultation)

– Herz/Kreislauf:
_____
(Perkussion und Auskultation, RR/Puls)

– Abdomen:
_____
(Leber- und Milzvergrößerung? pathologische Resistenzen? Hernien?)

– Urogenitaltrakt:
_____
(Nierenlager-Klopfschmerz?)

– Bewegungsapparat:
_____
(Skoliose? Wirbelsäulenblockierung – HWS, LWS? Klopfschmerz der Wirbelsäule, Blockierung von Extremitätengelenken)

– ZNS/peripheres Nervensystem:
_____
(Optomotorik inkl. Pupillomotorik, Gesichts- und Schluckmotorik, Extremitätenmotorik – Atrophien, Paresen, Reflexstatus, path. Reflexe - Koordination der Motorik, Fingertremor, Romberg, Sensibilität - halbseitiger, radikulärer, peripherer Ausfall, frontale Zeichen)

– Psyche:
_____
(Angstreaktionen, Klaustro- oder Agoraphobie, Paniksyndrom, psychotische Zeichen, Suchtkrankheit – inkl. Alkohol, paranoide Reaktionen, Halluzinationen, Stimmungslage - gehoben, depressiv, Antriebsminderung, Reaktionsverlangsamung, sonstige Verhaltensstörungen, posttraumatisches Stresssyndrom)

Spezielle Untersuchungen

Rö-Thorax (fakultativ, nur wenn klinisch angezeigt)

Beurteilung: _____

Lungenfunktion (obligat)

		Istwert	Sollwert	% der Norm
Ruhe-Vitalkapazität	VC			
Forcierte Vitalkapazität	FVC			
Exp. Sek. Kapazität	FEV_1			
Quotient FEV_1/VC	[%]			

Beurteilung: _____
(obstruktive oder restriktive Ventilationsstörung)

Ruhe-EKG (obligat)

Beurteilung: _____
(Rhythmus, Frequenz, Lagetyp, Blockbilder, Rhythmusstörungen, Präexzitationssyndrom)

Labor (fakultativ)

BB: Hb: _____ g/dl Erys: _____ /fl Leukos: _____ /nl	**SERUM:** BZ nü.: _____ g/dl **BSG:** _____ /__ mm n.W.	**URIN:** Mehrfach-Stäbchentest: unauffällig/auffällig (ggf. weitere Untersuchungen)

Ergometrie mit Ausbelastung (fakultativ, ab 40. Lebensjahr obligat)

Belastungsart: _____
(Fahrradergometrie sitzend oder liegend/Laufband)

Leistungsbewertung: _____
(Abbruchkriterien, Leistungsfähigkeit, Pulserholung nach Belastungsende, Trainingsempfehlung)

Beurteilung des Blutdruckverhaltens: _____

Belastungs-EKG

Beurteilung: _____
(Rhythmusstörungen? Ischämiezeichen?)

Zusammenfassung

Medizinische Vorsorgeuntersuchung von Sporttauchern nach den Richtlinien der Gesellschaft für Tauch- und Überdruckmedizin e.V. (GTÜM) und der Österreichischen Gesellschaft für Tauch- und Hyperbarmedizin (ÖGTH). Weitere Informationen finden Sie auf den Websites der Gesellschaften unter www.gtuem.org und www.oegth.at. Hinweise zu relativen und absoluten Kontraindikationen finden Sie in der „Checkliste Tauchtauglichkeit", Gentner Verlag, Stuttgart (ISBN 978-3-87247-681-4).

Risikofaktoren: _____

Bemerkungen: _____

Beurteilung: _____

Tauchtauglichkeitszertifikat

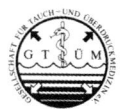

Deutsche Gesellschaft für Tauch- und Überdruckmedizin e.V.
& Österreichische Gesellschaft für Tauch- und Hyperbarmedizin

ÄRZTLICHES ZEUGNIS:	TAUGLICHKEIT FÜR DAS SPORTTAUCHEN
CERTIFICAT MEDICAL:	APTITUDE A LA PLONGEE SPORTIVE
CERTIFICADO MEDICO:	APTITUD PARA EL BUCEO SPORTIVO
MEDICAL CERTIFICATE:	FITNESS FOR RECREATIONAL SCUBA DIVING

NAME / NOM / NOME

Oben genannte Person ist heute gemäß den Empfehlungen der GTÜM / ÖGTH für die Tauglichkeit zum Gerätetauchen untersucht worden. Aufgrund der Untersuchung liegen keine Hinweise auf Leiden vor, welche eine absolute Kontraindikation darstellen.

La personne susmentionnée a subi aujourd'hui un examen médical pratiqué selon les recommandations de la GTÜM / ÖGTH. Cet examen n'a pas mis en évidence de contre-indication absolue à la pratique de la plongée en scaphandre autonome.

Se ha practicado un examen médico de aptitud a la persona arriba indicada, de acuerdo con las recomendaciones de la GTÜM / ÖGTH, y no se ha detectado ninguna contraindicación absoluta para la práctica del buceo deportivo con escafandra autónoma.

This person has been examined following the fitness-to-dive-guidelines of the GTÜM / ÖGTH for recreational SCUBA diving. No medical condition considered to present an absolute contraindication to diving has been found.

EINSCHRÄNKUNGEN / LIMITATIONS / RESTRICCIONES

NACHUNTERSUCHUNG / EXAMEN ULTERIEUR / EXAMEN ULTERIOR / NEXT EXAMINATION

ORT / DATUM * LIEU / DATE * LUGAR / FECHA * PLACE / DATE

ARZT* (UNTERSCHRIFT, STEMPEL) / MEDECIN (SIGNATURE, TIMBRE)
MEDICO (FIRMA, SELLO) / PHYSICIAN (SIGNATURE, STAMP)

* Mit der Unterschrift bestätigt der untersuchende Arzt, dass die Tauchtauglichkeits-Untersuchung nach den Empfehlungen der GTÜM e.V. und der ÖGTH in der jeweils aktuellen Fassung durchgeführt wurde (Untersuchungs-Bogen mit Hinweisen unter www.gtuem.org u. www.oegth.at)

Ärztliches Attest zum GTÜM/ÖGTH-Untersuchungsbogen (Ausgabe 2008) © Copyright GTÜM/ÖGTH 2008

Empfehlung der GTÜM zur Abrechnung der Tauchtauglichkeitsuntersuchung

Die Untersuchung ist grundsätzlich eine privatärztliche Leistung. In Deutschland hat die Abrechnung nach den Vorgaben der jeweils gültigen Gebührenordnung für Ärzte (GOÄ) zu erfolgen, wobei sich die ärztlichen Leistungen der Regeluntersuchung in den Gebührenziffern der GOÄ widerspiegeln. Es wird grundsätzlich die Anwendung des einfachen Satzes empfohlen, wobei die Anwendung der Steigerungsfaktoren bei entsprechender Begründung natürlich möglich ist. Wegen der Besonderheiten und der Bedeutung der ausführlichen tauchsportärztlichen Anamnese wird für die Abrechnung der Ziffer 1 einen erhöhten Gebührensatz analog der privatärztlichen Abrechnung z.B. 3,5fach empfohlen.

Ziffer	Beschreibung
1	Beratung, auch mittels Fernsprecher
8	Untersuchung zur Erhebung des Ganzkörperstatus, ggf. einschl. Dokumentation
70	Kurze Bescheinigung oder kurzes Zeugnis, Arbeitsunfähigkeitsbescheinigung
605	Ruhespirographische Untersuchung (im geschlossenen oder offenen System) mit fortlaufend registrierenden Methoden
605a	Darstellung der Flussvolumenkurve bei spirographischen Untersuchungen einschließlich graphischer Registrierung und Dokumentation
	Achtung! Unterschiedliche Empfehlungen für Untersuchung von Personen vor und ab dem 40. Lebensjahr bzw. bei Vorliegen kardiovaskulärer Risikofaktoren
651	Elektrokardiographische Untersuchung in Ruhe auch ggf. nach Belastung mit Extremitäten- und Brustwandableitungen (mindestens neun Ableitungen)
	Ab dem 40. Lebensjahr bzw. bei Vorliegen kardiovaskulärer Risikofaktoren: Für die Berechnung der Ergometrie mit EKG wird die Zi 652 zugrunde gelegt, welche anstelle von Zi 651 abzurechnen ist.
652	Elektrokardiographische Untersuchung unter fortschreibender Registrierung (mindestens 9 Ableitungen) in Ruhe und bei physikalisch definierter und reproduzierbarer Belastung (Ergometrie) gegebenenfalls auch Belastungsänderung

Allerdings können sich weitere (fakultative) Zusatzuntersuchungen wie Labor, Röntgen, Ultraschall etc. ergeben, bei denen u.U. eine Abrechnung über den Versicherungsträger möglich ist, wenn es sich um die Abklärung eines krankhaften Zustands handelt.

Leistungsfähigkeit

Die Österreichische Kardiologische Gesellschaft hat Normwerttabellen für die symptomlimitierte Fahrradergometrie veröffentlicht. Als Durchschnitt der kardialen Leistungsfähigkeit gilt hier bezogen auf Größe, Gewicht, Geschlecht und Alter 100% (85–115%) als „gut", > 115% als „sehr gut", < 85% als „mäßig", < 70% als „eingeschränkt" und < 50% als „stark eingeschränkt".

Größe	Körperoberfläche	Gewicht
cm 200	2,80 m²	kg 150
195	2,70	145
190	2,60	140
185	2,50	135
180	2,40	130
175	2,30	125
170	2,20	120
165	2,10	115
160	2,00	110
155	1,95	105
150	1,90	100
145	1,85	95
140	1,80	90
135	1,75	85
130	1,70	80
125	1,65	75
120	1,60	70
115	1,55	65
110	1,50	60
105	1,45	55
cm 100	1,40	50
	1,35	45
	1,30	40
	1,25	35
	1,20	kg 30
	1,15	
	1,10	
	1,05	
	1,00	
	0,95	
	0,90	
	0,86 m²	

Abb 1: Grafik aus J Kardiol 2008; 15 (Suppl A) S.9, Abdruck mit freundlicher Genehmigung des Verlages Krause & Pachernegg GmbH, Verlag für Medizin und Wirtschaft, Gablitz (A) und der Österreichischen Kardiologischen Gesellschaft, c/o Universitätsklinik für Innere Medizin II, Klinische Abteilung für Kardiologie, Wien

Tabelle 1: Wiedergabe mit freundlicher Genehmigung der Österreichischen Kardiologischen Gesellschaft, c/o Universitätsklinik für Innere Medizin II, Klinische Abteilung für Kardiologie, Wien. (KO = Körperoberfläche)

Durchschnittliche Erwartungswerte der maximalen Wattleistung									
KO [m^2]	Alter [Jahre]								
	20–24	25–29	30–34	35–39	40–44	45–49	50–54	55–59	60–64
Frauen 1,73	**138**	**135**	**132**	**129**	**126**	**123**	**120**	**117**	**114**
1,2–1,29	99	97	95	93	91	89	85	84	82
1,3–1,39	107	105	103	100	98	96	93	91	89
1,4–1,49	115	113	110	108	105	103	100	98	95
1,5–1,59	123	121	118	115	113	110	107	104	102
1,6–1,69	131	128	126	123	120	117	114	111	108
1,7–1,79	139	136	133	130	127	124	121	118	115
1,8–1,89	147	144	141	138	134	131	128	125	122
1,9–1,99	155	152	148	145	142	138	135	132	128
2,0–2,09	163	160	156	152	149	145	142	138	135
Männer 1,73	**204**	**196**	**188**	**180**	**172**	**164**	**156**	**148**	**140**
1,6–1,69	194	186	179	171	164	156	148	141	133
1,7–1,79	206	198	190	182	173	165	157	149	141
1,8–1,89	218	209	200	192	183	175	166	158	149
1,9–1,99	229	220	211	202	193	184	175	166	157
2,0–2,09	241	232	222	213	203	194	184	175	165
2,1–2,19	253	243	233	223	213	203	193	184	174
2,2–2,29	265	254	244	234	223	213	202	192	182
2,3–2,39	277	266	255	244	233	222	211	201	190
2,4–2,49	288	277	266	254	243	232	220	209	198

Für über 64 Jahre alte Personen wird vorgeschlagen, die Erwartungswerte zu extrapolieren bis eigene Normalwerte verfügbar sind. Zur Berechnung der Leistungsfähigkeit in „Prozent der Norm" wird die Leistung, die bei der symptomorientierten Ergometrie erbracht wurde, auf den Erwartungswert bezogen. Leistungsfähigkeit („% der Norm") = erbrachte Leistung x 100/Erwartungswert der max. Wattleistung. Für diesen Zweck wird bei der Standardergometrie am Fahrradergometer ein interpolierter Wert der erbrachten Leistung aus der Testdauer errechnet: erbrachte Leistung = Sekunden Testdauer/4,8

Durchschnittliche Erwartungswerte der maximalen Herzfrequenz									
220 – Alter in Jahren									
Alter	25	30	35	40	45	50	55	60	65
Herzfrequenz	195	190	185	180	175	170	165	160	155

Leistungsfähigkeit

Tabelle 2: Parameter zur Beurteilung der Ausbelastung auf dem Fahrrad(Laufband)-Ergometer

Objektive Kriterien (nur bei Spiroergometrie möglich)	Weitere Hilfsgrößen
VO_2max mit levelling off	Laktatkonzentration(pH, BaseExcess)
Atemäquivalent > 30-35	Herzfrequenz > 220/min minus Alter (Fahrradergometer, die Werte auf dem Laufband liegen ca. 5–10 Schläge/min höher) . Individuelle Streuung und Medikation beachten!
RQ > 1,05–1,1	Leistungsempfinden (RPE) > 16
Nicht-Ansteigen des Sauerstoffpulses trotz ansteigender Belastung	

Tabelle 3: Beurteilung der Leistungsfähigkeit anhand der relativen maximalen O_2-Aufnahme (nach Handbook for Physicians: Exercise Testing, Am Heart Ass, Dallas, 1972)

Alter [J]	Frauen					Männer				
	rel. max. O_2-Aufnahme [ml min^{-1} kg^{-1}]					rel. max. O_2-Aufnahme [ml min^{-1} kg^{-1}]				
	niedrig	gering	mittel	gut	sehr gut	niedrig	gering	mittel	gut	sehr gut
20–29	<24	24-30	31-37	38-48	>49	<25	25-33	34-42	43-52	>53
30–39	<20	20-27	28-33	34-44	>45	<23	23-30	31-38	39-48	>49
40–49	<17	17-23	24-30	31-41	>42	<20	20-26	27-35	36-44	>45
50–59	<15	15-20	21-27	28-37	>38	<18	18-24	25-33	34-42	>43
60–69	<13	13-17	18-23	24-34	>35	<16	16-22	23-30	31-40	>41

„5-Minuten-Neurocheck" (DAN Europe)

Abdruck mit freundlicher Genehmigung von DAN Europe.

Durchgang Nr. 1 Zeit: _____			Durchgang Nr. 2 Zeit: _____	
ja	nein		ja	nein
1. Orientierung				
☐	☐	Ist der Taucher zur Person orientiert (Namen, Alter)?	☐	☐
☐	☐	Ist der Taucher örtlich orientiert (derzeitiger Aufenthaltsort)?	☐	☐
☐	☐	Ist der Taucher zeitlich orientiert (aktuelle Zeit, Datum)?	☐	☐
2. Augen				
☐	☐	Kann der Taucher die ihm vorgehaltene Anzahl von Fingern wahrnehmen (2–3 Versuche)? Zuerst ist jedes Auge einzeln, erst danach beide zusammen zu überprüfen.	☐	☐
☐	☐	Kann der Taucher ein entferntes Objekt identifizieren?	☐	☐
☐	☐	Ist der Taucher dazu in der Lage, dass er bei stillgehaltenem Kopf mit seinen Augen einem vor seinem Gesicht bewegten Finger folgt? Der Finger sollte in ca. 50 cm Abstand langsam von rechts nach links und von oben nach unten bewegt werden. Zu achten ist auf eine gleichförmige Bewegung beider Augen und auf evtl. ruckartige Bewegungen in den Endlagen.	☐	☐
☐	☐	Sind die Pupillen des Tauchers gleich groß und rund und werden sie bei Lichteinfall enger? Auf Seitenunterschiede ist zu achten.	☐	☐
3. Gesicht				
☐	☐	Der Taucher wird aufgefordert zu pfeifen. Auf eine symmetrische Bewegung beider Gesichtshälften und auf seitengleiche Muskelspannung ist dabei zu achten.	☐	☐
☐	☐	Der Taucher wird aufgefordert „die Zähne zu zeigen". Auf eine symmetrische Bewegung beider Gesichtshälften und auf seitengleiche Muskelspannung ist dabei zu achten..	☐	☐

„5-Minuten-Neurocheck" (DAN Europe)

Durchgang Nr. 1 Zeit: ___ ja nein		Durchgang Nr. 2 Zeit: ___ ja nein
3. Gesicht *(Fortsetzung)*		
☐ ☐	Der Taucher wird aufgefordert die Augen zu schließen. Abwechselnd werden dann die linke und rechte Hälfte seiner Stirn und des Gesichts berührt und der Taucher gefragt, ob seine Gefühlswahrnehmungen seitengleich sind.	☐ ☐
4. Gehör		
☐ ☐	Der Taucher wird aufgefordert seine Augen zu schließen. Dann werden in ca. 50 cm Entfernung vom rechten, anschließend vom linken Ohr des Tauchers Daumen und Zeigefinger aneinander gerieben und der Taucher gefragt, ob er das Geräusch seitengleich wahrnimmt. Die Überprüfung ist beidseits mehrmals durchzuführen. Bei Lärm in der Umgebung ist der Abstand eventuell zu verkürzen bzw. Lärmquellen abzustellen (andere Personen um Ruhe ersuchen, laufende Maschinen abschalten).	☐ ☐
5. Schluckreflex		
☐ ☐	Der Taucher wird aufgefordert zu schlucken. Zu beobachten ist, ob sich sein Adamsapfel gleichmäßig auf- und abwärts bewegt.	☐ ☐
6. Zunge		
☐ ☐	Der Taucher wird aufgefordert seine Zunge gerade herauszustrecken. Zu beachten ist, ob sie sich genau in der Mitte befindet, oder Abweichungen nach rechts oder links zeigt.	☐ ☐
7. Muskelkraft		
☐ ☐	Der Taucher wird aufgefordert, beide Schultern hochzuziehen, während ihnen mit den Handflächen des Untersuchenden ein sanfter Widerstand entgegengesetzt wird. Dadurch ist leicht zu überprüfen, ob er beidseits die gleiche Kraft entwickeln kann oder ob Seitenunterschiede vorliegen.	☐ ☐
☐ ☐	Der Taucher wird aufgefordert, die Arme in den Ellenbogengelenken rechtwinkelig zu beugen. Er wird dann angewiesen, seine Hände nach oben, nach unten und zur Seite zu bewegen, während seinen Bewegungen durch die Hände des Untersuchenden ein Widerstand entgegengesetzt wird. Zu beurteilen sind eventuelle Seitenunterschiede der groben Kraft.	☐ ☐

Teil 3 Anhang

	Durchgang Nr. 1 Zeit: _____ ja / nein		Durchgang Nr. 2 Zeit: _____ ja / nein

7. Muskelkraft *(Fortsetzung)*

☐ ☐ Der Taucher wird aufgefordert sich flach auf den Rücken zu legen. Er wird dann angewiesen seine Knie gegen den Widerstand der Hände des Untersuchenden zu heben bzw. die Sprunggelenke gegen Widerstand auf- und ab zu bewegen. ☐ ☐

8. Gefühlswahrnehmung

☐ ☐ Der Taucher wird aufgefordert die Augen zu schließen. Abwechselnd werden dann im Seitenvergleich die linke und rechte Hälfte seines Rumpfes, dann die Außen- und Innenseiten seiner Extremitäten berührt und der Taucher gefragt, ob seine Gefühlswahrnehmungen seitengleich sind. Das Ergebnis der Untersuchung muss für jede Körperregion beurteilt und aufgezeichnet werden. ☐ ☐

9. Gleichgewicht und Koordination

☐ ☐ Der Taucher wird aufgefordert aufzustehen, die Füße parallel zusammen zu stellen, die Arme nach vorne zu strecken, die Handflächen nach oben zu richten und die Augen zu schließen. Der Taucher sollte in der Lage sein, das Gleichgewicht zu halten, wenn der Boden unbewegt ist. **Achtung:** Während dieses Tests muss der Untersuchende darauf vorbereitet sein, dass der Taucher stürzen könnte, und dazu bereit sein, ihn aufzufangen! ☐ ☐

☐ ☐ Der Taucher wird aufgefordert die Augen zu schließen. Er wird dann angewiesen, seine Arme nach vorne zu strecken und abwechselnd mit seinen Zeigefingern seine Nasenspitze zu berühren. Zu beurteilen sind eventuelle Seitenunterschiede ☐ ☐

☐ ☐ Der Taucher wird aufgefordert sich flach auf den Rücken zu legen. Er wird angewiesen, abwechselnd eine Ferse über die vordere Schienenbeinkante des anderen Beines zu bewegen. Zu beachten sind eventuelle Seitenunterschiede. ☐ ☐

10. Sonstige Bemerkungen und Beobachtungen

Neurostatus

Vor der Durchführung sollte man einen groben Überblick über den Neurostatus haben. Hier ist nur ein grober Status wiedergegeben, der keinen Anspruch auf Vollständigkeit erhebt. Wie bei allen Untersuchungen ist bei der neurologischen Beurteilung die Anamnese sehr wichtig. Schon damit kann man zwischen akut/chronischem Ereignis (perakut, akut, chronisch etc.), Art und Schweregrad der Symptome unterscheiden. Wenn möglich, immer Eigenanamnese bevorzugen, dabei gleich auf die Sprache achten (Dysarthrie, Wortfindungsstörungen etc.).

Neurospsychologischer Status

Man prüft:
- Bewusstseinslage
- Orientierung (zeitlich und örtlich)
- Vigilanz
- Antrieb (verlangsamt?)
- Stimmung/Affizierbarkeit (depressiv, manisch, euphorisch, läppisch etc.)

Sprache (grobe Einteilung)

- Aphasie:
  - motorisch = Broca: Pat. versteht alles, kann aber nicht richtig artikulieren
  - sensorisch = Wernicke: Pat. kann zwar sprechen, reiht aber sinnlose Worte aneinander, verwendet Paraphrasien (= Wortverwechselung)
- Dysartrie: Störung der Sprachmuskeln:
  - bulbär (Pat. klingt, als hätte er Kloß im Hals)
  - zerebellär, skandierend (abgehacktes Sprachbild, verlangsamt)
  - extrapyramidal (leise, verwaschen)

Körperliche Untersuchung

Man beginnt immer von „oben nach unten".

Schädel

grob:
- ▶ Beweglichkeit: Rigor? Dystonie? Tortikollis?
- ▶ Pseudomeningismus → HWS-Reizung
- ▶ Meningismus → meningeale Reizung
- ▶ Knochenlücken (nicht geschlossenen Fontanellen), Hämatome, Verletzungen
- ▶ Schmerzhaftigkeit bei den Nervenaustrittspunkten → Neuralgien, Arteriitis temporalis

fein:
- ▶ N I: N. olfactorius:
  wird in der Praxis nur selten geprüft; aromatische Geruchsstoffe wie z. B. Kaffee etc. Kakosmie, Hyposmie, Anosmie durch Abriss der Fila olfactoria, Temporallappenepilepsie (Auren) etc.
- ▶ N II: N. opticus: jedes Auge einzeln prüfen:
  - Sehschärfe? (Schleiersehen → Encephalitis disseminata; Amaurosis fugax → Durchblutungsstörung etc.)
  - Grob: fingerperimetrische Gesichtsfeldbestimmung: Hemianopsie, visueller Neglect, Röhrensehen → Läsionen der Sehbahn.
    Durchführung: Patient fixiert Nase des Untersuchers und gibt an, ab wann er die seitlich gehaltenen Finger des Untersuchers sieht)
- ▶ N III, N IV, N VI: N. oculomotorius, N. trochlearis, N. abducens:
  - Doppelbilder?
  - Lidspalten symmetrisch? Strabismus?
  - Bulbi parallel?
  - Patient soll dem Finger des Untersuchers nur mit Augenbewegungen in alle 4 Richtungen folgen: Doppelbilder? Nystagmus (Endstellungs-/rotatorischer/Upbeat-/Downbeat-Nystagmus?)
  - Pupillen: normal: rund isocor mittelweit, Lichtreaktion prompt, konsensuell
  - Anisokorie: welche ist pathologisch verändert? (Ursachen: Horner, intrakranielle Raumforderung, Hirnblutung, Migräne, Glaukomanfall, Glasauge etc.)

- **N V:** N. trigeminus:
  motorisch:
  - Masseterreflex (gesteigert, abgeschwächt etc.) im Vergleich zu den Reflexen an den Extremitäten, falls patholog. → HWS Läsion

  sensibel:
  - Sensibilitätsstörung im Gesicht?
  - Kornealreflex auslösbar?
  - Lidschluss? (fehlt bei N. VII-Parese)
- **N VII:** N. facialis:
  - sehr häufige Parese!
  - Gesichtsasymmetrie?
  - Mimik: Strinrunzeln? Pfeifen? Zähne zeigen? Lidschluss?
  - Wichtige DD: zentrale oder periphere N. VII-Parese: bei zentraler N. VII-Parese: Stirnast kaum betroffen (= Stirnrunzeln erhalten)
- **N VIII:** N. vestibulocochlearis:
  - Tinnitus?
  - Gleichgewichtsstörungen? Gangprüfung (Fallneigung, Schwanken? etc.)
  - Unterberger: 1 Minute mit geschlossenen Augen auf der Stelle treten (Fallneigung? etc.)
  - Romberg: mit geschlossenen Beinen und Augen und vorgestreckten Armen 1 min stehen (Fallneigung? etc.) (immer hinter dem Patienten stehen, um ihn auffangen zu können)
  - Nystagmus (Endstellungs-/rotatorischer/Upbeat-/Downbeat-Nystagmus?)
- **N IX, N X:** N. glossopharyngeus, N. vagus:
  - Gaumensegel-Parese? Patient sagt „Ahhhh": Kulissenphänomen (zur gesunden Seite)? Würgereflex auslösbar?
- **N. XI:** N. accessorius
  - M. trapezius: Kraft seitengleich? Schulter asymetrisch?
- **N XII:** N. hypoglossus:
  - Zunge weicht beim Herausstrecken zur kranken Seite ab

Muskulatur

Parese = Schwäche; Plegie = Lähmung
- Tremor? Chorea? Athetosen?
- Faszikulationen? Fibrillieren?
- Atrophie?

Tonus

- Normoton = normal
- Hypoton bei schlaffer (meist peripherer) Lähmung
- Hyperton: Rigor (Zahnradphänomen) = M. Parkinson
- Spastisch (Klappmesserphänomen) = Encephalitis disseminata

Tremor

- Ruhetremor = Parkinson
- Aktions-Haltetremor = essentiell
- Intentionstremor = zerebellär, extrapyramidal
- Flapping Tremor = grobschlägiger Tremor bei terminaler Leberzirrhose

Kraft

- Kraftgrade:
  5 = volle Kraft
  4 = abgeschwächt
  3 = gegen Schwerkraft bewegen möglich
  2 = Gelenksbewegung, aber nicht gegen Schwerkraft
  1 = Muskelzucken
  0 = keine

Obere Extremität

Wieder immer von „oben nach unten"(Muskelgruppe und Wurzel angegeben)
- Schulterheber C5
- Ellenbogenbeuger C6
- Ellenbogenstrecker C7
- Fingerspreizer C8
- **Faustschluss, M. biceps, M. triceps, M. deltoideus:**
  seitengleich? Schwäche?
- **AVV (= Arm-Vorhalte-Versuch):**
  bei geschlossenen Augen beide Arme nach vorn strecken, Handflächen nach oben: Absinken? Pronieren? Tremor?
- **FNV (= Finger-Nase-Versuch):**
  bei geschlossenen Augen mit Zeigefinger zur Nase: Ataxie? Dysmetrie?

Untere Extremität

- Hüftbeuger L2
- Kniestrecker L3
- Vorfußheber L4
- Großzehenheber L5
- Vorfußsenker S1
- **BVV (Bein-Vorhalte-Versuch):**
  Bei geschlossenen Augen beide abgewinkelten Beine nach vorstrecken (Knie sollen sich nicht berühren!) und mind. 20 sec. halten. Absinken? Tremor?
- **KHV (Knie-Hacke-Versuch):**
  Mit geschlossenen Augen Ferse von einem Bein auf Knie anderes Bein und entlang der Tibiakante herunterfahren. Ataxie? Dysmetrie?

Sensibilität

Spitz-/Stumpf-Prüfung. Unterscheide:
- Parästhesie (= Kribbeln)
- Dysästhesie (= schmerzhafte Empfindung auf Reize)
- Hypästhesie (= verminderte Sensibiltät, Taubheitsgefühl)
- Hyperästhesie (= gesteigerte Empfindung auf Berührungsreize)
- Hypalgesie/Analgesie (= Schmerzminderempfindung/-unempfindlichkeit)

Weiter, sofern möglich (!), möglichst genaue Lokalisation der Sensibilitätsstörung angeben. Nicht z. B. „Parästhesie li. Arm", sondern „Parästhesie li. Daumen und Zeigefinger, sowie lateraler Ellenbogen, dem Dermatom C6 entsprechend".

Muskeleigenreflexe

Wie überall gibt es physiologische Schwankungsbreiten.

Pathologisch:
- Seitenunterschiede
- Differenz zwischen Arm und Bein
- Differenz zwischen Extremitäten und Masseterreflex
- Kloni

(Die Schwierigkeit liegt darin zu erkennen, auf welcher Seite gesteigerte Reflexe vorliegen, z. B. gesteigerte Reflexe re. oder abgeschwächte Reflexe li.)

Liegt ein peripheres oder zentrales Geschehen vor?
Grobe Einteilung:
- ▶ Reflexe vermindert bei peripheren Störungen
- ▶ Reflexe gesteigert bei zentralen Störungen

Wie löst man richtig Reflexe aus?
Den Reflexhammer locker in der Hand halten und nur mit dem Eigengewicht des Hammerkopfes Reflex auslösen, am Besten von proximal nach distal. Einteilung:
- ▶ seitengleich
- ▶ fehlend
- ▶ schwach auslösbar
- ▶ mittellebhaft
- ▶ lebhaft
- ▶ gesteigert
- ▶ klonisch

Masseterreflex: Ein sehr wichtiger Reflex – man vergleicht alle anderen mit diesem!

Obere Extremität:
- ▶ Bizepssehnenreflex C5, C6
- ▶ Radiusperiostreflex C5, C6
- ▶ Trizepssehnenreflex C7, C8
- ▶ Knips C7, C8
- ▶ Trömmner C7, C8

Untere Extremität:
- ▶ Patellarsehnenreflex L3, L4
- ▶ Achillessehnenreflex S1, S2

Pyramidenzeichen (pathologisch, wenn positiv):
- ▶ Babinski: Bestreichen der Fußsohle löst eine Dorsalflexion der Großzehe aus
- ▶ Oppenheim: Entlang der Tibiakante herunterstreichen → Dorsalflexion der Großzehe
- ▶ Gordon: Pressen der Wadenmuskulatur → Dorsalflexion der Großzehe

Frontalzeichen (pathologisch):
Zeichen, die man physiologischer Weise nur bei Kindern antrifft, durch diverse Störungen aber wieder auftreten.
- Palmomentalreflex: Bestreichen der Handfläche löst eine Kontraktion des M. mentalis aus.
- Schnauzreflex: Bei geschlossenen Augen des Pat. mit dem Hammer vorsichtig perioral klopfen → „Schnappen, Schnauzen"
- Orale Automatismen
- Perseverationen: Pat. führt nach anfänglich passiv begonnener Bewegung dieselbe ohne Aufforderung von alleine weiter aus
- Greifreflex: Pat. greift nach einem Gegenstand und lässt diesen kaum mehr los.
- Pathologisches Weinen/Lachen

Bauchhautreflex:
Wird in 3 Etagen beidseitig geprüft, ist isoliert kein „harter Befund". Bei dickeren Patienten mit schlaffer Bauchdecke ist der Reflex nicht auslösbar. Abschwächung oder Fehlen kann auf eine Schädigung der Pyramidenbahn hindeuten.

Dehnungszeichen:
- Lasègue: Schmerzen beim Anheben (Pat. liegt auf dem Rücken) des gestreckten Beins lumbal. Man schätzt dann den Winkel ab den der Pat. Schmerzen verspürt → L3/L4 Wurzelsymptom
- Brudzinski: Beugung des Kopfes löst Abwinkelung der Beine aus → Meningitis
- Lhermitte-Zeichen: Passive Beugung des Kopfes löst elektrisierende Dysästhesien entlang des Rückens aus → MS, Entzündungen im Halsmark

Gangbild

- Mitschwingen der Arme (vermindert z. B. M. Parkinson, Multisystematrophie etc.)
- Spastisches Gangbild (z. B. MS)
- Steppergang (z. B. N. peroneus-Parese, Muskeldystrophie, Poliomyelitis etc.)
- Watschelgang (Trendelburg), z. B. Muskeldystrophie, L5-Läsion (Prolaps, Tumor) etc.
- breitbeinig, schwankend (zerebellär ataktisch)

- ▶ Kleinschrittiger Gang (z. B. Parkinson, Multisystematrophie, Normaldruckhydrozephalus → Trias: kleinschrittiger Gang, Demenz, Inkontinenz)
- ▶ Schwanken/Fallneigung (zerebellär, N. VIII etc.)
- ▶ Falls möglich Strichgang/Blindgang durchführen
- ▶ Fersengang/Zehengang möglich?

Quelle

Modifiziert nach: http://www.TurnusArzt.com

15 Regeln des „low bubble diving": Empfehlungen 2007 der SUHMS

Das Tauchen nach den Regeln des „low bubble diving" hält die Bläschenzahl tief (1–12) und vermindert den Übertritt allfälliger Bläschen in die arterielle Strombahn (13–15).
1. Mit größter Tiefe den Tauchgang beginnen.
2. Keine Jojo-Tauchgänge (kein wiederholtes Auftauchen im 10-m-Bereich).
3. Aufstiegsgeschwindigkeit in den oberen 10 m auf 5 m/min reduzieren.
4. Sicherheitshalt in 3 bis 5 m Tiefe während mindestens 5 bis 10 min.
5. Nullzeitgrenzen nicht ausreizen, keine Deko-Tauchgänge.
6. Mindestens 4 Stunden Oberflächenintervall bis zum nächsten Tauchgang.
7. Maximal 2 Tauchgänge pro Tag.
8. Mindestens 2 Stunden Wartezeit bei geplantem Wechsel in eine höhere Höhe über Meer.
9. Meiden von großer Hauterwärmung nach dem Tauchgang (z. B. Sonnenbad, warme Duschen, Sauna).
10. Kälte, Dehydratation und Rauchen vermeiden.
11. Tauchen mit Nitrox nach Lufttabellen. (Beachte O_2-Toxizität!)
12. Spezielle Tauchcomputer resp. Software vermindern das Risiko.
13. Keine Anstrengungen in den letzten 10 m des Aufstiegs, also körperliche Arbeiten unter Wasser sowie Strömung am Ende des Tauchgangs meiden.
14. Keine Anstrengungen in den ersten 2 Stunden nach dem Tauchgang. Also das Gerät im Wasser ausziehen und von Helfenden herausheben lassen. Anstrengungsfreier Ausstieg an Land oder ins Boot (keine Pressen!). In dieser Zeit kein schweres Tauchmaterial herumtragen oder das Jackett an der Oberfläche mit dem Mund aufblasen.
15. Absolutes Tauchverbot bei Erkältungen (Husten oder Forcieren des Druckausgleichs fördert den Übertritt von Bläschen).

Quelle

Torti SR. Die Bedeutung des offenen Foramen ovale beim Tauchen – mit den Empfehlungen 2007 der Schweizerischen Gesellschaft für Unterwasser- und Hyperbarmedizin. Schweiz Med Forum 2007;7: 975–977

Tauchsport und Malariaprophylaxe/-therapie mit Lariam®
Informationen/Empfehlungen der GTÜM für Tauchärzte und Taucher

Hintergrundinformation

Lariam® ist vom Hersteller (Roche) insbesondere für Piloten mit besonderem Vorsichtsvermerk versehen, es werden aber auch Tiefseetaucher genannt.

Das Nebenwirkungsprofil von Lariam® bei Einnahme als Chemoprophylaktikum beinhaltet insbesondere neuropsychiatrische Auswirkungen. Deswegen ist es bei der Anwendung im Straßenverkehr, beim Führen von Maschinen und Arbeiten ohne sicheren Halt mit einem Vorsichtsvermerk versehen (psychomotorische Nebenwirkungen). Es scheint sich jedoch im Vergleich zu anderen Antimalaria-Chemotherapeutika wie z. B. Chloroquin + Proguanil im Nebenwirkungsspektrum kaum zu unterscheiden.

Hinweis In der Bundeswehr ist die Verwendung von Lariam® für Taucher und fliegendes Personal untersagt.

Grundsätzliche Überlegungen

Am Anfang der Überlegungen muss eine Gefährdungsanalyse durch einen reise- bzw. tropenmedizinisch qualifizierten Arzt erfolgen. Die Tendenz geht heute dahin, die Chemoprophylaxe auf Hochrisikogebiete zu konzentrieren und sich häufiger als bislang üblich auf die Stand-by Prophylaxe abzustützen. Details zu den neuen Empfehlungen der Deutschen Tropenmedizinischen Gesellschaft zur Malariaprophylaxe unter http://dtg.org/

Chemoprophylaxe mit Lariam®

Die Einnahme von Lariam® wird empfohlen von 3 bis 2 Wochen vor der Einreise in die entsprechenden Endemiegebiete bis 4 Wochen nach Ausreise. Zur Chemoprophylaxe wird pro Woche eine Tablette (250 mg) eingenommen, bei Kindern gewichtsadaptiert.

Stand-by-Prophylaxe mit Lariam®

Eine Stand-by Prophylaxe bedeutet, dass der Reisende Tabletten für einen kompletten Therapiezyklus vorsorglich mitnimmt und dann im Zweifelsfall (Fieber etc.) einnimmt. Bei der dann ja **therapeutischen Dosierung** – wohl gemerkt **NICHT** bei der Prophylaxe – treten gerade die neuropsychiatrischen Nebenwirkungen gehäuft auf. Nach Einnahme sollte zur Sicherung des Therapie-Erfolgs erstens sofort ein Arzt aufgesucht werden und zweitens weiteres Tauchen für **wenigstens 3 Wochen**, sicherheitshalber eher länger (s. u.) eingestellt werden.

Verträglichkeit von Lariam®

Es gilt wohl die Regel: einmal Lariam® vertragen, immer vertragen. Lariam® ist seit ca. 20 Jahren auf dem Markt. Die Erfahrungen mit dem Präparat als Chemoprophylaktikum basieren auf über 22 Millionen Verordnungen. Das ist im Vergleich mit den bislang noch wenigen Tausend Verordnungen von z. B. Malarone® (s. u.) ein extrem großer Erfahrungsschatz. Es gibt für Lariam® aber auch vereinzelt Berichte über auch bei wiederholter Einnahme erstmalig auftretende Nebenwirkungen.

Kontraindikationen für Lariam®

Wichtigste Kontraindikationen für Lariam® sind die vorherige Einnahme von Halofantrin (Halfan®), bekannte neuropsychiatrische Erkrankungen und ein Körpergewicht < 5kg.

Alternativen zu Lariam®

Alternativen könnten in Hochrisikogebieten die Einnahme von Doxycyclin oder Malarone® sein.

Doxycyclin. Doxycyclin ist in Deutschland zur Chemoprophylaxe der Malaria nicht zugelassen, was eine intensive Aufklärung über das Präparat durch den verordnenden Arzt nach sich ziehen muss. Doxycyclin (1-mal täglich 1 Tablette à 100 mg, 1 Tag vor bis 4 Wochen nach Ausreise) wird zwar von der WHO für diese Indikation empfohlen, hat aber in seltenen Fällen eine Photosensibilisierung provoziert. Auf die Notwendigkeit zum Gebrauch eines Sonnenschutzmittels mit einem hohen Schutzfaktor sind die Reisenden hinzuweisen. Ein Vorteil ist, dass die Reisenden unter dieser Prophylaxe gleichzeitig gegen Rickettsiosen, Leptospirose und Pest geschützt sind.

Malarone®. Malarone® (Atovaquone/Proguanil) ist seit einigen Jahren in Deutschland zur Chemoprophylaxe der Malaria zugelassen. Das Nebenwirkungsprofil des Präparats unter prophylaktischer Dosierung (1 Tablette/täglich = 250 mg Atovaquone + 100 mg Proguanil, 2 Tage vor bis 7 Tage nach Ausreise) ist gemäß den bislang vorliegenden Studien hervorragend. Die Studien zur Therapie der Malaria mit Malarone® unter einer 4fach höheren Dosierung täglich deuten in die gleiche Richtung. Dennoch kann eine abschließende Bewertung des Nebenwirkungsrisikos erst nach einer Phase breiter Beobachtung erfolgen.

Ein Vorteil von Malarone® ist das Einnahmeprozedere, das auch eine kurzfristige Exposition zulässt („Last-Minute-" bzw. sogar „Last-Second-Reisen"). Es reicht, die Einnahme am Tag vor der Einreise zu beginnen. Aufgrund der kausalen Wirksamkeit auch auf die Gewebeformen der Malariaparasiten braucht es lediglich bis 7 Tage nach Ende der Exposition genommen werden, was die Compliance im Vergleich zu den derzeitigen Regimen zur Malariaprophylaxe erhöhen wird.

Aus derzeitiger Sicht lässt das bislang bekannte Nebenwirkungsprofil von Malarone® eine Verordnung für Taucher möglich erscheinen. Malarone® ist allerdings teuer (ca. 60,– Euro für 12 Tabletten), was die Kosten der Chemoprophylaxe im Vergleich zu Lariam® verdreifacht.

Tauchverbot nach therapeutischer Dosierung von Lariam®

Die Frage wie lange nach therapeutischer Dosierung von Lariam® nicht mehr getaucht werden darf, ist unklar. Faktoren, die hierbei eine Rolle spielen können, sind:
- ▶ Einlagerung in lipophile Kompartimente des Körpers und damit verzögerte Ausschwemmung bei Personen mit vermehrtem Körperfett.
- ▶ Verstoffwechselung von Lariam® durch die Leber, was zu unterschiedlichen Eliminationszeiten bei unterschiedlicher Leberfunktion führen kann.

- Individuelle Prädisposition. Selbst bei nicht mehr nachweisbaren Lariam®-Spiegeln im Körper sind noch neuropsychiatrische Nebenwirkungen neu aufgetreten. Diese Frage ist für kurze Urlaubsreisen nicht mehr relevant, weil hier die Empfehlung gegeben werden sollte, nicht mehr zu tauchen. Bei Langzeitaufenthalten scheint die Aussage „wenigstens 3 Wochen" zu pausieren, nicht sicher genug zu sein, so dass man hier besser einen Sicherheitszeitraum von bis zu 2 Monaten wählen sollte.

Empfehlungen der GTÜM zur Malariaprophylaxe und -therapie mit Lariam® bei Tauchern

- Wenn Chemoprophylaxe mit Lariam® erfolgen muss bzw. soll: Beginn der prophylaktischen Dosierung **vier** (!) Wochen vor der Tauchreise. Wenn keine Nebenwirkungen „im Trockenen" auftreten, sind auch keine im oder unter Wasser wahrscheinlich.
- Dennoch ist die Aufklärung des Tauchers erforderlich, dass es keine 100%ige Sicherheit gibt und gegenseitig auf das Auftreten von Nebenwirkungen zu achten ist.
- Kein Tauchen bei Prophylaxe mit Lariam® und den **geringsten** Nebenwirkungen, egal welche. Bei Auftreten geringster Auffälligkeiten: konsequent Tauchverbot.
- Für die Chemoprophylaxe mögliche Alternativen prüfen und ggf. nutzen: Doxycyclin oder Malarone®.
- Grundsätzlich Tauchverbot bei **therapeutischer** Dosierung von Lariam®.
- Sicherheitsabstand von bis zu 2 Monaten nach therapeutischer Dosierung von Lariam® bis zur Wiederaufnahme des Tauchens einhalten

Danksagung

Die GTÜM dankt dem Fachgebiet I 3 „Tropenmedizin und Infektionsepidemiologie" des Schiffahrtmedizinischen Instituts der Marine für die wertvollen fachlichen Inputs, namentlich Herrn OStArzt Dr. Karsten Wegner.

Verzeichnis der Autoren und Reviewer

Kapitel-Autoren
(alphabetisch)

- Christian Beyer, Hamburg (Kap. Kinder und Jugendliche)
- Ulrich M. Carl, Bremen (Kap. Tumorerkrankungen)
- Ulrich Ehrmann, Ulm (Kap. Gynäkologie)
- Oliver Engel, Hamburg (Kap. Urologie)
- Anke Fabian, Heidelberg (Kap. Behinderungen & Orthopädie)
- Klaus Fenchel, Saalfeld (Kap. Hämatologie)
- Joachim Hey, Greifswald (Kap. Nephrologie)
- Benjamin Hiller. Mainz (Kap. Neurochirurgie)
- Uwe Hoffmann, Köln (Kap. Leistungsfähigkeit)
- Rolf Kern, Mannheim (Kap. Neurologie)
- Martin Kister, Düsseldorf (Kap. Herz und Kreislauf)
- Christoph Klingmann, Heidelberg (Kap. HNO-Heilkunde)
- Marita Koch, Köln (Kap. Augen)
- Claus-Martin Muth, Ulm (Kap. Organtransplantation, Gynäkologie sowie Endokrinologie und Stoffwechsel)
- Peter H.J. Müller, Speyer (Kap. Tauchunfall)
- Michael Pavlovic, Stuttgart (Kap. Psychiatrie und Psychosomatik)
- Tim Piepho, Mainz (Kapitel Höheres Lebensalter & Zahnheilkunde)
- Roswitha Prohaska, Wien (Kap. Einleitung)
- Marcus Reiber, Stuttgart (Kap. Magen- und Darmerkrankungen)
- Dieter Schnell, Ruppichteroth (Kap. Augen)
- Darja Sonsino, Frankfurt/Main (Kap. Dermatologie)
- Kay Tetzlaff, Tübingen (Kap. Lungen- und Atemwegserkrankungen)
- Wilhelm Welslau, Wien (Kap. Apnoetauchen)

Co-Autoren und Reviewer
(alphabetisch)

- Frank Böhm, Hann. Münden (D)
- Stefanie Buchholz, Hannover (D)
- Nicole Denize, Konstanz (D)

- Christian Fabricius, Göteborg (S)
- Karl-Peter Faesecke, Hamburg (D)
- Klaus Fellermann, Stuttgart (D)
- Jochen Freier, Hofheim (D)
- Eva Frost, Stuttgart (D)
- Dieter Gawantka, Eggolsheim (D)
- Wilfried Gfroerer, Tübingen (D)
- Holger Göbel, Berlin (D)
- Klaus Görlinger, Essen (D)
- Ulrich Grün, Ulm (D)
- Jochen Hansel, Tübingen (D)
- Frank Hartig, Innsbruck (A)
- Karin Hasmiller, Murnau (D)
- Steffen Hummel, Heilbronn (D)
- Claudia Inhetvin-Hutter, Bonn (D)
- Hans Christian Kasperk, Heidelberg (D)
- Christoph Klingmann, Heidelberg (D)
- Britta Kleine-Weischede, Mainz (D)
- Marita Koch, Köln (D)
- Hendrik Liedtke, Halle/Saale (D)
- Anette Meidert, Garmisch-Partenkirchen (D)
- Konrad Meyne, Goslar (D)
- Norbert K. Mülleneisen, Leverkusen (D)
- Claus-Martin Muth, Ulm (D)
- Peter H.J. Müller, Speyer (D)
- M. Niederberger, Wien (A)
- Helmut Novak, Oberndorf (A)
- Peter Nussberger, Riehen (CH)
- Tim Piepho, Mainz (D)
- Peter K. Plinkert, Heidelberg (D)
- Mark Praetorius, Heidelberg (D)
- Ulrike Preiml, Wien (A)
- Roswitha Prohaska, Wien (A)
- Silvia Rahn, Saalfeld (D)
- Heinrich Resch, Wien (A)
- Benno Scharpenberg, Greifswald-Wieck (D)
- Wolfgang Schwair, Augsburg (D)
- Erik S. Shank, Boston (USA)
- Hans-Jörg Sommerfeld, Marl (D)
- Matthias Spengler-Fabian, Mannheim (D)
- Niklas Struck, Kiel (D)

- Kay Tetzlaff, Tübingen (D)
- Sandra R. Torti, Marsens (CH)
- Klaus Völker, Münster (D)
- Christian Wagner, Wien (A)
- Helmut Watzke, Wien (A)
- Karsten Wegner, Kiel-Kronshagen (D)
- Volker Warninghoff, Kiel-Kronshagen (D)
- Stefan Welschehold, Mainz (D)
- Wilhelm Welslau, Wien (A)
- Bernd Winkler, Würzburg (D)
- Gert Wurzinger, Graz (A)

Register

A

ABC-Ausrüstung 31
Abflussstörung, funktionelle 336
Ablatio mammae 175
Abstoßungsreaktion 77
Acetylsalicylsäure 188, 200
Achalasie 163
acute respiratory distress syndrome (ARDS) 96
Adenom, Cortisol-produzierendes 155
ADH, siehe antidiuretisches Hormon
Adipositas 60
– bei Kindern 41
AGE, siehe arterielle Gasembolie
Agnosie 288
Agoraphobie 325
Air Trapping 50, 102, 149, 255, 259, 261, 265
Akkommodationsbreite 111
Aldosteron-Überproduktion 155
Alkoholmissbrauch 327, 328
Allergie bei Kindern 43
Alterssichtigkeit 111
Alzheimer-Demenz 293
Amotio retinae 115
Amputation 73
Anämie 185
– autoimmunhämolytische 189
– hämolytische 186
Anamnesebogen 23
Anaphylaxie 128
Aneurysma 137, 295
– multiples 278
Anfall, epileptischer 291
Anfallserkrankung 288

Angina pectoris 89, 229, 233, 236
– instabile 234
– stabile 234
Angioödem 123
Angstreaktion 319
Angststörung, generalisierte 325
Anorexie 328
Antibiose, orale 335
antidiuretisches Hormon (ADH) 268
Antiepileptika 290
Antikoagulanzien 200
Antikonzeption, orale 171
Antikörpermangelsyndrom 194
Antimalaria-Chemotherapeutika 368
Anus praeter 95, 168
aPC-Resistenz 199
Aphasie 288, 359
Aphten 342
Apnoetauchen 31
– spezielle Techniken 32
Appendektomie 181
Apraxie 288
Armvorhaltetest 305
arterielle Gasembolie (AGE) 34, 99
Arteriosklerose 117, 294
Arthritis, reaktive 316
Asthma
– allergicum 128, 221
– bronchiale 254
– – im Kindesalter 41
Asthmaanfall 256
Asthmakontrolle 255
Astigmatismus 111
Atemerschöpfung (Essoufflement) 39
Atemgase 22

Atemwegserkrankung 253
atriales natriuretisches Peptid (ANP) 268
Attacke, transitorische ischämische 294
Aufmerksamkeitsdefizithyperaktivitätsstörung (ADHS) 44
Aufmerksamkeitsdefizitsyndrom 44
Aufstiegs-Blackout 32, 33
Augapfelprellung 118
Augenallergie 110
Augenerkrankung 109
Augenprothese 118
Augenreizung, toxische 110
Augenscreening 109
Augenverletzung 118
Ausdauer 55
Ausscheidungsurogramm 332
Autoimmunhämolyse 197
Autoimmunthrombopenie 197
AV-Block 237
AV-Reentrytachykardie 239

B

Babinski-Zeichen 287
Bandscheibendislokation 312
Bandscheibenvorfall 299, 312
– lumbaler 299
Barotrauma 21, 89, 119
– abdominelles 162
– der Nasennebenhöhlen 222
– des Innenohrs 217
– des Mittelohrs 38
– lokales 74
– pulmonales 32, 34, 102
Bauchfellentzündung 166

Bauchhautreflex 365
Bauchspeicheldrüsenentzündung (Pankreatitis) 167
Behindertentauchen 294
Behindertentauchlehrer 64
Belastbarkeit, kardiozirkulatorische 22
Belastungs-EKG 25, 230
bends 101
benigne Prostatahyperplasie (BPH) 334
Berufstaucher 27
Betablocker 24, 49, 114
Bewegungsapparat 303
Bewusstlosigkeit
– anfallsartige 292
– unter Wasser 104
Bifokalglas 111
Bindegewebskrankheit, diffuse 133
Blasen-/Mastdarmschrittmacher 70
Blasenentfernung 91
Blasenreizung 93
Blendempfindlichkeit 112
Bleomycin 96
Blindheit 75
blood pooling 32
Blutstammzellen 84
Blutung
– intrakranielle 293
– intrazerebrale 276
Blutzuckerspiegel 142
Body-Mass-Index (BMI) 61, 328
Bodyplethysmographie 25
Borderline-Hypoxie 34
Borrelia burgdorferi 137
Borreliose 138
Boyle-Mariotte'sches Gesetz 21, 81
Brachytherapie 92
Bradykardie 49
Bronchialkarzinom 89
– kleinzelliges (SCLC) 90
– nichtkleinzelliges (NSCLC) 90
Bronchialsystem, kindliches 39

Bronchiektasen 259, 266
Bronchitis 41
– akute 258
– chronische (s. auch COPD) 90, 257
Bronzediabetes 190
Brown-Séquard-Syndrom 298
Brust
– bösartige Erkrankungen 174
– gutartige Geschwülste 174
– gutartige Veränderungen 173
bubble-score 51
buccal pumping 32
Bulimie 328
Bullae 266
Bursitis subacromialis 309
Bypassoperation 235, 236

C

Carbamazepin 291
Cerumen obturans 204
Chemotherapie 87
Chlorpren 128
Choanalatresie 221
Cholezystitis 166
Chorionkarzinom 180
chronisch-obstruktive Lungenerkrankung (COPD) 257
chronisch venöse Insuffizienz (CVI) 138
Ciclosporin 78
Cladribin 198
Claudicatio intermittens 249
Cluster-Kopfschmerz 297
Cochlea-Implantat 207, 208, 214
Colitis ulcerosa 165
Conn-Syndrom 155
COPD, siehe chronisch-obstruktive Lungenerkrankung
Cor pulmonale 247
Coumadine 200

D

Darier-Zeichen 130
Darmausgang, künstlicher (Anus praeter) 168
Darmgasentwicklung 93, 95
Darmlähmung 167
DCS-Risiko für Frauen 171
Defibrillator 241
Dehnungszeichen 365
Dekompressionserkrankung (DCI) 99
– Apnoetauchen 35
– des Innenohrs 103, 218
– im höheren Lebensalter 49
– mit neurologischen Symptomen 101
– mit Symptomen der Haut, der Gelenke und des Lymphsystems 101
Dekompressionsrisiko 59, 61
Dekompressionsunfall 22, 158, 244
– im höheren Lebensalter 53
Depression 319, 328
– monopolare 322, 323
– neurotische 324
Dermatomyositis 134
Dermographismus, urtikarieller 134
Descensus uteri 179
Diabetes mellitus 141
– insulinpflichtiger
– – bei Kindern 43
Diadochokinese 287
Dihydrotachysterol 154
Divertikulitis 166
Divertikulose 166
Doxycyclin 369
Drehschwindel 210, 212, 219
Drogenmissbrauch 327
Druckausgleichsmanöver 73
Druckdifferenzschwindel, alternobarer 219, 220
Drucktest 126
Druckurtikaria 125
Dual-X-Ray-Absorptiometrie 310
Durchblutungsstörung 74

DXA-Messung (Dual-X-Ray-Absorptiometrie) 310
Dysarthrie 359
Dysmenorrhoe 176
Dysurie 331, 334

E

Echokardiographie 230
Einsekundenkapazität 253, 256
Eisenmangelanämie 186
Eiswürfeltest 123
Ektopie 177
Ekzem 130
Elektroenzephalographie (EEG) 291
Elliptozytose 186
Emphysem 257
Enddarmreizung 93
Endokarditis 246, 283
Endometriose 177
Endophthalmitis 112
Endoprothese 306
Engpasssyndrom 316
Engwinkelglaukom 113, 114
Entleerungsstörung 331
Epilepsie 288
– nach Hirnabszess 283
– posttraumatische 68
Ergometrie 48, 56, 185
Erkrankung
– der Nase und der Nasennebenhöhlen (NNH) 220
– entzündliche 316
– – des Urogenitaltrakts 335
– neurodegenerative 293
– neuromuskuläre 300, 301
– spinale 298
Ertaubung 214, 216
Erysipel 130
Erythema chronicum migrans 138
Erythrodermie 131, 194, 195
Erythrozyten 186
Essoufflement (Atemerschöpfung) 39

Essstörung 328
Exanthem 132
Excimer-Laser 116
exercise-induced asthma 41
Exostose 204
Exsikkose 50
exspiratorische Einsekundenkapazität (FEV$_1$) 24
Extrasystolie 240

F

Fahrradergometrie 55, 353
Farbsehminderung 112
Farmerlunge 263
Faulgasbildung 168
Favismus 187
Fazialisparese, periphere 300
Ferritin 186
Fibrose, zystische 259
Filtrationsrate, glomeruläre (GFR) 79, 269
Finetech-Brindley-Vorderwurzelstimulator 70
Fistel, perilymphatische 210, 214
Flachwasserohnmacht, siehe Aufstiegs-Blackout
Fluchtreaktion 326
Fornixruptur 333
Fraktur 305
– osteoporotische 310
Frontalzeichen 365
Frühsyphilis 137
Fünf-Minuten-Neurocheck 287, 356

G

Gallenstein 166
Gangbild 365
Gangprüfung 287
Ganzkörperplethysmographie 265
Gärgas 162, 165

Gasaustauschfläche bei Kindern 39
Gasblasenbildung 158
Gase im Überdruck 22
Gasembolie, arterielle 226, 242, 262
Gebührenordnung 352
Gefäßerkrankung 276
Gefäßmalformation/-missbildung 277, 280
Gehörgangsatresie 204
Gehörgangsduplikatur 204
Gehörgangsentzündung 203
Gehörgangsstenose 204
Gehörlosigkeit 75
Gelenkeinsteifung 310
Gelenkerkrankung, degenerative 309
Gelenkluxation 306
Gelenkschmerzen 307
Gerinnungsstörung
– plasmatische 199
– zelluläre 198
Gesamtdruck 21
Geschlechtsorgane, weibliche
– bösartige Erkrankungen 180
– gutartige Erkrankungen 176
Gesichtsfeldausfall 114
Gicht, siehe Hyperurikämie
Glasgow Coma Scale (GCS) 280
Glaukom 113
Glaukomanfall 114
Gleichgewicht 52
Gleichgewichtsstörung 218
Gleithernie, axiale 163
Glomerulonephritis 135, 270
glossopharyngeal insufflation 32
Glukokortikoidmangel 156
Glukose-6-Phosphat-Dehydrogenase(G-6-PD)-Mangel 186
Gonioskopie 113
Graft-versus-Host Disease (GvHD) 84
Grand-mal-Anfall 289

377

Granulom 262
Grauer Star 112
Grüner Star 113
Gummiallergie 127
Gummihilfsstoff 128

H

H-Taucher 64
Haarzellleukämie 193, 197
Halbseitenlähmung 294
Hämochromatose 190
Hämoglobindefekt 188
Hämoglobinmangel 185
Hämoglobinopathie 188
Hämolyse 186, 189
Hämophilie
– A/B 199
– x-chromosomal vererbt 199
Hämoptysen 34
Hämosiderose 190
Handicap, siehe auch Behindertentauchen 63
– Stufeneinteilung 64
Harnleiterstent 333
Harnsäurewert 159
Harnstau 332
Harnsteinbildung 331
Harnsteinerkrankung 332
Harnwegsinfekt 331
– unkomplizierter 335
Hashimoto-Thyreoiditis 150, 151
Hauterkrankung 121
Hautinfektion 130
Hemiblock 237
Hemihypästhesie 288
Hemiparese 288
Hepatitis, chronische 168
Hepatosplenomegalie 194
Herpes labialis 130
Herz-Lungen-Transplantation 81
Herzerkrankung
– koronare 269
– NYHA-Klassifikation 231

Herzfrequenzbestimmung 56
Herzgefäßenge 89
Herzinfarkt 235
Herzinsuffizienz 49, 190, 231, 236
Herzklappenersatz 245
Herzkrankheit, koronare 49, 229, 233
Herzmuskelerkrankung 229
Herzrhythmusstörung 229, 236, 247
– bei Kindern 42
– bradykarde 24, 230, 237
– tachykarde 238
Herzschrittmacher
– biventrikulärer 241
– gasgefüllter 242
– Implantation 241
Herztransplantation 80
Heuschnupfen 43
Hiatushernie 163
Hirnabszess 281, 283
Hirninfarkt 294, 295
Hirnmetastasen 90
Hirnschädigung, frühkindliche 71
Hirntumor 275
Histamin 129
Histaminliberatoren 130
HLP, siehe Hyperlipoproteinämie
Hodentumor 96
Hohlraum, luftgefüllter 22
Hörgerät 52
Hörhilfe
– knochenverankerte 213
– teilimplantierbare 212
– vollimplantierbare 212
Hormon
– adrenokortikotropes (ACTH) 155
– thyroidstimulierendes 147
Hornhauttransplantation 83
Hornhauttrübung 117
Hornhautverkrümmung 111
Hörsturz 215, 216
Hörverlust 52
Hydrops fetalis 188
Hydrozephalus 277, 284

Hyperaldosteronismus 155
Hyperbare Sauerstofftherapie (HBO) 95
Hyperglykämie 141
Hyperlipidämie, siehe Hyperlipoproteinämie
Hyperlipoproteinämie (HLP) 158, 270
Hyperlordosierung 303, 316
Hypermenorrhoe 177
Hyperopie 111
Hyperparathyreoidismus (HPT) 152
Hyperreaktivität, bronchiale 254
Hypertension, portale 82
Hyperthyreose 148, 150
Hypertonie 230
– arterielle 49, 232
– pulmonalarterielle 248
Hypertonus 295
Hyperurikämie (Gicht) 159
Hyperventilation 33
Hyperventilationssyndrom 329
Hypoglykämie 142, 143
Hypokaliämie 50, 155
Hypokalzämie 154
Hyponatriämie 50
Hypoparathyreoidismus 148, 154
Hypoproteinämie 270
Hyposensibilisierung 221
Hypotension 49
Hypothermie 50
Hypothyreose 148, 151
Hypotonie, orthostatische 248
Hysterektomie 179, 181

I

idiopathische thrombozytopenische Purpura (ITP) 198
Ileus 167
Immersion 21, 82, 117, 230, 285
Immunglobulinmangel 197
Impetigo contagiosa 130

Impingement-Syndrom 309
Impulskontrollstörung 324
Inertgasaufsättigung 99
infantile Zerebralparese (ICP) 71
Inkontinenz 93, 179
Innenohr-Dekompressionserkrankung 214, 218
Innenohrbarotrauma 206, 214, 217
Innenohrschwerhörigkeit 216
Insuffizienz, chronisch-venöse 251
Insulinpumpe 143, 144
Insulinresistenz 141, 146
Insulintherapie 142
Intermediärinsulin 142
Iridektomie 114
Ischämie 233, 234
– spinale 299
– zerebrale 293
Ischialgie 312

K

Kälteurtikaria 122
Kaltlufttest 123
Kalzium 153
Kalziummangel 154
Kammerflimmern 229, 231
Kammerwinkeluntersuchung 113
Kardiomyopathie 229, 237, 246
Karies 338
Karpaltunnelsyndrom 316
Karzinom, embryonales 180
Katarakt 112
Kaudasyndrom 299
Keimzentrumslymphom, follikuläres 193
Keratokonus 83
Keratoplastik 83
Kieferhöhlenzysten 222
Kinderlähmung 299
Kindertauchen 38
Klappenrekonstruktion 245

Klappenvitien 244
Klaustrophobie 325
Knochenerkrankung 305
Knocheninfarkt 307
Knochenmarktransplantation 84
Kollagenose 133
Kontaktdermatitis 128
Kontaktlinsen 111
Kontakturtikaria 127, 128
Konussyndrom 299
Kopfschmerz 297
Koprostase 168
Koronarintervention, perkutane 235
Koronarangiographie 234, 295
koronare Herzerkrankung (KHK) 146
Koronarsyndrom, akutes 234
Koronarvenensinus 238
Korpuskarzinom 181
Korrektur, optische
– der Tauchermaske 110
– unter Wasser 110
Kraftfahreignung 290
Kraniotomie 276
Kreislaufregulationsstörung 248
Kribbelparästhesie 154
Kropf, siehe Struma
Kryoglobulinämie 189
Kunstlinsen 113
Kurzsichtigkeit 111, 115

L

L-Taucher 64
Labyrinthektomie 207
Labyrinthreizung 212
Laktatkonzentration 56
Lamotrigin 290
Langerhans'sche Inseln 142
Langzeitinsulin 142
Lariam 368
– Chemoprophylaxe 368
– Stand-by-Prophylaxe 369
Laryngektomie 226

Laryngitis 225
Laryngotrachealstenose 225, 226
Laser-in-situ-Keratomileusis (LASIK) 116
Lateralsklerose, amyotrophe 301
Latexallergie 127
Laufbandergometrie 55
Lebertransplantation 82
Leberzirrhose 153, 168
Leflunomid 315
Leistung, körperliche 58
Leistungsfähigkeit 55, 353
– Beurteilung 25
– körperliche
– – Dekompressionsrisiko 59
– relative 59
Leistungsparameter 56
Leistungstest 55
– im Labor 58
Leukämie
– akute 196
– chronisch-lymphatische (CLL) 193, 196
– – Stadien nach Binet 197
– chronisch-myeloische 191
Levetiracetam 290
Lichturtikaria 125
Liftschwindel 219
Linksherzinsuffizienz 231
Linksschenkelblock 237
Linksseiten-Appendizitis 166
Linsentrübung 112
Liquordrainage 284
Liquorzirkulationsstörung 284
Lithium 151
Loss of Motor Control 34
low bubble diving 367
Lues 136
Lunge, physiologische Kompensationsmechanismen 32
Lungenanomalie 266
Lungenbarotrauma 99, 236, 266
Lungenembolie 247, 250
Lungenemphysem 257

379

Lungenentzündung 260
Lungenerkrankung 253
- chronisch-obstruktive (COPD) 257
- obstruktive 254
- restriktive 262
Lungenfibrose 96, 262, 263
Lungenfunktionsprüfung 24, 90, 253
- Apnoetauchen 35
Lungengasvolumen 32
Lungenödem 230, 231, 234
Lungenperfusionszintigraphie 89
Lungenriss 22, 258
Lungentransplantation 81
Lungentuberkulose 261
Lungenüberdehnung 22, 35, 226, 259, 265, 266
- bei Kindern 39
Lungenüberdruckbarotrauma 260, 263
Lung packing 32
Lupus erythematodes
- subakut-kutaner 135
- systemischer 134
Lyme-Borreliose 137
Lymphabflussstörung 181
Lymphom
- des Zentralnervensystems 195
- folliküläres 193
Lymphsystem 101

M

Magen-Darm-Trakt
- Funktionsstörungen 163
- vermehrte Gasbildung 168
Magen- und Darmerkrankungen 162
Magengeschwür 164
Magersucht 328
Magnetresonanztomographie des Gehirns 291
Mahaim-Tachykardie 239
Malariamittel 187

Malariaprophylaxe/-therapie 368
Malarone 370
Malassimilationssyndrom 153
Malformation, zerebrale vaskuläre 279
Malignom
- der Gebärmutter 181
- des Gebärmutterhalses 181
Malleovestibulopexie 207, 209, 211
MALT-Lymphom 195
Mammaaugmentationsplastik 173
Mammakarzinom 174
- brusterhaltende Therapie (BET) 175
- chirurgische Therapie 175
Mammareduktionsplastik 173
Manie, monopolare 322
Mantelzelllymphom (MCL) 193
Mastektomie 175
Mastitis 173
Mastoidektomie 207
Mastozytose 129
Mastzelleukämie 129
MCL, siehe Mantelzelllymphom
Mediastinalemphysem 99, 265
Medikamenteneinnahme 23
Medikamentenmissbrauch 327
Medizinische Fachgesellschaften für Tauchmedizin 28
Menstruationsschmerzen 176
Metastasen 95
- pulmonale 94
Metastasen, pulmonale 89
Methylphenidat 44
Migräne 297
Mikroembolie 114
Mikrokeratom 116
Miktionszystourethrogramm 332
Mittelohrbelüftungsstörung 205, 217, 220
- akute 206

Mittelohrimplantat, aktives 212
Mittelohroperation 207
Monatszyklus 171
Morbus
- Addison 156
- Basedow 150
- Bechterew 316
- Boeck 262
- Crohn 165
- Cushing 155
- Hodgkin 96, 191
- Parkinson 293
- Reiter 316
- Werlhof 198
MS, siehe Multiple Sklerose
Mukoviszidose 259, 266
Mukushypersekretion 259
Multiorganerkrankung 121
Multiple Sklerose (MS) 296
Mundschluss 224
Muskel-/Skelettbeschwerden 26
Muskel-Sehnen-Bandverletzung 308
Muskeldystrophie 43, 301
Muskeleigenreflexe 363
Muskelerkrankung 72
Muskelhypertonie 71
Muskelkontraktion 34
Muskulatur 304
Myasthenia gravis 301
Mycosis fungoides
- leukämische Form 194
Mydriasis 114
myelodysplastisches Syndrom (MDS) 198
myeloproliferatives Syndrom (MPS) 191
Mykoplasmeninfektion 189
Mykose 130
Myokardhypertrophie 231
Myokardinfarkt 229, 234, 237
Myokarditis 237, 246
Myokardnekrose 234
Myokardszintigraphie 234
Myom des Uterus 178
Myopie 111, 115

N

N_2-Blasenbildung 59
Nachuntersuchungsintervall 67
Nahglas 111
Nasenendoskopie 222
Nasenmuschelhyperplasie 221
Nasennebenhöhlenerkrankung 222
Nase und Nasennebenhöhlen (NNH)
– Belüftungsstörung 220
Natriurese 268
Naturkautschuk 127
Naturlatexallergie 127
Nd-YAG-Iridotomie 114
Nebennierenerkrankung 154
Nebennierenmarkerkrankung 157
Nebennierenrinde 155
Nebennierenrindeninsuffizienz 156
Nebenschilddrüsenerkrankung 152
Neglect 288
Neopren 128
Nephritis, interstitielle 271
Nephrostomie, perkutane 333
Nervenläsion, periphere 300
Nervus vestibulocochlearis 218
Netzhaut
– Gefäßveränderungen 117
– Zuckerveränderungen 117
Netzhautablösung 115
Netzhautforamen 115
Netzhautloch 115
Netzhautriss 115
Neurochirurgie 274
Neuropathie, periphere 300
Neurostatus 359
Neurosyphilis 137
NHL, siehe Non-Hodgkin-Lymphom
Niederdruckglaukom 113
Nierenbeckenentzündung 271, 335
Nierenentfernung 91
Niereninsuffizienz 153, 268, 331
Nierenkelchsystem 271
Nierenkelchverletzung 333
Nierenkolik 333
Nierensequenzszintigrafie 332
Nierenstein 154, 333
Nierentransplantation 79, 272
Nierenversagen 79
Nierenzintigraphie 336
Nierenzyste 272
Nitrox 78, 112, 151
NNH, siehe Nasennebenhöhlen
Non-Hodgkin-Lymphom (NHL) 192
– hochmalignes 193
Normaldruckglaukom 113
Nykturie 331, 334
Nystagmus 210

O

O_2-Mangel 33
offenes Foramen ovale
– bei Kindern 39
Offenwinkelglaukom 113, 114
Orbitaemphysem 222
Organtransplantation 77
Organversagen 77
Orientierungslosigkeit 219
Ösophagitis 164
Ösophaguskarzinom 88
Ösophagusmotilitätsstörung 163
Osteomyelitis 317
Osteomyelosklerose 191
Osteonekrose
– aseptische 307
– dysbare 307
Osteopenie 310, 311
– zirkumskripte 316
Osteoporose 310
Otitis externa 203
Otosklerose 207, 209, 211
Ovarialkarzinom 180
Ovarialzyste, benigne 178

P

Panikattacke 319
Panikstörung 326
Pankreatitis 153, 167
Papille 113
Paraparese 298
Parästhesie 102, 154
Parathormon 154
Parodontitis 341
partial ossicular replacemment prothesis (PORP) 208
Paukenerguss 206
Peak-Flow-Wert 256
PEEP, siehe positive endexspiratory pressure
Perfusions-Ventilations-Inhomogenität 34
Perichondritis 316
Perikarditis 246
Perilymphfistel 217
Perimyokarditis 246
persistierendes Foramen ovale (PFO) 25, 99, 243, 295
– bei Kindern 39
Persönlichkeitsstörung 323
Petrosektomie 207
PFO, siehe persistierendes Foramen ovale
Phäochromozytom 157
Phlebothrombose 250
Phobie 325
photorefraktive Keratektomie (PRK) 116
Photosensibilität 85
Pigmentzirrhose 190
Pigtail 333
Pilzinfektion 246
Plaqueruptur 233
Plattenepithelkarzinom 182
Pleuraerguss 260
Pleurektomie 264
Pleuritis 260
– exsudativa 260
– sicca 260
Pneumenzephalon 222, 223
Pneumonie 260
– poststenotische 89
Pneumonitis, radiogene 89, 90

381

Pneumothorax 99, 264
Poliomyelitis 299
Pollakisurie 331, 334
Polycythaemia vera 191
Polyneuropathie 301
Polyneuropathiesyndrom 52
Polytrauma 280, 282
PORP, siehe partial ossicular replacemment prothesis
positive endexspiratory pressure (PEEP) 96
posttraumatisches Stresssyndrom (PTSD) 104
Präadipositas 61
Präexzitationssyndrom 239
Presbyopie 111
PRK, siehe photorefraktive Keratektomie
Prolaps uteri 179
Prostataentfernung 91, 334
Prostatahyperplasie, benigne (BPH) 334
Prostatakarzinom 92
– PSA-Wert 92
Prostatitis, chronische 335
Proteinurie 270
Prothese 74
Protonenpumpeninhibitor 164
Provokationstest 210
– inhalativer 256
PSA-Wert 92
Psoriasisarthritis 316
Psychoneuroimmunologie 97
Psychopharmaka 320, 321
Psychose 319
– affektive 321
– schizophrene 321
Psychostimulanzien 44
Psychosyndrom, organisches 281
PTSD, siehe posttraumatisches Stresssyndrom
Pupillenasymmetrie 26
Purpura, idiopathische thrombozytopenische 198
Pyelonephritis 271, 335
Pyramidenzeichen 364

Q

Querschnittslähmung 69, 70
– traumatische 298
Querschnittssyndrom 288

R

Radikalhöhlenanlage 207, 211
Radiojodtherapie 148
Rechts-Links-Shunt 103, 243
Rechtsschenkelblock 237
Reflexstatus 73
Reflux 162, 163
Refluxösophagitis 164
Rektumkarzinom 94
Rekurrensparese 148
Restharnbildung 334
Restharngefühl 331
Retinopathie
– diabetische 117
– hypertensive 117
Revaskularisation 235
Rheuma 314
Rhinitis 43, 221
Rhinokonjunctivitis allergica 128
Rigor 293
Rippenfellentzündung 260
Rocaltrol 154
Röntgenuntersuchung 25
Rückenmarksverletzung 69
Ruhe-EKG 24
Ruhetremor 293

S

Sakroileitis 316
Salzverlustsyndrom 278
Sarkoidose 262
Sarkome von Knochen und Weichteilen 93
Schädel-Hirn-Trauma (SHT) 68, 280
Schädelbasiseingriff 223

Schallleitungsschwerhörigkeit 209
Schielstellung 111
Schilddrüsenerkrankung 147
Schilddrüsenüberfunktion 150
Schilddrüsenunterfunktion 151
Schizophrenie 321
Schlafapnoesyndrom 225
Schlaganfall 293
Schmerz, chronischer 53
Schock, kardiogener 230
Schrittmacher 241
Schrumpfblase 92, 93
Schwangerschaft 172
Schwimmbad-Blackout 32, 33
Schwindel 219
– bei älteren Menschen 52
Schwitzurtikaria 126
Seeds 92
Sehbehinderung 75
Sehfähigkeit 23
Sehfehler 109
Sehhilfe 51
Sehnervenschaden 114
Sehschärfe 110
Sehschärfenprüfung 109
Septumdeviation 221
Sézary-Syndrom 194, 195
Shunt 285
Shuntvitien 242
Sichelzellanämie 188
Sichelzelltest 189
Siebbeinoperation 223
Silikon 128
Silikonöl 173
Sinusbradykardie 238
Sinusitis 43, 222
Sinusknoten-Reentry-Tachykardie 238
Sinusknotensysndrom 237
Sinuslift 224
Sinustachykardie 238
Sklerenikterus 186
Sklerodermie
– systemische 133
– zirkumskripte 133
Skoliose 305, 313

Sodbrennen 162, 164
Spannungskopfschmerz 297
Spannungspneumothorax 264
Spätsyphilis 137
Speichereisen 186
Sphärozytose 186
Spirometrie 42, 253
Spondylarthropathie, seronegative 316
Spondylitis 314
Spondylodiszitis 314
Spondylolisthese 314
Spondylolyse 314
Spontanfraktur 305
Spontanpneumothorax 90, 94, 264
Stammzelltransplantation 84, 192, 194
Stapesplastik 207, 209
Stent 236
Steroide 78
Stickstoff 173
– Aufsättigung 22
Stickstoffkinetik 87, 304
Stickstoffnarkose 220, 221
Stillen 172
Stimmbandlähmung 225, 226
Stimmlippenlähmung 148
Stimmritzenkrampf 225
Stoffwechseldefekt 186
Stoffwechselerkrankung 26
Stoffwechselstörung 141
Störung
– affektive 322
– bipolare 322
– psychische 319
– schizoaffektive 321
Stoßwellenbehandlung (ESWL) 333
Streckentauchen 33
Stress 40, 320
Stresstoleranz, verminderte 324
Struma 147, 148
Subarachnoidalblutung (SAB) 278, 294
– ohne Aneurysmanachweis 278
Sucht 327

Suchtmittel 327
Suizidalität 322, 324
Sympathikusaktivierung 50
Synkope 32, 185, 292
Syphilis 136
systemischer Lupus erythematodes (SLE) 134

T

T-Zell-Lymphom, kutanes 194
Tachyarrhythmia absoluta 238
Tachykardie
– atrioventrikuläre 239
– ektope, atriale 238
– supraventrikuläre 238
– ventrikuläre 240
Tachykardie-Bradykardie-Syndrom 238
Tauchausbildung bei Kindern 45
Taucherdiurese 93
Taucherflöhe 101
Tauchermaskenkorrektur 110
Tauchgangsplanung 66
– bei Kindern 45
Tauchpartner, Fehlverhalten 46
Tauchtauglichkeit
– Anamnese 23
– bei Tumorerkrankungen 87
– im höheren Lebensalter 48
– Kinder und Jugendliche 38
– Medikamenteneinnahme 23
– nach Chemotherapie 96
– nach Organtransplantation 78
Tauchtauglichkeitsbescheinigung 26, 66
– Berufstaucher 27
– Sporttaucher 27
Tauchtauglichkeitsuntersuchung
– Abrechnung 352
– bei Kindern 45
– Körperbehinderung 63

Tauchtauglichkeitszertifikat 351
Tauchunfall 27, 69, 99
Tauchverhalten im höheren Lebensalter 53
Tendinitis calcarea 309
Tendovaginits bicipitalis 309
Tetraparese 298
Tetraplegiker 66
Thalassaemia major 188
Thalassämie 188
Therapeutisches Tauchen 64
Therapie, immunsuppressive 78
Thoracic-outlet-Syndrom 251
Thorakoskopie 265
Thorakotomie 236
Thoraxvolumen 32
Thrombopenie 198
Thrombophlebitis 138
Thrombozytenwert 199
Thrombozythämie, essentielle 191
Thymin 188
Thyreostatika 151
Thyroxin 147
Tiefenrausch 220
Tierphobie 325
Tiffeneau-Quotient 42, 257
Tinea corporis/pedum 130
Tinnitus 215, 216
TNF-alpha-Antagonist 315
total ossicular replacement prothesis (TORP) 208
Tracheostomaanlage 226
Transitorische ischämische Attacke (TIA) 294
Traumatisierung, psychische 104
Trichterbrust 41
Trijodthyronin 147
Trommelfell 202
Trommelfellnarbe 205
Trommelfellperforation 205, 206, 207
Tuba auditiva 205
Tubendysfunktion 205, 221
Tuberkulose 261
Tumor des Nervensystems 275

383

Tympanometrie 202, 209, 210
Tympanoplastik 207, 208, 210
Typ-1-Diabetes 142
Typ-2-Diabetes 146

U

Überlastungssyndrom 314, 316
Ulcus duodeni 165
Ulkuskrankheit 164
Ulzera 69
Umgebungsdruckveränderung 21
Unterdruck 22
Unterdruckbarotrauma 32
Untersuchung
– apparative 24
– fachärztliche 25
– Haftung 27
– klinische 24
– körperliche 24, 360
– neurologische 287
– Strategie bei Behinderungen 67
Untersuchungsformular 28
Untersuchungsintervall 26
Unterzuckerung 142
Urethrogramm, retrogrades 332
Urogenitaltrakt, tumoröse Erkrankungen 91
Urolithiasis 332
Urticaria pigmentosa 129
Urtikaria
– aquagene 124
– cholinergische 126
– physikalische 122

Uterusmalignom 181
Uterusmyom 178
Uthoff-Phänomen 296
Uvulo-Palato-Pharyngo-Plastik (UPPP) 225

V

Vagina
– benigne Erkrankungen 178
– Malignome 182
Valproinsäure 291
Valsalva-Manöver 243
Varikosis 138, 251
Varizen 139
Varizenblutung 251
Vaskulitis, nekrotisierende 135
VC, siehe Vitalkapazität
Venenthrombose 247, 251
Ventrikeldrainage 277
Ventrikelseptumdefekt 242
Verschlusskrankheit, arterielle 249
Vibrant Soundbridge 213
Vibrio vulnificus 190
Vitalkapazität (VC) 24, 253
Vitrektomie 115
von-Willebrand-Defekt 199
Vorbeugetest 305
Vorderwurzelstimulator 70
Vorhofflattern 238
Vorhofflimmern 238
Vorhofseptumaneurysma 243
Vorhofseptumdefekt 242
Vulva
– benigne Erkrankungen 178
– Malignome 182

W

Wachstumsfuge 40
Wärmeregulation bei Kindern 40
Wärmeurtikaria 124
Wasser-Elektrolyt-Haushalt 331
Wasserdiurese 268
Wegener-Granulomatose 135
Weichteilemphysem 222
Weisheitszähne 340
Weitsichtigkeit 111
Wertheim-Meigs-Operation 181
Winkelblockglaukom 113
Wirbelsäulenerkrankung 311
Wirbelsäulenverletzung 69
WPW-Syndrom 239
Wurzelbehandlung der Zähne 340

Z

Zahnersatz 341
Zahnextraktion 340
Zahnfleischtasche 342
Zahnhals, freiliegender 341
Zahnkaries 338
Zahnschmerzen 339
Zahnstatus 224, 338
Zervixkarzinom 181
Zirrhose 82
ZNS-Lymphom 195
Zwölffingerdarmgeschwür 165
Zystenniere 272
Zytostatika 96